全国医药高职高专规划教材

（供护理及相关医学专业用）

传染病护理学

CHUAN RAN BING HU LI XUE

主　编　蒋乐龙　周兰英

副主编　王明琼　辛先贵

中国医药科技出版社

内 容 提 要

　　本书是全国医药高职高专规划教材之一，依照教育部［2006］16 号文件要求，结合我国高职教育的特点，根据《传染病护理学》教学大纲的基本要求和课程特点编写而成。

　　全书共六章，分别叙述了传染病护理学总论、病毒感染性疾病、细菌感染性疾病、螺旋体病和肮毒体病、原虫感染性疫病以及蠕虫感染性疾病，书末附有实习指导。本书突出了系统性、实用性和先进性，内容由浅入深，便于学生掌握。

　　本书适合医药高职教育及专科、函授及自学考试等相同层次不同办学形式教学使用，也可以作为医药行业培训和自学用书。

图书在版编目（CIP）数据

传染病护理学/蒋乐龙，周兰英主编. —北京：中国医药科技出版社，2009.8
全国医药高职高专规划教材. 供护理及相关医学专业用
ISBN 978 - 7 - 5067 - 4239 - 9

Ⅰ. 传… Ⅱ. ①蒋…②周… Ⅲ. 传染病 - 护理 - 高等学校：技术学校 - 教材 Ⅳ. R473.5

中国版本图书馆 CIP 数据核字（2009）第 091837 号

美术编辑　陈君杞
版式设计　郭小平

出版　中国医药科技出版社
地址　北京市海淀区文慧园北路甲 22 号
邮编　100082
电话　发行：010 - 62227427　邮购：010 - 62236938
网址　www.cmstp.com
规格　787×1092mm $\frac{1}{16}$
印张　14
字数　271 千字
版次　2009 年 8 月第 1 版
印次　2019年8月第10次印刷
印刷　三河市百盛印装有限公司
经销　全国各地新华书店
书号　ISBN 978 - 7 - 5067 - 4239 - 9
定价　26.00 元
本社图书如存在印装质量问题请与本社联系调换

出版者的话

随着我国医药卫生职业教育的迅速发展，医药职业院校对具有职业教育特色医药卫生类教材的需求也日益迫切，根据国发［2005］35号《国务院关于大力发展职业教育的决定》文件和教育部［2006］16号文件精神，在教育部、国家食品药品监督管理局的指导之下，我们在对全国医药职业教育相关专业教学情况调研的基础上，于2008年12月组织成立了全国医药高职高专规划教材建设委员会，并开展了全国医药高职高专规划教材的组织、规划和编写工作。在全国20多所相关院校的大力支持和积极参与下，共确定25种教材作为首轮建设科目。

在百余位专家、教师和中国医药科技出版社的团结协作、共同努力之下，这套"以人才市场需求为导向，以技能培养为核心，以职业教育人才培养必需知识体系为要素、统一规范科学并符合我国医药卫生事业发展需要"的医药卫生职业教育规划教材终于面世了。

这套教材在调研和总结其他相关教材质量和使用情况的基础上，在编写过程中进一步突出了以下编写特点和原则：①确立了以通过相应执业资格考试为基础的编写原则；②确定了"市场需求→岗位特点→技能需求→课程体系→课程内容→知识模块构建"的指导思想；③树立了以培养能够适应医药卫生行业生产、建设、管理、服务第一线的应用型技术人才为根本任务的编写目标；④体现了理论知识适度、技术应用能力强、知识面宽、综合素质较高的编写特点；⑤具备了"以岗位群技能素质培养为基础，具备适度理论知识深度"的特点。

同时，由于我们组织了全国设有医药卫生职业教育的大多数院校的大批教师参加编写工作，强调精品课程带头人、教学一线骨干教师牵头参与编写工作，从而使这套教材能够在较短的时间内以较高的质量出版，以适应我国医药卫生职业教育发展的需要。

根据教育部、国家食品药品监督管理局的相关要求，我们还将组织开展这套教材的修订、评优及配套教材（习题集、学习指导）的编写工作，竭诚欢迎广大教师、学生对这套教材提出宝贵意见。

全国医药高职高专规划教材建设委员会

编 委 会

主 编　蒋乐龙　周兰英
副主编　王明琼　辛先贵
编 委　(以姓氏笔画为序)

王明琼(曲靖医学高等专科学校)

宋　薇(怀化医学高等专科学校)

辛先贵(山东中医药高等专科学校)

周兰英(怀化医学高等专科学校)

秦召敏(山东医学高等专科学校)

蒋乐龙(怀化医学高等专科学校)

谭永杰(山东中医药高等专科学校)

前 言

随着社会经济的发展和科学技术的进步，人们对健康的需求日益增强，越来越重视生存的质量。护理工作从以单纯的为患者提供身体护理扩展到为患者、家庭、社区人群提供生物、心理、社会等全方位的整体护理，护士的角色从单纯的护理实施者扩展到健康教育的指导者、心理支持的提供者、社区健康的管理者及卫生服务体系中的沟通者、协调者。护士的根本任务体现在"促进和维持健康、预防疾病、协助康复、减轻痛苦"。随着护理模式的转变，护理教育必须适应社会发展的需要，进一步深化教育改革，提高护理专业教学质量和教学水平，为社会培养高素质的护理人才。按照护理专业的培养目标与职业岗位的实际需要，根据教育部、卫生部的要求，我们编写了这本《传染病护理学》。

本教材在编写过程中，坚持贯彻"三基"（基本理论、基本知识、基本技能）、"五性"（思想性、科学性、启发性、先进性、适用性）和"三特定"（特定对象、特定要求、特定限制）的原则，注重培养护理人才的综合素质。在教材编写的内容和形式上进行了较大的改革，教学内容按总论、病毒感染性疾病、细菌感染性疾病、螺旋体病和朊毒体病、原虫感染性疾病、蠕虫感染性疾病的顺序编写。每章只选定一个有代表性的疾病按护理程序的全过程编写，其他疾病按照病原学与发病机制、流行病学、临床表现、实验室及其他检查、诊断要点、治疗要点、预防、护理诊断、护理措施进行编写，护理措施又按照一般护理、心理护理、病情观察、对症护理、诊疗护理、健康教育的框架进行编写。本教材注重系统性、实用性和先进性，尽量避免内容上的重复。

本教材在编写的过程中得到各参编单位的大力支持，在此表示衷心地感谢。

由于传染病防治工作的不断进步，加上我们编写经验和水平有限，教材中难免存在不足之处，热烈欢迎同行专家及广大读者提出宝贵的意见。

编 者

2009 年 3 月

目　录

第一章

总　论

　　传染病（communicable diseases）是由某种特殊的病原体引起，具有传染性的常见病、多发病。病原体包括病毒、细菌、衣原体、支原体、立克次体、螺旋体、真菌、寄生虫（原虫和蠕虫）及近年来发现的朊毒体等。由原虫和蠕虫感染人体引起的疾病称寄生虫病。传染源中的病原体可经不同的传播途径使易感者得病，因此传染病如不及时预防和治疗，就能迅速传播开来，可严重地威胁人民的生命和健康。

　　旧中国，有高度传染性的烈性传染病，如鼠疫、霍乱、天花流行十分猖獗，其他急性传染病和寄生虫病，如伤寒、菌痢、疟疾、血吸虫病等广泛流行；新中国成立以后，在"预防为主"的卫生方针指引下，不少的传染病以惊人的速度得到消灭、控制或减少，病死率显著下降，取得了很大成绩。但有些传染病，如病毒性肝炎、流行性出血热、感染性腹泻等，每年发病率仍很高；已被基本消灭得以有效控制的传染病、寄生虫病还有可能再度发生和流行，如结核病；近年来还发现了不少新的传染病，如严重急性呼吸综合征、人高致病性禽流感、手足口病。因而，必须坚持不懈地加强对传染病和寄生虫病的防治研究，才能达到最终消灭传染病的目的。

　　传染病学是研究传染病和寄生虫病在人体内发生、发展与转归的原因和规律，以及诊断、治疗和预防措施，以促进患者恢复健康、并控制传染病在人群中的传播流行为目的的一门临床学科。流行病学与传染病学有着十分密切的联系，都以研究控制和消灭传染病为目的，但流行病学以群体为主要研究对象，它是一门预防医学。

　　传染病护理学是研究传染病临床护理的理论与实践相结合的一门科学。传染病护理是传染病防治工作的重要组成部分，不仅关系到患者能否早日恢复健康，而且对终止传染病在人群中的传播也具有十分重要的意义。传染病护理工作者，应具有全心全意为人民服务的思想，在护理工作中，要有高度的责任感及同情心，要全面了解传染病的专业理论和知识，熟练掌握各种传染病的观察、抢救和护理技能，严格执行隔离消毒制度，防止传染病播散和医院内感染，认真落实各种预防措施等均是传染病护理学的特殊要求。我们学习传染病护理学的主要目的是要初步掌握传染病的护理、治疗和预防的基本技能和实际能力，为更高质量地护理好传染病患者，为保障人民的健康服务，为减少、控制和消灭传染病作出应有的贡献。

第一节 感染与免疫

一、感染的概念

感染（infection）是各种病原体对人体的一种寄生过程，也是人与病原体相互作用、相互斗争的过程。

构成感染的必备条件是病原体、人体和它们所处的环境三个因素。人类在漫长的过程中，不断与各种微生物接触，逐渐产生高度的适应性和斗争的能力。当人体的免疫功能正常时，机体有足够的防御能力，使病原体被消灭和排出体外。当人体的防御功能低下时，病原体便在人体内生长繁殖，人体可造成一定的组织损伤，而出现特有的临床表现，即发生了传染病。病原体作为外因只是一种致病条件，能否发病主要取决于内因，即人体的免疫、防御能力。

二、感染过程的各种表现

病原体通过各种途径进入人体，就开始了感染过程。由于病原体的致病力和人体的免疫功能的不同，其斗争的结果也不同，从而产生不同的感染谱，即感染过程的各种表现。

（一）病原体被清除

当病原体侵袭人体后，可被人体的非特异性免疫屏障如胃酸等所清除，亦可以由存在于体内的特异性免疫清除。

（二）隐性感染（covert infection）

又称亚临床感染（subclinical infection）是指病原体侵入人体后，不引起组织损害或病理损伤轻微，临床上多无症状、体征和生化改变，只有经病原学或免疫学检查才发现已被感染。大多数隐性感染者，病原体被清除后可获得免疫，使免疫人群扩大。但少数人未能形成足够以清除病原体的免疫力，则转变为病原携带者，而成为传染源。

（三）显性感染（overt infection）

又称临床感染（clinical infection）是指病原体侵入人体后，不但引起机体发生免疫应答，而且通过病原体本身的作用或机体的变态反应导致组织的损伤，引起病理改变，出现临床表现而发病。显性感染过程结束后，病原体可能被清除，而感染后获得巩固免疫（如伤寒）不易再感染。有些传染病（如菌痢）的感染者发病后免疫并不巩固，容易再受感染而发病。小部分显性感染者则转变为病原携带者，称为恢复期病原携带者。

（四）病原携带状态（carrier state）

病原体在人体内生长、繁殖，并不断排出体外，局部可能有轻微损害，但不足以引起机体的病理生理改变，因而人体不出现任何临床表现，也不引起机体产生免疫应答，因此未能获得特异性免疫力。按病原体种类不同可分为带菌者、带病毒者、带虫者。按其发生于显性感染或隐性感染之后而分为恢复期与健康携带者；发生于显性感染临床症状出现之前者称为潜伏期携带者。按其携带病原体的持续时间在 3 ~ 6 个月以内或以上而分为急性与慢性携带者。由于病原携带者持续排出病原体而不表现临床症状，不易被人们注意，故成为许多传染病的重要传染源，如伤寒、乙型肝炎等。

（五）潜伏性感染（latent infection）

指病原体感染人体后，寄生在机体某一部位，由于机体的免疫功能足以将病原体局限化，而不出现临床表现，但又不足以将病原体清除，病原体可以长期潜伏起来，一旦机体免疫功能下降时，就引起显性感染。常见的潜伏性感染有单纯疱疹、带状疱疹、疟疾、结核等。潜伏性感染期间，病原体一般不排出体外，这是与病原携带状态不同之点。

以上五种传染过程的表现，不同的传染病可有所不同，在一定条件下可以互相转化或同时存在。病原体侵入人体后，以隐性感染最为多见，其次为病原携带者，而显性感染表现最少，但最易识别。

三、感染过程中机体免疫反应的作用

机体的免疫反应对感染过程的表现和转归起着重要的作用，免疫反应可分为有利于机体抵抗病原体入侵和消灭病原体的保护性免疫反应（抗感染免疫）和促进病理生理过程及组织损害的超敏反应两种。增加机体保护性免疫反应能力，减少、控制变态反应发生则是传染病防治中的两项重要内容。保护性免疫反应又可分为非特异性与特异性免疫反应两类。变态反应属特异性免疫反应。

（一）非特异性免疫（nonspecific immunity）

在抵御感染过程中非特异性免疫首先发挥作用，这是人类在长期进化过程中形成的，出生时即有的较为稳定的免疫能力。

1. 天然屏障 包括外部屏障，即皮肤、黏膜及其分泌物（如溶菌酶、气管黏膜上的纤毛）以及内部屏障，如血 - 脑脊液屏障和胎盘屏障等。

2. 吞噬作用 单核 - 吞噬细胞系统包括血液中的游走的大单核细胞、以中性粒细胞为主的各种粒细胞和肝、脾、骨髓、淋巴结中固定的巨噬细胞的吞噬作用。

3. 体液因子 包括存在体液中的补体、溶菌酶（lysozyme）、纤维蛋白（fibrin）和各种细胞因子（cytokines）。

（二）特异性免疫（specific immunity）

是指由于对抗原特异性识别而产生的免疫。感染和疫苗接种均能产生特异性免疫。特异性免疫是通过细胞免疫（cell - mediated immunity）和体液免疫（humoral immunity）的相互作用而产生的免疫应答，分别由 T 淋巴细胞与 B 淋巴细胞来介导。

1. 细胞免疫 致敏的 T 细胞与相应抗原再次相遇时，通过细胞毒性和淋巴因子来杀伤病原体及其所寄生的细胞。细胞免疫在对抗病毒、真菌、原虫和部分在细胞内寄生的细菌（如伤寒杆菌、布氏杆菌、结核杆菌、麻风杆菌）的感染中起重要作用。T细胞还有调节体液免疫的功能。

2. 体液免疫 致敏的 B 细胞受抗原刺激后，即转化为浆细胞并产生能与相应抗原结合的抗体，即免疫球蛋白（immunoglobulin，Ig）如 IgG、IgM、IgA、IgD、IgE 等。在感染过程中最早出现 IgM，是近期感染的标志，有早期诊断意义。IgG 在感染后临近恢复期时出现，持续时间较长。IgG 在体内含量最高，占免疫球蛋白的80%，能通过胎盘，是用于防治某些传染病的丙种球蛋白及抗毒血清的主要成分。IgA 主要是呼吸道和消化道黏膜上的局部抗体。IgE 则主要作用于原虫和蠕虫。

3. 变态反应 变态反应在传染病和寄生虫病的发病机制中起重要作用。许多病原体通过变态反应导致组织损伤，产生各种临床表现。

第二节 传染病的发病机制

一、传染病的发生与发展

传染病的发生与发展过程具有一定的阶段性，在这过程中人体常常表现出一定的局部或全身形态和功能变化。

（一）入侵门户

病原体的入侵门户与发病机制有密切关系，入侵门户适当，病原体才能定居、繁殖及引起病变。如破伤风杆菌必须经伤口感染，伤寒杆菌、痢疾杆菌必须经口感染，才能引起病变。

（二）机体内定位

病原体入侵以后，可在入侵部位直接引起病变，或者在入侵部位生长繁殖，分泌毒素，在远离入侵部位引起病变；或者侵入血液循环，再定位于某一脏器引起该脏器的病变；或者经过一系列的生活史阶段，最后在某脏器中定居，每一种传染病都各自有其规律性。

（三）排出途径

排出病原体的途径称为排出途径，是患者、隐性感染者和病原携带者有传染性的重要因素。有些原体的排出途径是单一的（如痢疾），有些是多个的（如脊髓灰质炎）。有些病原体存在于血液中（如疟疾），病原体排出体外持续时间有长有短，因而不同的传染病有不同的传染期。

二、组织损伤的发生机制

在传染病中导致组织损伤的发生有如下三种。

（一）直接侵犯

病原体借其机械运动及所分泌的酶（如溶组织内阿米巴原虫）可直接破坏组织，

或通过细胞病变而使细胞溶解（如脊髓灰质炎病毒），或通过诱发炎症过程而引起组织坏死（如鼠疫）。

（二）毒素作用

细菌的毒素分内毒素和外毒素两类。内毒素在细菌裂解时释出，它是磷脂、多糖和蛋白质复合物，主要存在于革兰阴性细菌的细胞壁中，可引起人体发热、血管舒缩功能障碍、休克和弥散性血管内凝血（DIC）等反应。外毒素是细菌在生长、繁殖过程中所产生的毒性蛋白质，能选择性损害靶器官（如肉毒杆菌的神经毒素）或引起功能紊乱（如霍乱肠毒素），主要由革兰阳性细菌产生，内毒素和外毒素都是抗原，可刺激机体产生特异性免疫反应。

（三）免疫机制

许多传染病的发病机制与免疫应答有关。有些传染病抑制细胞免疫（如麻疹）或直接破坏 T 细胞（如艾滋病），大多数病原体可通过变态反应而导致组织损伤，其中以Ⅲ型（免疫复合物型）反应（如流行性出血热）及Ⅳ型（迟发型或细胞反应型）反应（如结核病及血吸虫病）为最常见。

第三节 传染病的特征

一、基本特征

（一）有特异病原体（pathogen）

每一个传染病都有其特征的病原体，包括微生物与寄生虫。目前并非所有传染病的病原体都已被分离出来。

（二）有传染性（infectivity）

这是传染病与其他感染性疾病的主要区别，但传染性大小不同。传染病患者排出病原体的整个时期称为传染期。不同传染病其传染期长短不一，可作为隔离患者的重要依据。

（三）具有流行病学特征（epidemiologic feature）

1. 有流行性（epidemic） 按传染病流行过程的强度和广度可分为散发（sporadic）、暴发（outbreak）、流行（epidemic）和大流行（pandemic）。散发指某病在某地近年来发病率的一般水平，可能是由于人群对某病的免疫水平较高，隐性感染率较高而不易传播所致。暴发是指传染病的病例发病时间的分布高度集中于一个短时间之内。流行是指某病的发病率显著地超过该病常年的发病率水平。大流行是指某病在一定的时间内迅速传播，波及全国各地，甚至超出国界和州境。

2. 有地方性 有的传染病和寄生虫病，由于中间宿主、地理条件、气温条件，人民生活习惯等原因，使某些传染病仅局限于一定的地区内发生，如血吸虫病仅发生在长江以南地区。

3. 有季节性 不少传染病的发病率，每年有一定的季节性升高，其原因主要与气温的高低和昆虫媒介繁殖情况有关。

（四）有免疫性

传染病痊愈后，可产生不同程度的特异性免疫，在一定的时间内，不再受疾病的感染，称为免疫。不同传染病免疫力各不相同，如麻疹、水痘患者一次患病后，几乎不再感染。细菌性痢疾免疫时间短，故可再感染。

二、临床特点

（一）病程发展的阶段性

急性传染病的发生、发展和转归，通常可分为四个阶段。

1. 潜伏期（incubation period） 从病原体侵入人体起，至开始出现临床症状的时期，称为潜伏期。潜伏期通常相当于病原体在体内繁殖、转移、定位、引起组织损伤和功能改变导致临床症状出现之前的整个过程。各种传染病潜伏期长短不一，可短仅数小时，如细菌性食物中毒。长达数月至数年如狂犬病、艾滋病等。潜伏期是确定传染病检疫期限的重要依据。

2. 前驱期（prodromal period） 指某病的特殊症状出现之前，从起病至症状明显开始为止的时期称为前驱期。此期出现传染病所共有的一般症状，如低热、头痛、疲乏、食欲不振、肌肉酸痛等，一般无特异性表现。起病急骤者，则无前驱期。

3. 症状明显期（period of apparent manifestation） 此期病情发展达高峰，不同类传染病各自出现其具有特征性的症状、体征及实验室检查。根据病情发展轻重，此期又分为上升期、极期和缓解期。此期易产生并发症，甚至死亡。

4. 恢复期（convalescent period） 机体免疫力增长至一定程度，体内病理生理过程基本终止，患者症状及体征基本消失，临床上称为恢复期。在此期间体内可能还残余病理改变（如伤寒）或生化改变（如病毒性肝炎）、病原体还没有完全消除（如霍乱、痢疾），许多患者的传染性还要持续一段时间，但食欲和体力均逐渐恢复，血清中的抗体效价亦逐渐上升至最高水平。

5. 复发（relapse）与再燃（recrudescence） 有些传染病进入恢复期或在痊愈初期，病原体开始繁殖，初发病的症状再次出现，称复发。当病程进入缓解期后，体温尚未降至正常时，发热等初发症状再度出现，称为再燃。

6. 后遗症（sequela） 传染病患者在恢复期结束后，机体功能仍长期未能恢复称为后遗症，多见于中枢神经系统传染病，如脊髓灰质炎、流行性乙型脑炎。

（二）常见的症状与体征

1. 发热 发热是机体对感染的一种全身性反应，也是多种传染病所共有的表现。有些传染病的发热有其规律性，可表现特有的热型，如稽留热（sustained fever）（见于伤寒极期）、弛张热（remittent fever）（见于败血症）等，热型是传染病重要特征之一，有助于传染病的诊断、鉴别。

2. 发疹（eruption） 皮疹和黏膜疹是许多传染病的特征，不同的传染病皮疹的性质、形态、颜色、大小、分布部位以及出现的时间顺序不同，在诊断及鉴别诊断上有重要价值。皮疹和黏膜疹的形态可分为四大类：

（1）斑丘疹（maculo - papular rash） 多见于麻疹、风疹、伤寒、猩红热等。

（2）出血疹（petechia） 多见于流行性出血热、流行性脑脊髓膜炎、败血症等。

（3）疱疹或脓疱疹（vesiculo - pustular rash） 多见于天花、水痘等。

（4）荨麻疹（urticaria） 多见于血清病，病毒性肝炎等；不同的传染病发疹的时间有一定的规律性，如水痘、猩红热、天花、麻疹、斑疹伤寒及伤寒等的出疹时间依次为1、2、3、4、5、6日；皮疹的分布部位也有差异，如水痘以躯干为主，呈向心性分布，而天花以头面部及四肢较多，呈离心性分布，伤寒则只有少数斑丘疹稀疏地分布在胸腹部。

3. 毒血症状（toxemic symptom） 病原体的毒素，各种代谢产物等可引起发热外，亦可引起疲乏、全身不适、厌食、头痛、肌肉痛、关节痛等。严重者可发生中毒性脑病、心肌炎、感染性休克、DIC等，亦可引起肝、脾和淋巴结肿大。

（三）临床类型

传染病根据其病程长短可分为急性、亚急性和慢性；根据临床特征可分为典型、非典型，典型相当于中型或普遍型；根据病情严重程度可分为轻型、中型、重型及暴发型；非典型则可轻可重，极轻者又称逍遥型（ambulatory type），可照常工作。

第四节 传染病的流行过程及影响因素

一、传染病的流行过程

传染病的流行过程是指传染病在人群中发生、发展和转归的过程，构成流行过程必须具备三个基本条件即传染源、传播途径、易患人群。这三个基本条件缺一不可，如果其中任何一个基本条件缺乏就不会发生流行。流行过程亦受到社会因素和自然因素的影响。

（一）传染源（source of infection）

是指病原体已在体内生长繁殖并能排出病原体的人或动物。

1. 患者 由于传染病患者体内有大量的病原体生长繁殖，且可通过某些症状（如咳嗽、腹泻等）排出病原体，而成为重要的传染源，而症状不明显的患者，往往不易发现，延误了隔离治疗，增加了传播机会，所以是极重要的传染源；慢性或迁延型患者常间隙或持续排出病原体，时间长，活动范围较大，且与易感者接触机会较多，也是重要的传染源。

2. 隐性感染者 在某些传染病中，如脊髓灰质炎，隐性感染者是重要的传染源。

3. 病原携带者 慢性病原携带者无症状而长期排出病原体，在某些传染病（如伤寒、细菌性痢疾）中有重要的流行病学意义。

4. 受感染的动物 某些动物之间的传染，如狂犬病、鼠疫等，也可传给人类，引起严重疾病。以动物作为传染源传播的疾病，称为动物源性传染病；以野生动物作为传染源的传染病，称为自然疫源性传染病。

（二）传播途径（route of transmission）

是指病原体由传染源排出后，侵入易感者所经过的途径，称为传播途径。传播途径由外界环境中各种因素组成，从简单的一个因素到包括许多因素的复杂传播途径都可发生。

1. 空气、飞沫、尘埃 主要见于以呼吸道为进入门户的传染病，如流行性感冒、麻疹、白喉等。

2. 水、食物、苍蝇 主要见于以消化道为进入门户的传染病，如伤寒、痢疾等。

3. 手、用具、玩具 又称日常生活接触传播，既可传播消化道传染病（如痢疾），也可传播呼吸道传染病（如白喉）。

4. 吸血节肢动物 又称虫媒传播，见于以吸血节肢动物（蚊子、跳蚤、白蛉、姜螨等）为中间宿主的传染病，如疟疾、斑疹伤寒等。

5. 血液、体液、血制品 见于乙型肝炎、丙型肝炎、艾滋病等。

6. 土壤 当病原体的芽孢（如破伤风、炭疽）或幼虫（如钩虫）、虫卵（如蛔虫）污染土壤时，则土壤成为这些传染病的传播途径。

以上传播途径属于水平传播。病原体通过母亲的胎盘、产道及哺乳方式传染给胎儿或婴儿的途径称为母婴传播，属于垂直传播。婴儿出生前从母亲或父亲处获得的感染，称为先天性感染。

（三）人群易患性（susceptible）

人群对某种传染病容易感受的程度称为人群易患性，它决定于人群中每个人的免疫状态。人群对某种传染病易感性的高低明显影响传染病的发生和传播，易感者在人群中达到一定的数量时，则易发生传染病流行。普遍进行自动免疫可降低人群易患性，对控制传染病的流行起一定作用。

二、影响流行过程的因素

（一）自然因素

自然因素主要是气候、地理、生态等因素，对流行过程的发生和发展有重要的影响，如冬季寒冷、干燥，可降低呼吸道黏膜抵抗力，而人们在室内聚集、接触密切，均有利于呼吸道传染病的流行；炎热的夏天，气温高、雨水多，有利于蚊、蝇滋生，同时水源易被污染，人们喝水多，人体胃酸分泌减少，喜喝冷水，均可促进肠道传染病及虫媒传染病呈季节性升高。地理条件可有利于某些传染病的中间宿主或传播媒介的生长，使传染病呈地区性分布，如南方江河湖多，水草丛生，有利于钉螺的滋生，易发生血吸虫病；北方的森林区则有利于蜱的滋生，使森林脑炎易于流行。某些自然生态环境为传染病在野生动物之间传播创造良好条件，如鼠疫、恙虫病、钩端螺旋体病等，人类进入这些地区时可受感染，称为自然疫源性传染病或人兽共患病（zoonosis）。

（二）社会因素

包括社会制度、风俗习惯、经济和生活条件，以及文化水平等，对传染病的流行过程起决定性的影响。新中国成立以来，在防治传染病与寄生虫病的工作中取得的重大成就，便说明社会因素在影响传染病流行过程中的巨大作用。

三、疫源地

（一）疫源地的概念

是指传染源向周围排出和传播病原体所能达到的范围称为疫源地。每个传染源都可构成一个疫源地。但在一个疫源地内可同时存在一个以上的传染源。疫源地范围大小有很大差异，在实际工作中，通常把单个或者小范围的疫源地叫"疫点"，而将包括许多疫点或范围较大的疫源地叫"疫区"。

（二）影响疫源地范围的因素

影响疫源地范围大小有三个因素：即传染源活动的范围、传播途径的特点和周围人群的免疫状态等。

（三）疫源地被消灭的条件

一个疫源地被消灭，必须具备如下条件：即传染源不存在（如住院隔离、治愈、移走或死亡）；被污染外界环境中的病原体已全部杀死（通过消毒和杀虫）；以及周围所有接触者经过该病最长潜伏期（通过检疫）后，不再出现新患者。总之，传染病流行过程应理解为：由一系列相互联系、相继发生的疫源地构成，为了及早终止传染病的流行过程，就必须首先消灭疫源地。

第五节 传染病的预防

传染病的预防是一项长期而艰巨的任务，要坚持预防为主的方针，将传染病发生前的经常性预防措施与发生后的防疫结合起来；坚持经常与突击相结合，针对传染病流行的三个环节采取主导措施与综合措施相结合，才能达到消灭和预防传染病的目的。

一、管理传染源

（一）对传染病患者的管理

关健在于早发现、早诊断、早报告、早隔离、早治疗。

对疑似及确诊的传染病患者，应按"传染病防治法的规定迅速、全面而准确地进行上报，这是每位医疗、防疫人员应尽的职责。根据《中华人民共和国传染病防治法》（参见附录六）及其实施细则，将法定传染病分类3类38种：甲类为强制管理的传染病，城镇要求发现后 6h 内上报，农村不超过 12h。乙类为严格管理传染病，城镇要求于发现后 12h 内上报，农村不超过 24h。丙类为监测管理传染病要求于发现后 24h 内上报。对乙类传染病中的严重急性呼吸综合征（传染性非典型肺炎）、炭疽中的肺炭疽和人感染高致病性禽流感，按照甲类传染病进行管理。2008 年 5 月 2 日卫生部决定，将手足口病列入传染病防治法规定的丙类传染病进行管理。

（二）对传染病密切接触者的管理

接触者是指曾与传染源密切接触而可能受到传染处于潜伏期的人，为了防止传染病继续传播，管理措施则根据不同的传染病，分别进行医学观察、留验、集体检疫、卫生处理、预防接种和预防服药等。

（三）对病原携带者的管理

对病原携带者，主要通过病原学检查来发现，如对密切接触者的检查，对出院传染病患者的追踪、对疫区人群的普查，尤其是对饮食、保育、供水等行业的工作人员应定期普查、发现病原携带者应给予治疗、教育、管理及观察，并调整工作岗位。

（四）对动物传染源的管理

如属有经济价值的家禽、家兽，应尽可能加以隔离、治疗；必要时宰杀后加以消毒；对健康的病畜进行预防措施接种。对无经济价值且对人类危害较大动物，则采取杀灭、焚烧或深埋等方法处理。患病动物的分泌物、排泄物要彻底消毒。

二、切断传播途径

切断传播途径的目的是为了消灭传播因素上的病原体和媒介昆虫，使外界环境无害化。

（一）一般卫生措施

是一种保护和改善卫生的预防性措施：如对肠道传染病，应重点保护水源，加强饮水饮食卫生、消灭苍蝇、蟑螂、个人卫生及粪便管理。对呼吸道传染病宜采取加强通风、保持室内空气流通、新鲜，必要和可能时进行空气消毒，如流行期间减少或停止大型集合，外出戴口罩等。

（二）消毒

利用物理或化学方法，消灭外界环境中的病原体，从而切断传播途径；防止传染病的传播。消毒有疫源地消毒及预防性消毒两大类（参见附录五）。

（三）杀虫

通过机械、物理、化学杀虫法，如蝇拍、烧、煮、有机氯杀虫剂等，以杀灭环境中的病媒节肢动物，达到切断传播途径的目的。能传播传染病的媒介昆虫有蚊、蝇、虱、白蛉、蜱、螨、恙虫等。要掌握它们生长发育与繁殖活动的规律，选择有效的杀虫方法，是预防和控制虫媒传染病的主导措施。

三、保护易患人群

（一）增强非特异性免疫力

包括良好的卫生习惯、改善人民的生活居住条件、增加营养、锻炼身体等，以增强人群对传染病的抵抗力。

（二）提高特异性免疫力

通过有计划的预防接种，使机体对传染病产生特异性免疫力，从而提高人群的免疫水平，是预防传染病流行的有力措施。

1. 预防接种的种类

（1）人工自动免疫 将特异性抗原（如菌苗、疫苗、类毒素等）接种于人体内，刺激人体自动产生抗体。免疫力可保持数月至数年。

（2）人工被动免疫 是将制备的含抗体的血清或抗毒素注入人体，使机体迅速获得免疫力，免疫力持续时间一般不超过 3～4 周。常用制剂有白喉抗毒血清、破伤风抗毒血清、特异性免疫球蛋白、人胎盘球蛋白或丙种球蛋白等，常用于治疗和紧急预防。

2. 预防接种的实施

（1）准备工作 接种前包括宣传活动、制定接种计划、确定接种对象、人数和时间，准备物质和器械。生物制品应仔细检查，注意有无破损、变质、过期等。

（2）接种对象 须根据各类生物制品所确定的接种对象进行接种。接种前须进行体检，严格掌握禁忌证：凡发热及急性传染病，严重心血管、肝、肾疾病，活动性肺结核，糖尿病，甲状腺功能亢进症等，以及妇女月经期、妊娠期或哺乳期时均不宜接种。

（3）接种方法 接种时应严格遵照说明书的规定，掌握好接种的方法、剂量、次数和间隔时间，并注意无菌操作。常用接种方法有皮上划痕法、皮内注射法、皮下注射法、肌内注射法、口服法及喷雾法六种（参见附录二）。

3. 预防接种的反应及处理

（1）局部反应 接种部位可出现红、肿、热、痛等表现，发生于接种后 6～24h 左右，红肿直径 <2.5cm 为弱反应，2.5～5.0cm 为中反应，>5cm 为强反应，附近淋巴结可有压痛，一般不需治疗，数日后可自行消退。

（2）全身反应 接种后可出现发热、头痛、恶心、呕吐、纳差、全身不适等反应，一般可不作处理；反应严重，体温高达 39～40℃ 以上者，可酌情给予镇痛、退热等对症处理。

（3）异常反应 一般少见，主要是晕厥或过敏性休克。晕厥多见于儿童和体弱妇女，常发生于空腹、疲劳及精神紧张等情况，轻者出现惊慌、虚弱、胃部不适，轻度恶心、手足麻木，重者脸色苍白、心跳加快、恶心、出冷汗、手足发凉，有时突然失去知觉。预防晕厥，应在注射前做好宣传解释，解除紧张心理。一旦出现晕厥，立即使患者处于低头平卧位，保持安静，喂糖水或热开水，并可针刺人中、十宣等穴位，常不需用药；如发生过敏性休克，应立即皮下或静脉注射 1/1000 的肾上腺素 0.5～1ml（儿童 0.1～0.03ml/kg），同时迅速报告医生。患者应平卧、保暖、注意观察血压、呼吸等。

4. 计划免疫和儿童基础免疫 计划免疫是根据国家对消除传染病的要求，按照规定的免疫程序，在易患人群中有计划的进行有关生物制品的预防接种。提高人群的免疫力，从而达到控制和消灭某种传染病的目的。在我国儿童计划免疫是指科学地规划和严格实施对所有婴幼儿全部进行麻疹、白喉、百日咳、破伤风、脊髓灰质炎、结核病及乙型肝炎 7 种病的基础免疫和随后适时加强（复种），以确保 12 岁以下人口获得可靠免疫（参见附录二）。

四、卫生检疫

卫生检疫是预防传染病的一项有效措施，分为国境卫生检疫及疫区检疫。

（一）国境卫生检疫

国境卫生检疫是指国境卫生检疫机关依照《国境卫生检疫法》以及有关的法律、法规，在一个国家的海港、机场、边境及国界口，河进出口岸，负责对进出国境的人员、交通工具、行李和货物等实施医学检查、卫生检查和必要的卫生处理，以防止传染病由国外传入和由国内传出。我国规定的国境卫生检疫的传染病及其检疫期如下：鼠疫 6 天、霍乱 5 天、黄热病 6 天。

（二）疫区检疫

当某地发生甲类传染病或危害严重的急性传染病时，经核实并报请上级机关批准后，即实行疫区检疫。其措施是封锁疫区，限制疫区和非疫区人员及物品的来往，及时对疫区的传染源进行隔离治疗，对接触者实行医学观察和留验，对易感者预防接种和药物预防，对疫区进行消毒、杀虫。疫区的检疫期，应至最后一个患者或病原携带者的接触者的该病最长潜伏期结束为止。

第六节　传染病患者的护理

传染病患者的护理是指对传染病患者按照整体护理程序实施整体护理，其护理程序包括：①护理评估；②护理诊断；③护理计划（护理目标与措施）；④护理实施；⑤护理评价。

一、传染病患者的护理评估

护理评估是护理程序中的最关键的一步，护理人员必须收集患者主观与客观方面的资料，全面评估，从而了解患者存在的或潜在的健康问题，才能确定护理诊断，制定护理措施，传染病患者的评估主要包括传染病流行的有关资料、临床资料和实验室检查的改变。

（一）流行病学资料

流行病学资料是传染病评估必不可少的资料，其内容包括年龄、性别、籍贯、职业、发病季节、居住与旅游地点、个人及周围卫生情况、吸烟及饮酒嗜好、手术输血史、传染病史、密切接触史及预防接种史等，结合临床资料有助于传染病的诊断。

（二）身心状况的评估

1. 症状、体征　全面准确地询问病史，系统而细致体格检查，了解传染病起病方式、潜伏期长短、发热规律和皮疹的特点、尤需注意各种传染病特有的症状和体征，如麻疹的"麻疹黏膜斑"；白喉的假膜；流行性出血热的三大主征（发热、出血、肾损害）和五期经过（发热期、低血压休克期、少尿期、多尿期、恢复期）等均有重要的诊断意义。

2. 心理、社会方面的评估　传染病患者，因需要隔离治疗、与社会交往疏远，加之患病以后对生命的威胁、各种损伤性检查与治疗、经济的承受力及缺乏关爱等，可出现孤独、焦虑等心理反应。为了更好地实施护理，护士必须对患者患病时的心理和社会反应、产生的原因及需要提供帮助和服务进行评估。评估内容主要包括患者及家属的既往心理状况，患病后的心理反应及应对方式，社会支持系统的完善程度等。要耐心细致地做好患者的工作，解除其不良情绪，保持积极乐观的态度。增强战胜疾病的信心，积极配合治疗，使患者处于一个接受治疗的最佳心理状态，出院时能懂得基本卫生知识，注意防病，避免再感染。

（三）实验室检查及其他检查

实验室检查对传染病和寄生虫病的诊断具有特殊的意义，检出病原体即可直接确定诊断，而免疫学检查亦可提供重要依据。对许多传染病来说，一般的实验室检查对早期诊断也有很大帮助。因此，护理人员要了解常用检查的目的、注意事项、留取标本与特殊辅助检查前的准备工作，检查时的配合及检查后的观察，还应熟悉其正常值及临床意义。

1. 一般实验室检查　包括血液、尿液、粪便常规检查和生化检查。

血液常规检查中以白细胞计数和分类的用途最广。如白细胞总数显著增多常见于化脓性细菌感染，如流行性脑脊髓膜炎、败血症等。但亦有例外，如伤寒、布氏菌病等。病毒感染时白细胞总数通常减少或正常，如流行性感冒、病毒性肝炎等。但亦有例外，如流行性出血热、乙型脑炎等。原虫感染时的白细胞总数也常减少，如疟疾、黑热病等。蠕虫感染时嗜酸粒细胞通常增多，如钩虫、肺吸虫感染等。

尿常规检查对泌尿系统感染及传染病引起肾脏损害的患者很有意义，流行性出血热患者尿中出现大量蛋白，严重时可见膜状物。

粪常规检查对胃肠道传染病有意义，如细菌性痢疾出现脓血便，镜检有大量的脓细胞，并有巨噬细胞。

生化检查有助于病毒性肝炎等的诊断评估。

2. 病原学检查

（1）直接检出病原体 许多传染病可通过显微镜或肉眼检出病原体而确诊，如从血液或骨髓涂片中检出疟原虫，血液涂片检出微丝蚴，从大便涂片中检出各种寄生虫卵及阿米巴原虫等。绦虫虫节在大便中肉眼即可检出。

（2）病原体分离培养 细菌、真菌和螺旋体可用人工培养基分离培养，如伤寒杆菌、痢疾杆菌、霍乱弧菌等。病毒、立克次体等分离则需动物接种或组织培养才能分离出来。根据传染病的病种、病程、病原体的寄生部位、侵入及排出途径的不同，可分别采集患者的血液、尿、粪、脑脊液、鼻咽分泌物、痰、骨髓、胆汁、皮疹及其他各种组织进行病原体分离，标本力求在特效药物应用前采取，防止污染并及时送检。

（3）分子生物学检测 利用同位素^{32}P或生物素标记的分子探针可以检出特异性病毒核酸，如检测血中乙型肝炎病毒 DNA，或检出特异性毒素如大肠杆菌肠毒素。用聚合酶链反应（polymerase chain reaction，PCR）能把标本中的 DNA 分子扩增到 100 万倍以上。用于乙型肝炎病毒及其他 DNA 病原体核酸的检测，可显著提高灵敏度。

3. 免疫学检测 应用已知抗原或抗体检测血清或体液中的相应抗体或抗原，是最常用的免疫学检测方法，若能进一步鉴定其抗体是属于 IgM 或 IgG，对近期感染或既往感染有鉴别诊断意义。免疫学的检测还可用于判断受检者的免疫功能是否有所缺陷。

（1）特异性抗体的检测 又称血清学检查。在传染病早期，特异性抗体在血清中尚未出现或滴度很低，而在恢复期或后期则抗体滴度有显著升高，故在急性期及恢复期双份血清检测其抗体由阴性转为阳性或滴度升高 4 倍以上时有重要意义。特异性 IgM 抗体的检出有助于现存或近期感染的诊断。

（2）特异性抗原的检测 病原体特异性抗原的检测有助于在病原体分离不成功的情况下，提供病原体存在的直接证据。其诊断意义又往往较抗体检测更为可靠。乙型肝炎表面抗原的提出即可给诊断提供明确的依据。

（3）皮肤试验 用特异性抗原作皮内注射，可通过皮肤反应了解受试者对该抗原的变态反应，常用于结核病和血吸虫病的流行病学调查。

（4）免疫球蛋白测定 可用来判断人体体液免疫功能。降低者见于先天性免疫缺陷疾患，升高者见于慢性肝炎和艾滋病等。

（5）T 细胞亚群检测 用单克隆抗体检测 T 细胞亚群可了解各亚群的 T 细胞数和比例，常用于艾滋病的诊断。

4. 其他检查

（1）影像学检查 X 线检查常用于诊断肺结核和肺吸虫病。超声检查常用于肝硬化、肝脓肿等。计算机断层扫描（computerized tomography，CT）和磁共振成像（magnetic resonance imaging，MRI）常用于诊断脑脓肿和脑囊虫病等。

（2）内镜检查 如纤维结肠镜检查用来诊断慢性腹泻、细菌性痢疾及血吸虫病等。

（3）活体组织检查 活体组织检查（biopsy examination）对某些传染病的确定诊断（如各型慢性肝炎和肝硬化、各型肺结核、各种寄生虫病等），也有重要的意义。

二、传染病常见的护理诊断及护理措施

1. 体温过高 与感染、频繁抽搐、体温调节中枢受损有关。

护理措施：①监测体温变化：每4h测1次，必要时每2h测1次，观察热型及伴随症状。②休息：传染病患者在症状明显时多表现高热，故应严格卧床休息，保持舒适体位。病室应保持适宜的温度、湿度，一般室温维持在16~18℃，湿度以60%左右为宜，应注意通风，避免噪音。③病情观察：注意观察患者体温、脉搏、呼吸、血压、神志等生命体征的变化以及出入水量、体重、发热引起的身心反应变化，治疗及护理效果等。④口腔、皮肤护理：可用生理盐水擦试口腔、口唇干燥时涂唇油，患者大量出汗后应用温水擦身，更换内衣，保持皮肤清洁、干燥，预防感染。⑤降温措施：可采用物理降温，如温水擦浴、乙醇擦浴、冰袋、冰水灌肠等。有皮疹的患者禁用乙醇擦浴，以避免对皮肤的刺激。对持续高热而物理降温效果不明显者需遵医嘱药物降温，并观察记录降温效果。⑥病因治疗护理：病原体感染引起的发热需进行病原治疗，应用抗生素治疗时，要了解药物的用法、剂量、毒副作用等。⑦健康教育：向患者及家属讲解发热的原因、诱因和物理降温的方法，鼓励患者提出问题，并给予耐心解答，使其解除焦虑，同时还应向患者、家属介绍发热时的休息、饮食、饮水的要求及物理降温方法。

2. 营养失调 与摄入不足、消耗增多有关。

护理措施：①可给予易消化高热量、营养丰富的流汁或半流质饮食，注意色、香、味，少食多餐，以增进食欲。②对危重患者应喂食，昏迷患者采用鼻饲，甚至静脉营养。根据不同疾病的特点，给予不同的饮食。③遵医嘱给予止呕、止泻，促进消化、增进食欲的药物。④肝肾损害时注意调整蛋白质、水盐的供给。⑤应教给患者及家属营养知识，指导食物选择和制备方法

3. 皮肤完整性受损 皮疹，与病原体毒素引起皮肤血管受损有关。

护理措施：①保持皮肤和手的清洁卫生，注意床铺的干燥、整洁，勤换内衣、被褥，忌穿绒布或化纤类织物，以免加重痒感。②用温水擦洗，防止受凉及皮肤感染。③昏迷患者应定时翻身，防止局部受压，骨突处应用50%红花乙醇揉擦以防褥疮发生。④皮肤瘙痒时局部涂炉甘洗剂，皮疹破裂时可涂1%甲紫等，促使溃疡愈合，皮疹感染时可局部外用抗生素软膏，必要时口服或静脉注射抗生素控制感染。⑤皮疹结痂后不能强制撕脱，应让其自行脱落或剪出干翘起的痂皮。⑥避免吃辛辣刺激食物。

4. 腹泻 与肠内病原菌感染、肠蠕动功能失调有关。

护理措施：①严格执行消化道隔离措施。②卧床休息，减少肠蠕动及能量的消耗。③密切观察患者的体温、脉搏、呼吸、血压等生命体征。④准确记录24h出入水量，以免发生水电解质平衡失调。⑤大便次数、量及性状等均应详细记录。及时送检大便常规及细菌培养，标本需选取新鲜、脓血及黏液较多的部分，以提高粪便检查的阳性率。⑥肛门周围的护理：对排便频繁者，便后宜用软纸擦试，注意勿损伤肛门周围皮

肤。有脱肛者可用消毒油纱布托起，轻揉局部以助纳回，每天用温水或 1:5000 高锰酸钾溶液坐浴，然后局部涂以消毒凡士林油膏，以保护局部皮肤。⑦加强饮食护理，给予少渣、少纤维素、低脂、易消化流汁、半流质饮食，脂肪不宜过多，忌生冷的刺激性食物。腹泻好转后应逐渐增加饮食量。⑧药物治疗的护理：使用喹诺酮类药物及抗生素时，应注意药物的剂量、使用方法，给药途径及时间、疗效及不良反应。

5. 急性意识障碍 与脑组织受损有关。

护理措施：① 密切观察患者的生命体征及神志的改变，注意瞳孔的大小、形状、对光反射、角膜反射等。②保持呼吸道通畅，呕吐物及呼吸道分泌物要及时取出，定时翻身、拍背、雾化吸入方法助痰排出，持续给予吸氧。③注意安全，专人守护，防止惊厥时跌伤或舌咬伤。④维持水电解质及营养需要，昏迷早期给以禁食，按医嘱静脉补液。昏迷时间长者应给予鼻饲。⑤准备好各种抢救药品及物品，如吸引器、氧气、人工呼吸机等，以便随时抢救。⑥预防并发症的护理，包括皮肤黏膜护理、口腔护理、眼睛护理、泌尿系统护理及有肢体瘫痪者的护理。

6. 组织灌流量改变 与内毒素致微循环障碍有关。

护理措施：①绝对卧床休息，忌随意搬动。患者应取卧中凹位或半卧位交替。②严密观察患者的生命体征变化及神志、面色、肢体的温度、湿度、颈静脉及周围静脉的充盈度、尿量及尿比重并做好记录。③观察皮肤出血点及瘀斑，提示有否 DIC 存在。④保持呼吸道通畅，迅速输氧。⑤尽快建立静脉通道，保证输液通畅，警惕肺水肿及心力衰竭的发生。⑥备齐各种抢救药品及物品。⑦做好患者及家属的心理护理，在进行各种特殊检查及治疗时应给予耐心解释，以减轻患者及家属的紧张及担忧。

7. 潜在并发症 与脑实质损害、脑疝、呼吸道阻塞有关。

护理措施：①密切观察血压、脉搏、瞳孔的改变，有无呼吸节律、速率、深度改变。②保持呼吸道通畅，呼吸道分泌多时及时给予吸痰，惊厥时，用舌钳拉出舌头，以防舌根后坠。③遵医嘱给予氧气吸入。④准备好气管插管、气管切开包、人工呼吸机等急救器械及药物。⑤遵医嘱使用脱水剂、呼吸兴奋剂等。⑥遵医嘱抽血测血气分析。

8. 低效性呼吸型态 与中枢神经系统受损、呼吸肌痉挛有关。

护理措施：①严密观察病情变化，做好各项护理记录。②保持呼吸道通畅，及时吸痰。③遵医嘱给予氧气吸入。④备好急救药品及器械，如镇静剂、呼吸兴奋剂、气管切开及气管插管包、吸痰器、人工呼吸机等。⑤保持病房安静，避免各种刺激而引起喉痉挛。⑥遵医嘱抽血做血气分析。

9. 有传播感染的可能 与病原体排出有关。

护理措施：①根据不同病种，采取相应的隔离、消毒措施。②做好疫情报告。③向患者及家属讲解有关疾病知识及隔离消毒的重要性与具体做法，使其自觉遵守，密切配合。④按要求及时送检病原学检查标本。⑤遵医嘱进行病原学治疗，密切观察药物的不良反应及疗效。

10. 焦虑 与医学知识缺乏，疾病对生命的威胁及经济状况难以承担治疗费用有关。

护理措施：①认识到患者的焦虑，承认患者的感受，对患者表示理解。②耐心向患者解释病情，消除其心理紧张和顾虑，使其能积极配合治疗和得到充分的休息。③多陪伴患者，主动与患者多交流，了解患者的心理状况并设法解决患者的实际问题，减轻其焦虑情绪。④指导患者应对焦虑的方法，如转移注意力或采取放松技巧（作深而慢的呼吸运动）。⑤与患者家属、朋友及单位取得联系，争取他们的资助，以使患者顺利完成治疗。

三、传染病患者护理的工作范围

（一）一般护理

1. 隔离与消毒 隔离与消毒是传染病护理的特殊要求，是防止院内交叉感染和传染病扩散的重要措施。必须了解各种病原体的特征和各种传染病的传播途径，掌握各种隔离技术和消毒方法等。

2. 疫情报告 护士是传染病法定报告人之一，为防止传染病扩散，护士应配合医生及时、准确、全面填写"传染病疫情报告卡"，向当地卫生防疫站报告，决不可迟报或漏报。

3. 休息与营养 护士在生活上要充分关心患者，保持病室整洁、安静和舒适的环境。对某些传染病来讲，早期卧床休息是减少并发症的重要措施之一，随着病情的好转，方可逐渐下床活动。传染病患者大多有高热、食欲减退，给予充足的水分及易消化、高热量、富有营养的流质或半流饮食，重症者喂养、昏迷者鼻饲、不能进食者按医嘱静脉输液。

4. 皮肤、黏膜的护理 传染病患者起病后大多体质虚弱，故要注意口腔及皮肤的护理，如每日用温盐水或复方硼酸溶液含漱 3~4 次，以防口腔炎。保持床单、衣褥清洁、干燥、昏迷患者应定时翻身，骨突处每日应用 50% 乙醇揉擦，以防止褥疮发生。

（二）心理护理

传染病患者由于对隔离消毒与治疗不理解，他们会产生被束缚感或冷落感，因此，护理人员应关心体贴患者，向他们及时地介绍隔离消毒的目的与做法，介绍医院的环境及规章制度，以帮助患者能迅速适应，并树立起战胜疾病的信心。

（三）病情的观察与护理

由于传染病病情重，变化快，护理人员应深入病房，严密观察病情的变化。对于恢复期患者仍不能疏忽大意，以防并发症的发生。主要观察内容包括生命体征、病程经过、危急重症、并发症等。

（四）诊疗护理

采集标本是临床上经常要做的工作，如果不认真执行，常会影响疾病的诊断及治疗。因此，采集标本一定要按医嘱要求采集，掌握正确的采集方法，及时送检，以保证标本的质量。特殊检查的护理，如纤维结肠镜检查的护理。治疗护理包括治疗、药物的选择、用药的注意事项、用药后疗效判断及不良反应的观察。特殊治疗措施的护理，如保留灌肠的护理。

（五）健康教育

护理人员应向患者及家属及时进行有关卫生常识的宣传教育，耐心讲解传染病治疗护理方法，出院后的注意事项及对患者个人卫生的建议等，使他们能自觉地遵守医院隔离管理制度，减少传染病发生的机会。对社区人群主要进行疾病流行病学、预防知识的宣传教育。

四、传染病科病房管理特点

1. 传染病科门诊的设施 传染病科门诊与普通门诊应分开，根据不同季节、地区及传染病流行情况分设不同的传染病室。可按常规传染病设立诊室，如病毒性肝炎诊室、肠道传染病诊室、呼吸道传染病诊室、每个诊室为 1 个隔离单位，只诊治 1 种传染患者。对于少见的传染病可不单设诊室，设共用诊室，用后可经消毒处理后再用。

传染病门诊应设有单独的出入口，单独的挂号、病案、收费处、药房、化验室及治疗室等，并应建立相应的工作制度和消毒隔离制度。此外，尚可开设传染病咨询门诊，指导及解答患者及亲属提出的传染病有关基本知识。

2. 传染病病房的设施 综合医院，应争取设置传染病房以减少院内交叉感染及防止传染病传播，传染病病房有患者生活区与医护人员工作区两部分，由较宽的内走廊与外隔开。患者生活区面向开放式外走廊，其结构包括病室、患者洗浴室、厕所、专供患者使用。所有的污染衣服、送检标本、尸体等均由外走廊送去。医护人员工作区包括卫生通过间，医士办公室、护士办公室、治疗室、值班室、贮藏室、配餐食、消毒室等，供工作人员使用。配餐室、消毒室内均应分隔好清洁间及污染间，清洁间与内走廊相通，污染间与外走廊相通。

每个病室均应附设缓冲间，供工作人员穿脱隔离衣、洗手，进出病室之用。每个病室与内走廊之间设置供递送药品和器材用的传递柜，柜门有里外两层，使用后随时要将柜门关闭，保持内走廊少受污染。每个病室通向外走廊的窗下分别设置传递窗和污衣、标本存放柜。

3. 传染病房的区域划分 根据污染的程度及工作需要分为清洁区、半污染区和污染区。

（1）清洁区 指未被病原体污染的区域，如更衣室、会议室、值班室、配餐室及库房等。

（2）半污染区 指有可能被患者间接污染的区域，如内走廊、治疗室、医护办公室、消毒室、工作人员厕所等。

（3）污染区 指患者直接或间接污染的区域，如病室、浴室、厕所、外走廊、污物处置室等。

五、传染病患者的隔离

（一）隔离管理制度

（1）凡传染病医院、综合医院的传染病科、室必须划清洁区、半污染区及污染区，隔离单位应有标记，病室门口挂隔离衣，走廊设消毒液，门口要有消毒脚垫及门把套。

（2）各类患者均应在指定的各自范围内活动，不得请假外出。如需去其他科室检查应由医护人员陪同，并采取相应的隔离措施。

（3）按不同病种使用医疗器械，如体温表、叩诊锤、听诊器等。

（4）住院传染病患者不准家属陪护，甲类传染病患者禁止探视，其他患者可定时在指定地点隔栏探视或电视探视。对必须探视及陪护的人员应指导他们执行隔离制度。

（5）患者出院、转科、死亡，应进行终末消毒。病床、被褥、家具等用消毒水擦洗，消毒后才能给他人使用。

（6）医务人员必须严格遵守消毒隔离制度，做到在病区内不吸烟、不进食，双手接触患者或污染物后必须消毒，不倚靠墙壁，不坐患者床凳，巡视患者不带病历卡等，要定期体检并接受有关的预防注射或服药。

（二）隔离的种类及防法

隔离是将传染病患者（或病原携带者）与健康者（或非传染病患者）隔开，以防止病原体向外扩散，其目的在于控制传染源。目前隔离分为三大类别系统：A 系统，即将许多感染性疾病归纳在 7 个类别中，每个类别措施相同，其优点是易熟悉、简便、易于掌握，其缺点是对某些疾病来说，可能会有一些措施是不必要的，而对另一些疾病有可能显得措施不足；B 系统，以针对单个疾病制订的隔离措施，因各种措施针对性强，节约一些不必要的预防所消耗的人力及物力，减少患者心理负担，但对医护人员要求较高，必须了解每一个疾病的传染源及途径，才能正确理解，提出措施并实施；体内物质隔离法，体内物质隔离法后发展为全面屏障隔离，即对医护人员而言，不管对象是已知或未知为血液或体液感染患者，对其排泄物或分泌物均视为污染物质，都应采取屏障隔离措施，这是该系统不同于 A 系统和 B 系统最本质问题，本方法是最有效的隔离方法，但费用太高。

A 系统隔离分类法有：

1. 呼吸道隔离 蓝色标志，适应于呼吸道传染病，如麻疹、白喉、流脑等。①相同病种可同住一室，床床距离为 2m。②接近患者时应戴口罩、帽子，必要时，穿隔离衣。病员一般不准外出。③病室用紫外线照射，每日空气消毒 1~2 次，并通风换气 2~3 次。④患者鼻咽分泌物、与分泌物接触过的物品需进行消毒处理。

2. 消化道隔离 棕色标志，适应于消化道传染病，如病毒性肝炎、伤寒等。①不同病种最好能分室居住，如条件不许可时，不同病种患者也可同居一室，但必须做到床边隔离，床边挂上"床边隔离标志"。患者之间不准互相接触，交换食物，用物、书报等。②患者的食具和便器要专用，用后要消毒。患者的呕吐物、排泄物和剩余食物均应进行消毒。③护理人员在接触患者时，须按病种分别穿隔离衣，并消毒双手。④病房设纱窗、纱门，做好室内无苍蝇、蟑螂。

3. 虫媒隔离 在基层医院仍需强调，适应于以昆虫为媒介的传染病，如乙脑、疟疾等。①病室应清洁，有防蚊设备，并应喷洒灭蚊药物。②由虱子传播的疾病，患者入院时要作好灭虱工作及卫生管理工作。

4. 接触隔离 橙色标志，适应于病原体直接或间接的接触皮肤或黏膜而引起的传染病，如炭疽、破伤、狂犬病等。①不同病种应分室收住。②接触患者应戴口罩、帽子、穿隔离衣，护理不同患者时须更换隔离衣并洗衣。③为患者护理及换药时应戴橡皮手套。④已被污染的用具和敷料应严密消毒及焚烧。⑤患者出院或死亡，病室应进行终末消毒。

5. 血液、体液隔离 红色标志，适应于病原体经血液、体液传播的传染病；如乙、丙、丁型病毒性肝炎，艾滋病等。①同类患者可同居一室。②接触患者的血液、体液时需戴手套，必要时戴护目镜，当血液、体液有可能污染工作服时，应穿隔离衣。③被患者的血液或体液污染的物品，应装袋、标记，并送焚烧或消毒灭菌处理。④当手与血液、体液接触后应立即洗手，必要时用消毒液洗手。⑤医疗器械应进行严格消毒，有条件时可用一次性用品。

6. 引流物、分泌物隔离 绿色标志，适应于感染后出现化脓性分泌物、引流物而不需严格隔离的患者，如小面积烧伤、眼结合膜炎、皮肤伤口感染等。①一般不戴口罩，但在换药或接触感染性物质时要戴。②接触患者污染物后，或护理下一个患者前要洗手。③接触污染的物品时要戴手套。④污染物品应袋装，标记后，送消毒、无菌处理。

7. 结核病隔离 灰色标志，适应于痰结核菌阳性、X线证实为活动性结核的各种结核患者。其传染性比一般传染病低。婴幼儿因很少咳嗽，痰液中结核杆菌少，一般不按此类隔。①隔离室门窗要关闭，采用特别的通风措施。同种疾病可居一室。②密切接触患者时要带口罩。③一般可不穿隔离衣，不戴手套。④接触患者和污染物后，或护理下一个患者前应洗手。⑤污染的敷料应袋装，标记送焚烧或消毒、无菌处理。

8. 严密隔离 适应于鼠疫、霍乱甲类传染病和某些传染性强的传染病。①患者应住单人病室，传染期内不得离开病室，严禁开放门窗，并做好"严密隔离"标记。门口设置用消毒液浇洒的脚垫，门把手以消毒液浸湿的布套。②接触此类患者，必须戴好口罩、帽子、穿隔离衣和隔离鞋，必要时戴橡皮手套。③患者的食具、便器、排泄物、分泌物应严格消毒处理。④病室每日用消毒液喷雾消毒一次，也可用紫外线进行空气消毒，患者出院或死亡，其病室必须进行终末消毒。

六、传染病的消毒

(一) 消毒的目的

消毒就是消除或杀灭由传染源排到外界环境中的病原体，从而切断传播途径，防止院内交叉感染及传染病继续播散。

（二）消毒的种类

1. 疫源地消毒　是指对有传染源存在或曾经有过传染源的地方进行的消毒。按时间又可分为随时消毒和终末消毒。

（1）随时消毒　是指对传染病患者的排泄物、分泌物以及被污染的物品随时进行的消毒，以便及时杀灭从传染源排出的病原体，防止传播。

（2）终末消毒　是指传染病患者出院、转科或死亡后，对患者及其所住的病室与用物进行一次彻底的消毒，以便杀灭残留在疫源地内各种物体上的病原体。

2. 预防性消毒　是对疑有传染源的存在或可能被病原体污染的场所和物品所进行的消毒，以预防传染病的发生，如医院环境日常卫生处理，餐具及饮水消毒，饭前便后洗手等。

（三）消毒的方法

1. 物理消毒法

（1）机械消毒　通过冲洗、过滤、通风、擦拭、拍打等可清除病原体，但不能杀灭病原体。

（2）热消毒法　如煮沸、高压蒸气灭菌、焚烧等方法，可杀灭各种病原体。

（3）辐射消毒法　如紫外线、红外线、日晒法、微波消毒、γ射线及高能电子束等，紫外线及γ射线均有广谱杀菌作用。

2. 化学消毒法　是通过化学消毒剂使病原体的蛋白质凝固，水解、变性而死亡。

（1）氧化消毒剂　如高锰酸钾、过氧乙酸等，主要靠其强大的氧化能力来灭菌，但有较强的刺激性和腐蚀性。

（2）含氯消毒剂　如漂白粉、次氯酸钠消毒液（俗称"84消毒液"）等，具有强大的杀菌作用，杀菌谱广，作用快，但对金属制品有腐蚀性作用。

（3）醛类消毒剂　常用的戊二醛、甲醛，具有广谱、高效，快速的杀菌作用，适用于内窥镜、精密仪器的消毒。

（4）其他消毒剂　如来苏、苯扎溴铵（新洁尔灭）、石炭酸等，可用于皮肤、手及医疗器械的消毒。

各种物品消毒方法参见附录五。

（蒋乐龙）

第二章

病毒感染性疾病

　　病毒是一类非细胞形态的微生物，只能在易感细胞内复制。病毒在自然界分布广泛、种类繁多，人类由病毒引起的传染病约占全部传染病的 70% ~ 80%。病毒性传染病抗病毒治疗目前尚无突破性的进展，随着新发疾病（如严重急性呼吸综合征）的产生，病毒性疾病的控制、治疗和护理成为医学界的一大课题，对我们医护人员来说任重而道远。

第一节　病毒性肝炎

　　病毒性肝炎（viral hepatitis）是由多种肝炎病毒引起的以肝脏损害为主的全身性传染病，主要包括甲型肝炎、乙型肝炎、丙型肝炎、丁型肝炎和戊型肝炎。具有传染性强、传播途径复杂、流行面广泛，发病率较高等特点。临床上主要表现为乏力、食欲减退、恶心、呕吐、肝肿大及肝功能损害，部分患者可有黄疸和发热。甲型和戊型肝炎主要表现为急性肝炎，乙、丙、丁型肝炎大部分为慢性肝炎，少数可发展为肝硬化及肝细胞癌。我国病毒性肝炎感染人数多，尤其重型肝炎治疗护理难度大，使该病成为各级医院传染科诊疗的主要疾病。

【病原学】

1. 甲型肝炎病毒（hepatitis A virus，HAV）　属嗜肝 RNA 病毒科，无包膜，呈球形，直径为 27 ~ 32nm。HAV 只有一对抗原抗体系统和一个血清型，感染后早期出现 IgM 型抗体，一般持续 8 ~ 12 周，8 周后出现 IgG 型抗体，并长期存在。HAV 在体外抵抗力较强，在 -20℃ 条件下保存数年，其传染性不变。加热煮沸（100℃）5min 或干热（160℃）20min、紫外线照射 1h、甲醛（1:4000）或 37℃ 72h 均可使之灭活。

2. 乙型肝炎病毒（hepatitis B virus，HBV）　属嗜肝 DNA 病毒科，直径为 42nm。完整的 HBV 颗粒（Dane 颗粒）分为包膜及核心部分，包膜蛋白质由三种蛋白质组成，即乙肝病毒表面抗原（HBsAg）、前 S1 蛋白、前 S2 蛋白。乙肝病毒表面抗原本身并无传染性，但有抗原性。核心部分含有环状双股 DNA、DNA 聚合酶（DNA - P）、核心抗原（HBcAg），是病毒复制的主体。HBV 抵抗力很强，对低温、干燥、紫外线及一般化学消毒剂均能耐受，煮沸 10min、高压蒸汽、0.5% 过氧乙酸、2% 戊二醛和含氯消毒剂均可使其灭活。

HBV 主要的抗原抗体系统：

（1）HBsAg 和抗 – HBs　人体感染 HBV 后 3 周便可在血中出现 HBsAg，在急性乙型肝炎患者中持续 5 周至 5 个月，在慢性乙型肝炎患者和无症状携带者血中可持续存在多年。除血液外，HBsAg 还可存在于各种体液和分泌物中，如唾液、尿液、精液及阴道分泌物。HBsAg 能刺激机体产生抗 – HBs，可持续存在多年。抗 – HBs 对同型感染具有保护作用。近期感染者所产生的抗 – HBs 属 IgM，而长期存在血中的为抗 – HBs IgG。

（2）HBcAg 和抗-HBc　HBcAg 主要存在于受感染的肝细胞核内，血液中不易检测到。HBcAg 具有抗原性，可使机体产生非保护性抗体即抗-HBc。血液中的抗-HBc 有两型，抗-HBc IgM 和抗-HBc IgG，前者在 HBcAg 阳性后 2～4 周出现，只存在于乙型肝炎的急性期和慢性乙型肝炎的急性发作期。抗-HBc IgM 下降或消失后出现抗-HBc IgG，可持续多年，是 HBV 既往感染的标志。

（3）HBeAg 和抗-HBe　HBeAg 稍后于（或同时）HBsAg 在血液中出现，是 HBV 活动性复制和传染性强的标志。抗-HBe 在 HBeAg 消失后出现，表示 HBV 复制减少和传染性减低，一般持续 1～2 年。

（4）DNA-P 和 HBV-DNA　两者都位于 HBV 核心部分，与 HBeAg 几乎同时出现在血液中，是 HBV 复制的直接标志。

3. 丙型肝炎病毒（hepatitis C virus，HCV）　为单股正链 RNA 病毒，直径为 55nm。人感染 HCV 后可在肝细胞和血液中检出 HCV –RNA、HCVAg 和抗-HCV。用一般化学消毒剂和加热 100℃ 5min 可使 HCV 灭活。

4. 丁型肝炎病毒（hepatitis D virus，HDV）　为单股环状闭合 RNA 病毒，是一种缺陷病毒，在血液中由 HBsAg 包被形成直径为 35～37nm 球形颗粒。需 HBV 等嗜肝 DNA 病毒辅佐才能进入细胞内进行复制。HDV 只有一对抗原抗体系统，急性 HDV 感染时 HDVAg 在血中出现数日后，出现抗-HDV IgM，慢性感染时抗-HDV IgG 可持续升高。

5. 戊型肝炎病毒（hepatitis E virus，HEV）　为单股正链 RNA 病毒，直径为 32～34nm。HEV 只有一对抗原抗体系统和二个亚型。可在戊型肝炎患者潜伏期末和急性期之初的粪便中检出 HEV。在 HEV 感染者血中可检出抗-HEV。抗-HEV IgM、抗-HEV IgG 在 HEV 急性期都出现，但抗-HEV IgG 在机体内持续时间较长。

近年还发现了其他相关肝炎病毒，如近期美国报道的 GB 型病毒性肝炎，日本的 X 型病毒性肝炎均属第 7 种新发现或尚待公认的新型毒株。我国北京发现第 7 种病毒性肝炎即庚型病毒性肝炎，其病原学特性与临床特征等，均有待广大医学科研工作者进一步深入研究。

【发病机制与病理特征】

目前病毒性肝炎的发病机制尚未完全明确。各型肝炎病毒侵入人体后，引起病毒血症，然后定位于肝脏，可能通过病毒的直接损伤或通过免疫反应引起肝细胞损伤。HBV 慢性化机制可能与机体免疫功能低下有关。

各型肝炎的病理变化不同。急性肝炎常见肝脏肿大，镜下可见肝细胞变性（嗜酸性变性、气球样变性）、肝细胞灶样坏死与肝细胞再生，汇管区炎性细胞浸润等。慢性肝炎主要为肝细胞坏死，可有肝小叶及汇管区胶原及纤维组织增生。急性重型肝炎以肝脏体积缩小、弥漫性肝细胞坏死和胆汁淤积为特征。亚急性重型肝炎在急性重型肝炎基础上可见肝细胞灶样再生、胶原及纤维组织增生，形成再生结节。

【流行病学】

（一）传染源

1. 甲型肝炎和戊型肝炎 其传染源是急性患者和隐性感染者。患者在起病前 2 周和起病后 1 周从粪便中排出 HAV 的量最多，传染性最强。

2. 乙型、丙型、丁型肝炎 其传染源分别是急性和慢性（含肝炎后肝硬化）的乙型、丙型、丁型肝炎患者和病毒携带者。

（二）传播途径

1. 甲型、戊型肝炎 以粪－口传播为主，水源污染和水生贝类（如毛蚶）受染可致暴发流行。日常生活接触多散在发病。

2. 乙型肝炎 传播途径包括：①经血液及血制品传播：输血、使用污染的注射器或针刺、剃刀、公用牙刷、血液透析等；②母婴传播（主要通过胎盘、羊水、产道血液、哺乳传播）；③生活上的密切接触、性接触传播。

3. 丙型、丁型肝炎 丙型肝炎的传播途径与乙型肝炎相似但以输血及血制品传播为主，且母婴传播不如乙型肝多见。丁型肝炎的传播途径与乙型肝炎相似。

（三）易感人群

人类对各型肝炎普遍易感。甲型肝炎以幼儿、学龄前儿童发病率最多，但遇有暴发流行时各年龄组均可发病。HBV 感染多发生于婴幼儿及青少年，丙型肝炎多见于成年人。戊型肝炎以青壮年发病为多。

甲型肝炎的发病率有明显的季节性，秋、冬季高峰。戊型肝炎也有明显季节性，流行多发生于雨季或洪水后。乙、丙、丁型肝炎无明显季节性。乙型肝炎有家庭聚集现象。

【临床表现】

各型肝炎的潜伏期长短不一。甲型肝炎潜伏期为 2～6 周（平均 4 周）；乙型肝炎潜伏期为 2 周～6 个月（平均约 3 个月）；丙型肝炎为潜伏期 5～12 周（平均 8 周）；丁型肝炎潜伏期同乙型肝炎；戊型肝炎潜伏期 2～8 周（平均 6 周）。按临床经过分为以下五型。

（一）急性肝炎

各型肝炎病毒均可引起急性肝炎。

1. 急性黄疸型肝炎

（1）黄疸前期 甲型、戊型肝炎起病较急，有畏寒、发热。乙型、丙型及丁型肝炎多起病缓慢。多以发热起病，伴以全身乏力，食欲不振，厌油，恶心，甚或呕吐，常有上腹部不适、腹胀、便泌或腹泻，少数病例可出现上呼吸道症状，或伴皮疹、关节痛等症状。尿色逐渐加深，至本期末尿色呈浓茶样。肝脏可轻度肿大，伴有触痛及叩击痛。尿胆红素及尿胆原阳性，血清丙氨酸氨基转移酶（alanine aminotransferase，ALT）升高。本期平均持续 5~7 天。

（2）黄疸期 发热消退，但尿色更黄，巩膜、皮肤出现黄染，约于 1~2 周内达高峰。有些患者可有大便颜色变浅、皮肤瘙痒等梗阻性黄疸表现。多有肝大，一般在肋缘下 1~3cm，有压痛及叩击痛，可有轻度脾大。肝功能明显改变。此期约持续 2~6 周。

（3）恢复期 黄疸逐渐消退，症状减轻以至消失，肝、脾回缩，触痛及叩击痛消失。肝功能逐渐恢复正常。此期持续 2 周至 4 个月，平均 1 个月。

2. 急性无黄疸型肝炎

较急性黄疸型肝炎常见，占急性肝炎病例 90% 以上。症状较轻，整个病程不出现黄疸，仅表现为乏力、食欲减退、腹胀、肝区痛等症状，肝脏多有肿大，脾肿大少见。肝功能呈轻、中度异常。由于症状较轻且无特征性，一般不易诊断，病程约 3 个月。乙型、丙型、丁型无黄疸型肝炎患者易转为慢性。

（二）慢性肝炎

乙型、丙型、丁型肝炎可迁延不愈，演变成慢性肝炎。慢性肝炎是指急性肝炎病程超过半年者；或发病日期不明，有同类型肝炎病史者；或影像学或肝活检病理学检查符合慢性肝炎表现者。可分为三度：

1. 轻度

病情较轻，自觉症状不明显，或虽有症状但生化指标仅 1~2 项轻度异常者。

2. 中度

病情居中，有肝病样表现及肝外表现，TBIL < 85mol/L。

3. 重度

有明显乏力、纳差、腹胀等症状，肝病面容、蜘蛛痣、肝掌、肝脾肿大，皮肤和巩膜出现黄染，实验室检查 ALT 反复或持续升高，A/G 比例异常、TBIL > 85mol/L 或 PTV 降低。

（三）重型肝炎

1. 急性重型肝炎

亦称急性肝坏死。发病诱因多为消化道出血、感染、休息不当、营养不良、嗜酒、服用损害肝脏的药物、妊娠等。发病初类似急性黄疸型肝炎，但病情发展迅猛，在 2 周内迅速恶化，可有高热、极度乏力；消化道症状进行性加重、黄疸迅速加深、肝脏进行性缩小，并发出血、腹水、肝肾综合征；出现精神、神经症状，如性格改变、行为异常、意识障碍等肝性脑病表现。患者因并发肝性脑病、肝肾综合征、脑疝、消化道出血等死亡，病死率高。

2. 亚急性重型肝炎 亦称亚急性肝坏死。以急性黄疸型肝炎起病，15 天至 24 周内出现急性重型肝炎的临床表现。精神、神经症状多出现于疾病的后期。患者常死于消化道出血、肝功能衰竭、肺部或腹腔等处感染，存活者易发展为肝炎后肝硬化。

3. 慢性重型肝炎 表现同亚急性重型肝炎，但有慢性肝炎、肝硬化或乙肝表面抗原携带病史，预后差，病死率高。

（四）淤胆型肝炎

亦称毛细胆管型肝炎，主要表现为较长期（3 周以上）肝内梗阻性黄疸，可有皮肤瘙痒、粪便颜色变浅呈白陶土样、肝大和梗阻性黄疸的化验结果。

（五）肝炎后肝硬化

出现有肝硬化的临床表现，根据肝脏炎症情况，分为活动性和静止性肝硬化两型。如未达到肝硬化的诊断标准，而肝纤维化明显者，称为肝炎肝纤维化。

【并发症】

甲型与戊型肝炎并发症少见。乙型、丙型、丁型肝炎可出现肝外器官损害，如胆道系统炎症、糖尿病、再生障碍性贫血、心肌炎、肾小球肾炎等。也可引起肝性脑病、继发感染、出血、电解质紊乱及肝肾综合征等严重并发症。肝内并发症有高胆红素血症、肝炎后脂肪肝、门脉性肝硬化，肝硬化者可继发肝细胞癌。

【辅助检查】

（一）肝功能检查

1. 血清酶检测 主要是丙氨酸氨基转移酶（ALT）和天门冬氨酸氨基转移酶（AST）。以 ALT 最为常用，是判断肝细胞损害的重要指标。急性病毒性肝炎，ALT 与 AST 均显著升高，以 ALT 升高更明显，ALT/AST >1；慢性病毒性肝炎，ALT 与 AST 轻度上升，ALT/AST >1，若 AST 升高较 ALT 显著，即 ALT/AST <1，提示慢性肝炎进入活动期。重型肝炎由于大量肝细胞坏死，ALT 随黄疸迅速加深反而下降，出现酶 - 胆分离现象。血清碱性磷酸酶（ALP）、γ - 谷氨酰转移酶（γ - GT）升高提示胆汁排泄不畅。血清胆碱酯酶（CHE）活性明显降低常提示肝损害严重。

2. 血清白蛋白检测 慢性肝炎和肝硬化时常表现为血清白蛋白减少，球蛋白升高，形成 A/G 比值下降，甚至倒置，反映肝功能损害严重。

3. 血清和尿胆色素检测 黄疸型肝炎时血清直接和间接胆红素均升高。尿三胆检测黄疸期尿胆红素及尿胆原均增加。

4. 凝血酶原时间（PT）及凝血酶原活动度（PTV）检测 凝血酶原及多种凝血因子主要由肝脏合成，肝病时凝血酶原时间延长，并与肝损害程度呈正比。凝血酶原活动度 <40 %或凝血酶原时间比正常对照延长 1 倍以上提示重型肝炎。

5. 血氨检测 血氨升高提示肝性脑病。

（二）肝炎病毒标记物检测

1. 甲型病毒性肝炎 甲型病毒性肝炎患者在起病开始至 12 周内血清抗－HAV IgM 均呈阳性，故此抗体检测具有诊断意义。

2. 乙型病毒性肝炎

（1）HBsAg 与抗–HBs HBsAg 阳性表示 HBV 感染。抗–HBs 为保护性抗体，提示可能通过预防接种或过去感染产生对 HBV 的免疫力。

（2）HBeAg 与抗–HBe HBeAg 阳性是病毒复制活跃与传染性强的指标之一。抗–HBe 是 HBV 感染时间较久、病毒复制减弱与传染性减低的指标。

（3）HBcAg 与抗–HBc HBcAg 阳性意义同 HBeAg，但用一般方法不能在血液中检出。抗–HBcIgM 阳性表示 HBV 的急性感染。低滴度抗–HBcIgG 是过去 HBV 感染的指标。

（4）HBV–DNA 阳性提示 HBV 有活动性复制、传染性较大。

3. 丙型病毒性肝炎 检测血清中抗–HCV 和 HCV–RNA，提示具有传染性，抗–HCV 无保护性。

4. 丁型病毒性肝炎 血清中除丁型肝炎抗原（HDVAg）和抗－HDV、抗–HDV-IgM、抗–HDVIgG 阳性外，尚可检出 HBV 感染的标记物阳性。

5. 戊型病毒性肝炎 HEV 感染者血清中抗–HEV 呈阳性。

（三）血常规

急性肝炎白细胞总数正常或稍低，淋巴细胞相对增多，偶有异常淋巴细胞出现。重症肝炎患者的白细胞总数及中性粒细胞均可增高，在部分慢性肝炎患者中可减少。

（四）尿常规

胆红素、尿胆原及尿胆素均增加。

（五）影像学检查

超声、CT 和 MRI 对肝硬化有很高的诊断价值，可用于鉴别诊断和并发症的诊断。

（六）肝穿刺病理检查

对明确病原诊断，评估炎症活动度以及纤维化程度有很大价值，有利于临床诊断和鉴别诊断。

【诊断】

1. 流行病学资料 甲、戊型肝炎病前是否在流行区和流行高峰，有无食物和水型暴发流行；乙、丙、丁型肝炎病前有无输血及血制品、不洁注射史，有无与 HBV 感染者密切接触史，家庭成员无 HBV 感染者，特别是婴儿母亲是否 HBsAg 阳性等有助于乙型肝炎的诊断。

2. 临床诊断

（1）急性肝炎 起病较急，有乏力、纳差、恶心等症状。肝大质软，可出现黄疸。

（2）慢性肝炎 病程超过半年或发病日期不明确，常有乏力、厌油、肝区不适等症状，肝病面容、肝掌、蜘蛛痣、肝大质偏硬、脾大等体征。

（3）重型肝炎　在急慢性肝炎起病的基础上，出现极度疲乏、严重消化道症状、黄疸迅速加深、肝脏进行性缩小、出血倾向，出现肝性脑病、肝肾综合征等严重并发症。

（4）淤胆型肝炎　起病类似急性黄疸型肝炎，黄疸持续时间长，症状轻，有肝内梗阻的表现。

（5）肝炎肝硬化　多有慢性肝炎病史。出现乏力、腹胀、尿少、肝掌、蜘蛛痣、脾大、腹水、胃底食管下段静脉曲张，有门脉高压表现。

3. 辅助检查　用于判断肝功能情况和病原学诊断。

【鉴别诊断】

本病应与中毒性肝炎、胆囊炎、传染性单核细胞增多症、钩端螺旋体病、流行性出血热、脂肪肝、阿米巴肝病等引起的血清转氨酶或血清胆红素升高者相鉴别。淤胆型肝炎应与肝外梗阻性黄疸（如胰头癌、胆石症等）相鉴别。

【治疗】

病毒性肝炎目前缺乏可靠的特效治疗，各型肝炎应以休息、营养为主，辅以适当药物，避免疲劳和损害肝脏药物。慢性及重型肝炎应合理用药。

（一）急性肝炎

多可完全康复，急性期应卧床隔离治疗。适当补充 B 族维生素、维生素 C 和维生素 E，进食量过少时可由静脉补充葡萄糖和维生素 C。食欲好转后，给含有足够蛋白质、糖类（碳水化合物）及适量脂肪的饮食，不宜摄食过多。

（二）慢性肝炎

（1）保肝药　如各种维生素、肌苷等。

（2）降转氨酶药　如甘草甜素（强力宁）、垂盆草制剂、五味子制剂等。

（3）抗病毒药　如干扰素等。

（4）免疫调节药　如胸腺肽等。

（5）中医中药　根据表现辨证施治，治疗原则为去邪、补虚及调理阴阳气血。

（三）重型肝炎

重型肝炎的治疗应及早采取合理的综合措施，加强护理，密切观察病情变化，及时纠正各种严重紊乱，防止病情进一步恶化。

1. 支持疗法

（1）严格卧床休息、精心护理，密切观察病情，防止继发感染。

（2）每日摄入热量维持在 67～134kJ/kg。饮食中的蛋白质含量应严格限制（低于 20g/d），昏迷者禁食蛋白质。给予足量的维生素（维生素 E、C、B 族、K）并予高渗葡萄糖溶液静脉滴注，其中可加能量合剂和胰岛素。入液量及糖量不可过多，以防发生低血钾及脑水肿。有条件可输入新鲜血浆、白蛋白或新鲜血。注意液体出入液量平衡，每日尿量一般以 1000ml 左右为宜。

（3）维持电解质和酸碱平衡　根据临床和血液化验以确定电解质的补充量。低钾者每日应补钾 3g 以上，低钠可酌情给予生理盐水，不宜用高渗盐水纠正，使用利尿剂时注意防止发生低钾血症及碱中毒。

2. 阻止肝细胞坏死，促使肝细胞再生

（1）胰高糖素 + 胰岛素疗法　胰高糖素 1mg 及普通胰岛素 10U，加于葡萄糖液内静脉滴注，每日 1~2 次。

（2）肝细胞再生因子静脉滴注或人胎肝细胞悬液静脉滴注，初步报告疗效较好。

3. 改善微循环　莨菪类药物有改善微循环障碍的作用，可采用东莨菪碱或山莨菪碱加于葡萄糖液内静脉滴注。丹参、右旋糖苷 -40 亦有改善微循环的作用。

4. 防治并发症

（1）肝性脑病的防治　①及早消除诱发因素（消化道出血、电解质紊乱、过量利尿、严重感染、大量放腹水）。②氨中毒的防治：严格限制蛋白质摄入；口服新霉素，杀灭大肠杆菌；口服食醋或乳果糖 30~60mg/天，以酸化肠道减少氨的吸收，亦可用食醋保留灌肠；静脉滴注谷氨酰胺降血氨；静脉滴注乙酰谷氨酰胺中和血氨。③维持氨基酸平衡：输入支链氨基酸或以支链氨基酸为主的复合氨基酸。④抗假神经传导介质：左旋多巴进入脑组织，经多巴脱羧酶的作用转变为多巴胺后，与假性神经传导介质（羟苯乙醇胺、苯乙醇胺等）相拮抗竞争，可促使患者苏醒。用法：左旋多巴每次 100~150mg 加于 10% 葡萄糖液内静脉滴注，每日 2~3 次；或每日 2~4g，分 4 次口服。用本药过程中，禁用维生素 B_6 和氯丙嗪。

（2）脑水肿的防治　如出现颅内压增高的征象，应及时静脉给予高渗脱水剂（如 20% 甘露醇、25% 山梨醇等）及利尿剂，并可给东莨菪碱或山莨菪碱以改善微循环，使用脱水剂时应注意维持水与电解质平衡以及防止心脏功能不全。

（3）防治出血　给予维生素 K_1 肌内注射或静脉滴注、凝血酶原复合物或新鲜血浆滴注等，如有胃肠道大出血，可给予新鲜全血静脉滴注，胃黏膜糜烂或溃疡引起渗血者可予三七粉或云南白药口服。

（4）防治肝肾综合征　注意避免各种诱发因素，如大量放腹水，过度利尿，消化道大出血导致引起的血容量逐降，低钾血症，重度黄疸、继发感染、弥散性血管内凝血以及肾毒性药物的使用等。当出现少尿时，可静脉给予右旋糖酐 -40、白蛋白或血浆等以扩充容量，并可给予小剂量多巴胺静脉滴注以增进肾血流量。有条件者早期采用透析疗法。

（5）防治腹水　静脉滴注白蛋白、新鲜血浆等以提高血清白蛋白水平。使用利尿剂时注意联合应用具有排钾（如氢氯噻嗪）和保钾（如螺内酯、氨苯蝶啶）利尿剂，以避免引起电解质失调。

（6）防治继发性感染　精心护理，诊疗操作尽可能做到无菌；在病程中注意观察有无腹膜炎、肺炎、尿路感染等征象；使用皮质激素的患者，感染的临床表现常不明显，尤应提高警惕。一旦发生感染，应及早选用敏感的抗感染药予以控制，且注意药物须对肝、肾无毒性或影响较小。

5. 抗病毒药物 见慢性肝炎的治疗。

6. 免疫增强及免疫调节疗法 见慢性肝炎的治疗。

7. 肾上腺皮质激素 急性重型肝炎早期应用可能有益。可予琥珀酰氢化可的松每日 300 ~ 500mg 加于葡萄液内静脉滴注，5 ~ 7 天为 1 个疗程。宜同时给予免疫调节剂。

8. 人工肝支持疗法 如血液透析、血浆交换、肝脏移植、交叉循环可部分除去血液中的有害物质，代偿肝脏功能，但尚存在不少问题。

9. 中医药治疗 对湿热毒盛者可予茵栀黄注射液静脉注射或黄连解毒汤口服；对气营两燔者可予清瘟败毒饮加减；对湿热伤营入血，迫血妄行者，以清营汤合犀角地黄汤加减；对神志昏迷者以安宫牛黄丸加减；若见气虚上脱，阴阳隔绝，当速予生脉散注射液或配合大剂西洋参煎汤频服。

(四) 淤胆型肝炎的治疗

酌情选用泼尼松每日 40 ~ 60mg 口服或地塞米松每日 10 ~ 15mg 溶于葡萄糖液内静脉滴注。瘙痒者可口服异丙嗪 5mg，每日 2 次，或消胆胺每日 2 ~ 3g。

【预防】

(一) 管理传染源

1. 隔离患者和病原携带者 甲型、戊型肝炎自起病日起隔离 3 周。乙型、丙型肝炎由急性期隔离至病毒消失。从事饮食、托幼、自来水等工作的肝炎患者和病毒携带者，应暂时调离原工作。

2. 对接触者的管理 接触甲型、戊型肝炎患者的儿童应检疫 45 日。密切接触急性乙型、丙型肝炎者亦应进行医学观察，检疫期限目前尚无定论。

3. 献血员管理 各型肝炎患者及病毒携带者严禁献血。有肝炎病史及肝功能异常者亦禁止献血。健康人献血前应按规定进行健康检查。

(二) 切断传播途径

1. 甲型和戊型肝炎 重点在于切断传播途径，如加强水源和粪便管理和食品卫生工作，搞好环境和个人卫生。做好饮用水消毒。

2. 乙型、丙型、丁型肝炎 重点在于防止通过血液和体液的传播。①加强血源管理保证血液、血制品及生物制品的安全生产与供应。②医疗及预防用的注射器应实行"一人一针一管"制；各种医疗器械应进行严格消毒。③加强托幼单位和服务行业的食品及饮食卫生管理，洗漱用具专用；公用茶具、面巾、理发用具应按规定进行消毒处理。

（三）保护易感人群

1. 主动免疫

（1）甲型肝炎　易感人群可接种甲型肝炎减毒活疫苗。

（2）乙型肝炎　对于血清 HBsAg 和抗-HBs 阴性的人，尤其是儿童可接种乙肝疫苗，HBsAg 阳性的母亲所分娩下的新生儿（HBV 标记物阴性者）为重点接种对象。

2. 被动免疫

（1）甲型肝炎　对甲型肝炎患者的接触者，可应用丙种球蛋白肌内注射，以预防发病，剂量为 0.05~0.1ml/kg。注射时间越早越好，不宜迟于接触后 7~14 天。

（2）乙型肝炎　适用于已暴露于 HBV 的易感者，包括 HBsAg 阳性母亲所分娩下的新生儿。制剂为高价乙肝免疫球蛋白（HBIG），肌内注射，免疫力可维持 3 周，常与乙型肝炎疫苗联合应用。

目前，丙、丁、戊型肝炎尚缺特异性免疫预防措施。

【常见护理诊断】

1. 活动无耐力　与肝细胞受损有关。

2. 营养失调、低于机体需要量　与摄入不足和（或）呕吐有关。

3. 有皮肤完整性受损的危险　与皮肤瘙痒、出血有关。

4. 焦虑、恐惧　与不了解预后或病情严重预后不良有关。

5. 意识障碍（肝性脑病）　与氨中毒、支/芳氨基酸比例失衡、假性神经递质形成有关。

6. 有感染的危险　与机体抵抗力低下有关。

7. 出血　与肝功能下降有关。

8. 肝肾综合征　与重型肝炎、肝坏死和肾血管收缩有关。

【护理措施】

（一）一般护理

1. 隔离与消毒　甲型和戊型肝炎采用消化道隔离，乙型、丙型和丁型肝炎采用血液、体液隔离和接触隔离。

2. 休息与活动　休息是治疗肝炎的主要措施，嘱患者注意卧床休息，减少机体能量消耗。

（1）急性肝炎患者　早期应卧床休息，在发病后 1 个月内，除进食、洗漱、排便外，应卧床休息，停止体力、脑力活动。当症状好转、肝功能改善后，可每日轻微活动 1~2h，以患者不感觉疲劳为度。以后随病情进一步好转，可逐渐增加活动量，至肝功能正常后可逐渐恢复日常活动及工作，但仍应避免过劳及重体力劳动。

（2）慢性肝炎　应注意劳逸结合，活动期应卧床休息，静止期患者注意劳动时以不疲劳为度。慢性重度肝炎患者当消化道症状明显或有并发症者应卧床休息。

（3）重型肝炎　应绝对卧床休息。

3. 饮食与营养　合理的营养、适宜的饮食是治疗肝炎的重要措施。合理的饮食可以改善患者的营养状况，促进肝细胞再生及修复，有利于肝功能的恢复。

（1）急性肝炎患者的饮食　早期应进高热量、高维生素、低脂、易消化、清淡、适合患者口味的饮食，应保证足够热量，每日糖类（碳水化合物）保证在 200～400g 左右，入量过少者可进食糖水、果汁，仍不足者静脉输入 10% 葡萄糖及维生素 C 等。蛋白质每日 1～1.5g/kg，并鼓励多吃水果、蔬菜等含维生素丰富的食物。随着病情好转，食欲改善，食量增加，则应防止营养过剩，对体重增加较快的患者，应适当控制饮食，减少食物中糖和脂肪的量，以防止并发脂肪肝及糖尿病等，体重最好能维持在病前水平（达到标准体重为宜）。

（2）慢性肝炎患者的饮食　给以高热量、高维生素、低脂、高蛋白、软质饮食，既要防止营养不足、又要防止营养过剩导致脂肪肝。

（3）重症肝炎患者的饮食　给以低脂、低盐、高糖、高维生素、易消化流食或半流食，严格限制蛋白质摄入量，每日蛋白质应少于0.5g/kg 为宜。重型肝炎患者往往有明显食欲不振，应鼓励患者进食，采取少食多餐；经常更换食物品种；注意食物色、香、味和添加调味品等方法以增加患者食欲。进食不足者应输入 10%～15% 葡萄糖液，加适量胰岛素，每日液体量以 1500ml 为宜，不宜过多。

（4）禁酒　肝炎患者应严禁饮酒，因乙醇（酒精）能严重损害肝脏，使肝炎加重或使病程迁延而变成慢性肝炎。

4. 日常卫生　患者要注意皮肤、口腔黏膜的清洁护理，由于黄疸型肝炎患者由于胆盐沉着刺激皮肤神经末梢，可以引起瘙痒。应指导患者进行皮肤自我护理：①应穿着布制柔软、宽松内衣裤，经常换洗，并保持床单清洁、干燥，使皮肤有舒适感，可减轻瘙痒。②每日用温水擦拭全身皮肤 1 次，不用有刺激性的肥皂与化妆品。③瘙痒明显者可给以局部涂擦止痒剂，也可口服抗组胺药。④及时修剪指甲，避免搔抓，以防止皮肤破损，如已有破损应注意保持局部清洁、干燥，预防感染。⑤必要时可采用转移患者注意力的方法减轻皮肤瘙痒。

（二）心理护理

（1）细致地做好患者的思想工作，解除其不良情绪，保持积极乐观态度。

（2）解释隔离的必要性，使患者消除因隔离产生的焦虑情绪，并能配合隔离消毒的要求，做好个人卫生。

（3）向患者讲明卧床休息可以减轻肝脏负担，有利于肝功能恢复。

（4）帮助患者解决困难，尽量满足患者的需求。

（三）病情观察

1. 疾病经过的病情变化　重点观察消化道症状、黄疸情况、体力与耐力、精神状况等。

2. 生命体征的观察　注意观察体温、脉搏、呼吸、血压、神志（定向力）等。

3. 并发症的观察 如出现性格改变、行为异常、狂躁不安、意识障碍提示肝性脑病；出现牙龈出血、鼻出血、皮肤瘀斑、呕吐咖啡样液体或解柏油样大便考虑出血倾向；出现少尿、无尿、尿素氮升高则为肝肾综合征。

(四)对症护理

1. 意识障碍的护理 ①密切观察生命体征、意识改变、肝臭、少尿、出血倾向、瞳孔改变，并及时记录出入液量。②及时发现和消除诱因特别是消化道出血与感染。③遵医嘱执行降血氨措施。④及时纠正支/芳氨基酸比例失衡。⑤遵医嘱应用促进肝细胞再生的药物。⑥遵医嘱执行降颅内压措施。⑦对兴奋、躁动患者，应加床档、约束带等安全防范措施，预防患者坠床，必要时给予镇静处理。⑧昏迷者按昏迷常规护理。

2. 出血的护理 ①观察出血的部位有无增加及出血量、生命体征，特别注意血压变化。②及时鉴定血型、血红蛋白定量及凝血功能等，并配血备用。③告知患者不要用手指挖鼻或用牙签剔牙、不用硬牙刷刷牙；注射后局部至少压迫 10～15min，以避免出血。④根据不同出血部位给以相应止血措施。

3. 肝肾综合征的护理 ①对有上消化道出血、严重感染等诱因的患者应加强观察，避免大量利尿及多次放腹水等诱因，及时发现肝肾综合征。②严格记录出入液量。③及时检查尿常规、尿比重、尿钠、血尿素氮、肌酐及血清钾、钠等，并了解检测结果。④遵医嘱应用利尿剂。⑤必要时行血液透析疗法。

4. 继发感染的护理 ①及时发现感染的征象，注意观察体温、血象的变化，注意观察各个器官、腔道感染的相应症状及体征。②加强对感染的预防，保持病室空气流通，减少探视；做好病室环境消毒，防止交叉感染。做好口腔护理，定时翻身，及时清除呼吸道分泌物，防止口腔及肺部感染。注意饮食卫生及餐具的清洁和消毒，防止肠道感染。患者的衣服、被褥保持清洁，防止皮肤感染。③按医嘱应用抗感染药物。

(五)诊疗护理

(1) 根据医嘱准确、及时地用药，注意药物对肝脏的损害作用。

(2) 根据医嘱及时正确的采集标本。

(3) 注意观察治疗效果。

(六)健康教育

(1) 讲解肝炎预防知识 ①告之患者所患肝炎的类型、传播途径、隔离期、隔离措施、消毒方法及预防措施等。②甲型和戊型肝炎应预防消化道传播，患者和易感者之间应做好生活隔离，食具、茶具、生活用具严格分开；注意个人卫生，做到饭前、便后用肥皂和流动水洗手。③乙、丙、丁型肝炎主要应预防以血液为主的体液传播，凡接受输血、应用血制品、接受大手术等患者，应定期检测肝功能及病毒标记物，以便及时发现感染肝炎病毒所致的各型肝炎。④对患者用物及排泄物进行消毒。⑤密切接触者进行预防接种，乙型肝炎接触者亦应接种乙肝疫苗，甲型肝炎接触者亦应接种甲肝疫苗。

(2) 强调急性肝炎彻底治愈的重要性，讲述肝炎迁延不愈对个人、家庭、社会造成的危害，实施恰当的治疗计划，促进疾病早日康复。

（3）介绍各型病毒性肝炎的预后及慢性化因素，一般甲型、戊型肝炎不会发展为慢性肝炎，而其余各型肝炎部分患者可反复发作，发展为慢性肝炎、肝硬化，甚至肝癌。反复发作的诱因为过度劳累、暴饮暴食、酗酒、不合理用药、感染、不良情绪等，应帮助患者分析复发原因，予以避免。

（4）肝炎与婚育的关系　急性肝炎患者病情稳定 1 年后方可结婚，已婚者 1 年内应节制性生活；慢性肝炎患者应节制性生活，女性患者不宜妊娠。

第二节　流行性乙型脑炎

流行性乙型脑炎（epidemic encephalitis B）简称乙脑，是由乙脑病毒引起的急性中枢神经系统传染病。临床上以高热、意识障碍、抽搐、脑膜刺激征及病理反射为主要特征。重症患者常出现中枢性呼吸衰竭，病死率较高，并留有神经系统后遗症。

【病原学】

乙脑病毒属虫媒病毒 B 组，按形态结构分类属披盖病毒，呈球形，核心为单股 RNA，外有脂蛋白的包膜。此病毒能寄生在人或动物的细胞内，尤其在神经细胞内更适宜生长繁殖，故又称嗜神经病毒。乙脑病毒抵抗力不强，易为常用消毒剂杀灭，加热 100℃ 2min 和 56℃ 30min 即可灭活，但耐低温和干燥。

【发病机制与病理特征】

人被带乙脑病毒的蚊虫叮咬后，病毒即进入人体，在单核－巨噬细胞内繁殖，继而进入血液循环引起病毒血症。如不侵入中枢神经系统则呈隐性感染或轻型病例，可获终生免疫力。当机体防御功能降低或病毒量多、毒力强时，病毒可通过血－脑屏障进入中枢神经系统。引起中枢神经系统广泛性炎症。

乙脑主要病变是脑实质广泛性炎症，为神经细胞变性、肿胀和液化性坏死。淋巴细胞、单核细胞浸润及胶质细胞弥漫性增生，脑实质及脑膜血管充血扩张，有大量浆液性渗出而形成脑水肿，血管内皮细胞肿胀、坏死，产生附壁血栓形成栓塞，局部有淤血和出血。乙脑病变可累及脑及脊髓，病变部位以大脑皮质、中脑、丘脑、大脑基底部最为严重，脊髓、脑膜病变轻。由于病变的程度及部位不同，故临床上出现多样化的神经系统表现。

【流行病学】

1. 传染源　乙脑是一种人畜共患的动物源性传染病，人和动物均可成为传染源。而猪是本病的主要传染源，往往在人类流行前 4～8 周，本病已在猪群中广泛传播。人感染乙脑病毒后，仅发生短期病毒血症，且血中病毒数量较少，故患者及隐性感染者作为传染源的意义不如动物重要。

2. 传播途径 虫媒传播，主要通过蚊虫叮咬吸血而传播，传播媒介主要为三带喙库蚊。三带喙库蚊吸血后，病毒先在肠道内繁殖，然后移至唾液腺，经叮咬传播给人或动物，三带喙库蚊感染乙脑病毒后，可带毒越冬并经卵传代，故三带喙库蚊是乙脑病毒的长期贮存宿主。

3. 人群易患性 人群对乙脑病毒普遍易感，但感染后仅极少数人发病，绝大多数为隐性感染，感染后可获持久免疫力。

4. 流行特征 本病具有严格季节性，我国主要流行于夏秋季，约有90%病例发生在7～9月。发病率与气温、湿度有一定关系。发病年龄以10岁以下儿童居多，近年来发病年龄有上升趋势。

【临床表现】

潜伏期为4～21天，一般为7～14天。典型的临床经过分为四期：

1. 初期 病程第1～3天。起病急，体温在1～2天内升高至39～40℃，伴头痛、恶心、呕吐，可出现不同程度精神倦怠或嗜睡。少数患者可有颈项强直或抽搐。

2. 极期 病程第4～10天。初期症状逐渐加重，主要为脑实质损害表现。高热、惊厥和呼吸衰竭为乙脑极期的三大严重表现，三大表现互相影响，互为因果。

（1）持续高热 为乙脑必有的表现，体温常达40℃左右，多呈稽留热型，持续7～10天，重者可达2～3周。体温越高，热程越长，则病情越重。

（2）意识障碍 为本病的主要表现，表现为嗜睡、昏睡、谵妄或不同程度的昏迷。意识障碍多发生于病程第3～8天，通常持续1周左右，重者可达4周以上。意识障碍程度越深、越早，持续时间越长，则病情越重。

（3）抽搐或惊厥 是乙脑严重表现，多见于病程第2～5天。主要由于高热、脑实质炎症、脑水肿、缺氧所致。先有面部、眼肌、口唇的小抽搐，随后出现肢体阵挛性抽搐或全身强直性抽搐，历时数分钟至数十分钟不等，均伴有不同程度意识障碍。频繁抽搐可出现发绀，甚至呼吸暂停，使脑缺氧和脑水肿加重。抽搐、惊厥越频繁越久，部位越广，病情越重。

（4）呼吸衰竭 是本病最严重的表现和主要死亡原因，多发生于深度昏迷患者。呼吸衰竭分为中枢性呼吸衰竭、外周性呼吸衰竭和混合性呼吸衰竭。呼吸衰竭者可伴有循环衰竭。

中枢性呼吸衰竭常因脑实质炎症（尤其是延脑呼吸中枢炎症）、脑水肿、脑疝和低钠性脑病等引起。表现为呼吸节律不整、幅度不均，如呼吸表浅、双吸气、叹息样呼吸、潮式呼吸、间停呼吸等，最后呼吸停止。呼吸衰竭由颞叶钩回疝（主要压迫中脑）及枕骨大孔疝（压迫延脑）引起者，可出现剧烈头痛、喷射性呕吐、昏迷加重或烦躁不安、血压升高、脉搏减慢、瞳孔变化、肌张力增强及不易控制的反复抽搐等。

外周性呼吸衰竭多由于脊髓病变引起的呼吸肌麻痹、呼吸道黏稠痰液、蛔虫阻塞气道或肺部感染等所致。主要表现为呼吸先增快后变慢、呼吸减弱、呼吸困难、发绀，但呼吸节律始终整齐。

（5）其他神经系统症状和体征 ①浅反射（如腹壁反射与提睾反射）减弱或消失，深反射（如膝反射、跟腱反射）先亢进后消失。②病理反射出现，如 Babinski 征等呈阳性。③脑膜刺激征（颈项强直、Kerning 征、Brudzinski 征）阳性。④其他神经受损体征依病变部位和程度不同而异，如可出现吞咽困难、瘫痪、语言障碍、大小便失禁等。

3. 恢复期 多数患者于病程 8 ~ 12 天后进入恢复期，体温逐渐下降，神志逐渐转清，以后语言、表情、运动及各种神经反射逐渐恢复，通常 2 ~ 3 周左右完全恢复。部分患者需要 1 ~ 3 个月的恢复期，少数重症患者可有低热、神志迟钝、痴呆、失语、多汗、吞咽困难、肢体瘫痪等，经积极治疗后大多数患者于 6 个月内恢复。

4. 后遗症期 约 5% ~ 20% 重症患者在发病半年后仍留有精神、神经症状，称为后遗症。其中以失语、痴呆、中枢性瘫痪、精神障碍较为常见，经积极治疗后多可逐渐恢复。

根据病情轻重，乙脑可分为四型：

1. 轻型 患者神志清晰，有不同程度嗜睡，一般无抽搐，脑膜刺激不明显。体温通常在 38 ~ 39℃之间，在 1 周内可完全恢复。

2. 中型 有意识障碍或浅昏迷。腹壁反射和提睾反射消失，偶有抽搐。体温常在 40℃左右，病程约为 10 天，多无后遗症。

3. 重型 有昏迷、持续性抽搐表现，体温在 40℃以上。深反射先消失后亢进，浅反射消失，病理反射强阳性，常有定位病变。可出现呼吸衰竭。病程多在 2 周以上，恢复期常有不同程度的精神异常及瘫痪表现，部分患者可有后遗症。

4. 暴发型 少见。起病急骤，有高热或超高热，1 ~ 2 天后迅速出现深昏迷并有反复强烈抽搐。如不积极抢救，可在短期内因中枢性呼吸衰竭而死亡。幸存者也常有严重后遗症。

【并发症】

发生率约 10%，以支气管肺炎最为常见，多因昏迷患者呼吸道分泌物不易咳出，或因应用人工呼吸机后引起。其次为肺不张、尿路感染、压疮等。重症患者亦可出现应激性溃疡导致上消化道大出血。

【辅助检查】

1. 血常规 白细胞总数常在 $(10 ~ 20) \times 10^9/L$，中性粒细胞增至 80% 以上。

2. 脑脊液 压力增高，外观清亮或微混，白细胞计数多在 $(50 ~ 500) \times 10^6/L$，个别类似于化脓性改变，白细胞分类早期以中性粒细胞为主，以后则以单核细胞为主。蛋白轻度增高、糖正常或偏高，氯化物正常。

3. 血清学检查

（1）特异性 IgM 抗体检查　最早在病程第 4 日即出现阳性，3 周内阳性率达 70% ~ 90% 可作为早期诊断之用。

（2）血凝抑制试验　病程第 5 天抗体可呈阳性，效价于第 2 周达高峰，持续时间长，可用于临床诊断及流行病学调查。临床诊断需双份血清效价呈 4 倍增高才有诊断意义。

4. 病毒分离　在死亡病例的脑组织可分离获得病毒，无临床诊断意义。

【诊断】

1. 流行病学资料　乙脑有明显的季节性，主要在 7 ~ 9 月份。起病前在流行地区有蚊虫叮咬史，患者多为儿童及青少年，大多近期内无乙脑疫苗接种史。

2. 临床特点　发热急、头痛、呕吐、意识障碍，且在 2 ~ 3 天内逐渐加重；早期常无明显体征，2 ~ 3 天后常见脑膜刺激征；查体腹壁反射、提睾反射消失；病理反射阳性；四肢肌张力增高等。重症患者可迅速出现昏迷、抽搐、吞咽困难及呼吸衰竭等表现；小儿常见凝视与惊厥。

3. 实验室检查　白细胞及中性粒细胞增高，脑脊液检查符合无菌性脑膜炎改变，血清学检查可帮助诊断。

【治疗】

本病尚无特效抗病毒药物，应采用中西医结合等综合治疗措施，重点做好高热、惊厥、呼吸衰竭等危重症状抢救，是提高治愈率、降低病死率之关键。

1. 一般治疗　住院隔离治疗，及时补充必要的营养物质，注意水和电解质平衡。

2. 对症治疗

（1）高热　物理降温与药物降温同时使用，使体温控制在 38℃ 左右，药物降温可用复方阿司匹林、氨基比林等。高热伴频繁抽搐者多用亚冬眠疗法。

（2）抽搐　在止惊的同时应针对发生抽搐的不同原因进行治疗。①如脑水肿所致者，以脱水治疗为主，常应用 20% 甘露醇快速静脉滴注，每 4 ~ 6h 一次，也可同时用 50% 葡萄糖、呋塞米、糖皮质激素。②如因脑实质病变引起的抽搐，常用抗惊厥药物，地西泮（安定）为首选药，成人每次 10 ~ 20mg，小儿每次 0.1 ~ 0.3mg/kg（最大剂量不超过 10mg），肌内注射或缓慢静脉注射。此外，还可用水合氯醛、苯巴比妥钠等。③如因呼吸道分泌物阻塞致脑细胞缺氧引起抽搐者，应给以吸痰、吸氧。

（3）呼吸衰竭　应针对引起呼吸衰竭的不同原因进行治疗。①脑水肿、脑疝所致呼吸衰竭，应进行脱水治疗。②中枢性呼吸衰竭的患者及时应用呼吸中枢兴奋剂，如尼可刹米（可拉明）、洛贝林（山梗菜碱）、二甲弗林（回苏灵）。③血管扩张剂的应用：近年来采用东莨菪碱（654-2）、阿托品，以改善血液循环，对抢救乙脑中枢性呼吸衰竭有效。④气管插管、气管切开及人工呼吸器的应用：气管插管适用于呼吸衰竭发展迅速或呼吸突然停止者。气管切开适用于深昏迷痰阻塞，经多种处理呼吸功能仍恶化者；中枢性呼吸衰竭、呼吸肌麻痹经吸痰、吸氧仍不能维持其换气功能者。如自主呼吸停止或呼吸微弱，有严重换气障碍者，可应用人工呼吸器辅助呼吸。

3. 肾上腺皮质激素　是否使用意见不一。有人认为可减轻炎症反应、保护血－脑屏障、减轻脑水肿，但也有人认为它抑制免疫功能，宜早期、短程使用。

4. 抗菌药物　并发细菌感染者可针对性选用抗菌药物。

5. 中医中药治疗　以清热解毒、芳香化浊等药物为主，可按卫气证及气营证进行辨证施治，常用中成药安宫牛黄丸，行清热解毒、开窍安神、止惊、抗昏迷作用。

6. 恢复期及后遗症的治疗　恢复期患者应加强护理，注意营养，防止压疮及继发感染，并给以中西医结合治疗。有后遗症者，应根据不同情况采用相应的综合治疗措施，如针灸、按摩及各种功能康复锻炼。

【预防】

应采取以防蚊、灭蚊和预防接种为主的综合预防措施。

1. 管理传染源　加强对猪的管理，流行季节前对猪进行疫苗接种能有效地控制乙脑在人群中的流行。

2. 切断传播途径　防蚊、灭蚊是预防本病的主要措施。应注意消灭蚊虫孳生地，也可应用灭蚊药物。流行季节采用各种防蚊措施，如蚊帐、驱蚊剂等。

3. 保护易患人群　乙脑灭活疫苗的接种可提高人群免疫力，接种对象主要为10岁以下儿童及其他易感者。此疫苗安全性大、反应轻、效果好，人群保护率可达60%～90%。预防疫苗接种应在流行前1个月完成，接种后2～3周产生免疫力，免疫期为1年。连续加强3次可获得持久免疫力。

【常见护理诊断】

1. 体温过高　与乙脑病毒感染有关。

2. 急性意识障碍　嗜睡、昏迷与脑实质损伤、脑水肿有关。

3. 有受伤的危险　与惊厥有关。

4. 低效型呼吸型态　与呼吸肌麻痹、呼吸中枢损伤有关。

5. 有皮肤完整性受损的危险　与长期卧床、躯体瘫痪有关。

6. 潜在并发症　脑疝与颅内高压有关。

【护理措施】

（一）一般护理

1. 隔离　采用虫媒隔离。

2. 休息　急性期注意卧床休息，昏迷者应注意及时翻身，防止压疮的发生。

3. 饮食　乙脑患者应按不同病期给予不同饮食，以补充营养。初期及极期应给以清淡流质饮食，如西瓜汁、绿豆汁、菜汤、牛奶等。昏迷及有吞咽困难者给以鼻饲或静脉输液，保证每日入水量 1500~2000ml，并注意电解质平衡。恢复期应逐渐增加有营养、高热量饮食。

4. 病情观察 ①注意观察生命体征：观察体温变化，呼吸的频率、节律，以判断有无呼吸衰竭。②观察意识状态，注意意识障碍是否继续加重。③观察惊厥发作先兆、发作次数、每次发作持续时间、每次抽搐部位和方式。④观察颅内压增高及脑疝的先兆，重点应观察瞳孔的大小、形状、两侧是否对称、对光反射是否灵敏等。⑤准确记录出入液量。⑥观察有无并发症，如有无肺部感染及压疮的症状及体征。

（二）对症护理

1. 高热的护理

（1）密切观察热型、热程及体温变化，及时监测体温，每 1~2h 测体温 1 次。

（2）及时补充热量、水分、电解质及维生素。

（3）乙脑患者体温不易下降，常采用综合措施控制体温。①物理降温：采用乙醇擦浴；冰盐水灌肠；在大血管处放置冰袋，特别要注意降低头部温度，在头部放置冰帽、冰袋等；也可采用温水浴。采用物理降温要注意防止局部冻伤或坏死。②药物降温：应用解热药，注意用量不宜过大以防虚脱。③采用亚冬眠疗法，应用于高热并频繁抽搐的患者，连续应用 3~5 天。

（4）使用空调、床下放冰块等方法，将室温降至 22~28℃ 为宜。

2. 惊厥或抽搐的护理

（1）密切观察病情，消除惊厥或抽搐的诱因。

（2）脑水肿所致者进行脱水治疗时应注意：①脱水剂应于 30min 内快速静脉滴注，注射速度过慢影响脱水效果；②准确记录出入液量，注意维持水、电解质平衡；③因甘露醇等脱水剂是高渗液体，应注意患者心脏功能，防止发生心功能不全。

（3）脑实质病变引起的抽搐，可按医嘱使用抗惊厥药物。应注意：①给药途径；②作用时间及不良反应；③特别应注意观察抗惊厥药对呼吸的抑制。

（4）呼吸道分泌物阻塞引起抽搐者，应给以吸痰、吸氧，并加大氧流量至 4~5L/min，以迅速改善脑组织缺氧。

（5）高热所致者，在积极降温的同时按医嘱给以镇静剂。

（6）惊厥或抽搐发作时注意防止窒息及外伤。

3. 呼吸衰竭的护理

（1）及时评估呼吸衰竭的原因并给予相应护理。

（2）外周性呼吸衰竭的护理 ①解除呼吸道梗阻，保持呼吸通畅：由呼吸道分泌物引起梗阻时，及时、彻底吸痰是解除呼吸道梗阻的有力措施。加强翻身、拍背引流有利于痰液排出。痰液黏稠者可雾化吸入 α-糜蛋白酶，伴有支气管痉挛可用异丙肾上腺素雾化吸入。无效者行气管插管、气管切开。②吸氧：在保持呼吸道通畅基础上保证氧气供给。③呼吸肌麻痹者应用新斯的明，无效者应用人工呼吸机，维持呼吸。④

肺部感染者遵医嘱使用抗菌药物治疗感染。

（3）中枢性呼吸衰竭的护理：①颅高压、脑水肿者快速静脉注射脱水剂；②遵医嘱应用洛贝林（山梗菜碱）等呼吸兴奋剂兴奋呼吸中枢维持自主呼吸；③及早应用血管扩张剂如东莨菪碱等改善微循环；④延髓呼吸中枢病变自主呼吸消失者应用人工呼吸机维持呼吸。

4. 皮肤的护理　①对昏迷、瘫痪，长时间卧床的患者要定时协助翻身，要定时检查压疮好发部位，对受压部位及骨隆起处，用滑石粉或30%～50%乙醇轻揉按摩，垫气圈、棉垫或泡沫塑料。②保持床单及被褥平整、清洁、干燥。③用温水擦身1～2次/日，以预防压疮的发生和继发感染。一旦形成压疮、皮肤感染，应积极作相应护理，以促使愈合。

5. 昏迷的护理　①将患者头转向一侧，定时翻身拍背促使痰液咳出，吸出呼吸道分泌物，预防吸入性肺炎；②用生理盐水或1%硼酸水洗眼，2次/日，用氯霉素滴眼液滴眼睛，湿生理盐水纱布遮盖眼部；③用生理盐水或3%双氧水清洗口腔，3～4次/日，鼻唇部涂以石蜡油；④经常注意膀胱充盈情况，尿潴留时按摩膀胱底部协助排尿，必要时给予导尿。

（三）后遗症的护理

（1）促进机体运动功能的恢复，瘫痪的患肢、关节常呈强直或挛缩状态，长期不动肌肉会萎缩，根据病情每天按摩或进行被动运动，鼓励患者自觉锻炼，瘫痪不易恢复者注意保持肢体于功能位置，可用针灸、理疗等方法。对吞咽障碍、失语者，应坚持进行吞咽、语言的功能训练，促进功能恢复。

（2）对有精神、神经后遗症的患者应耐心护理，鼓励并指导患者进行功能锻炼，帮助其尽快康复。

（3）出院前应向患者及家属讲述积极治疗的意义，尽可能使患者的功能障碍于6个月内恢复，以防成为不可逆性后遗症，增加家庭及社会负担。还应教育家属不要嫌弃患者，并教其切实可行的护理措施，如鼻饲、按摩、肢体功能锻炼及语言训练方法等，促进患者康复。

（四）心理护理

由于该病较重者可有生命危险，或造成后遗症，给患者及家属带来不安、烦躁、焦虑，甚至极少数家属因患者病情严重，预后差而放弃治疗或遗弃。首先要评估患者及家属对该病的认识状况，患病后的心理反应和应对方式，积极做好解释工作，鼓励患者树立战胜病情的信心，动员社会支持系统关心、爱护、支持、帮助患者。

（五）健康教育

（1）宣传防蚊、灭蚊和接受乙脑疫苗接种对预防乙脑的重要作用。

（2）进行有关乙脑知识的教育　讲述乙脑的发病原因、主要症状特点、治疗方法、病程及预后等。本病无特效治疗，病情轻者约2周左右完全恢复，病情重者病死率在15%以上，存活者可留有不同程度后遗症，使患者及家属对此病有所了解，以便能配合医护人员进行治疗。

第三节　流行性出血热

流行性出血热（epidemic hemorrhagic fever，EHF）是由汉坦病毒引起的自然疫源性疾病，鼠为主要的传染源。临床特征为发热、出血、休克和急性肾功能衰竭。我国是本病的高发区。

【病原学】

汉坦病毒为负性单链 RNA 病毒。有双层包膜，外膜有纤突。汉坦病毒的核蛋白有较强的免疫原性和稳定的抗原决定簇。人体感染病毒后核蛋白抗体出现最早，有利于早期诊断。膜蛋白中含有中和抗原，诱导机体产生的中和抗体具有保护作用。膜蛋白具有的血凝活性在病毒颗粒与宿主细胞的黏附及其随后脱衣壳进入宿主细胞胞浆的过程中发挥重要作用。汉坦病毒至少可分为 10 个血清型，我国所流行的主要是 I 型汉坦病毒（又称野鼠型）和 II 型汉城病毒（又称家鼠型）。目前认为 I 型汉坦病毒感染者的病情重于 II 型汉城病毒感染者，可能与其毒力较强有关。

汉坦病毒不耐热、不耐酸，高于37℃或 pH 5.0 以下易灭活，对乙醚、氯仿和去氧胆酸盐等脂溶剂均敏感，对紫外线、乙醇和碘酒等消毒剂也很敏感。

【发病机制与病理特征】

本病的发病机制尚未完全清楚，但多数研究认为主要包括以下两个方面：

1. 病毒直接作用　病毒主要作用于血管内皮细胞，引起血管壁通透性及脆性增加，血浆外渗，进而导致组织的水肿、出血等。

2. 免疫损伤　当病毒侵入人体，同时引起机体的免疫应答反应，释放各种细胞因子等。所产生的免疫应答有清除病原和保护机体的作用，但若反应过强又会引起机体组织的损伤。其中III型变态反应被认为是本病发生血管、肾脏及其他病理损害的主要原因，其次为 I 型变态反应（速发型变态反应）、自身免疫，其他如 II 型变态反应、IV型变态反应（细胞毒性作用）可能也参与本病发病。

本病的基本病变是全身小血管的广泛损伤。可见血管内皮细胞的肿胀、变性，甚至坏死。管腔内可有微血栓形成。血管周围有渗出、水肿、出血及炎性细胞浸润。肾脏皮、髓质交界处出血，右心房内膜下及垂体前叶出血坏死是本病的特征性病变。此外，脑、肝、脾和肾上腺都可发生出血坏死。

【流行病学】

1. 传染源　许多脊椎动物可携带此病毒，主要是啮齿类动物。我国主要的宿主动物和传染源是黑线姬鼠、褐家鼠，林区则主要是大林姬鼠。患者早期的血和尿中携带有汉坦病毒，但人不是主要传染源。

2. 传播途径　本病的传播途径尚未完全阐明，一般认为主要有以下五种：

（1）呼吸道传播　携带汉坦病毒的鼠类排泄物（尿、粪等）污染空气，人经呼吸道吸入后而感染。

（2）消化道传播　吃了被鼠类的排泄物污染的食物，经口腔、胃肠道黏膜感染。

（3）接触传播　被鼠咬伤或破损的伤口直接接触汉坦病毒污染的血液、排泄物及水源等可导致感染。

（4）母婴传播　孕妇感染本病毒后，可经胎盘传染给胎儿。

（5）虫媒传播　经由鼠类的寄生虫（螨虫）亦有可能传播本病，尚待证实。

3. 人群易患性　人群普遍易感，并以显性感染为主，隐性感染率为3.5% ～ 4.3%。Ⅰ型病毒感染后免疫力可维持1～30年，且各型之间有一定交叉免疫。

4. 流行特征　本病广泛流行于亚、欧的许多国家，我国为重疫区。全年均可发病，但有明显的高峰季节。其中以黑线姬鼠（农村型）传播的发病高峰在11月份至次年1月份、次高峰在5～7月份；以褐家鼠（城镇型）传播的发病高峰在3～5月份；以大林姬鼠（林区型）传播的发病高峰在夏季。发病以男性青壮年农民和工人居多，不同人群发病的多少与接触传染源机会的多少有关。

【临床表现】

潜伏期4～46天，平均1～2周，典型病例可有以下五期经过：

（一）发热期

1. 发热　病程第1～3天，多数起病急骤，体温常在39～40℃之间，以稽留热多见。热程多为3～7天，较少超过10日。一般体温越高，热程越长，病情越重。

2. 全身中毒症状　表现为疲乏、头痛、腰痛、眼眶痛（三痛）等，眼眶痛只有少数人出现。多数患者可出现恶心、呕吐、食欲减退、腹泻、腹痛等消化系统症状。重症患者可出现嗜睡、躁动不安、谵妄等神经、精神症状。

3. 毛细血管损伤　主要为皮肤黏膜充血、水肿和出血的表现。可见面部、颈部及前胸部皮肤潮红（三红），呈"酒醉貌"。眼睑、球结膜水肿，轻者眼球转动时结膜有漪涟波，重者呈水泡样。部分患者可出现腹水。眼结膜及软腭黏膜有出血点，皮肤出血以腋下、胸背部最为突出，常呈搔抓样或条索状。

4. 肾脏损伤　主要表现为蛋白及管型尿。

（二）低血压休克期

病程第4～6天，一般可持续1～3天，短者数小时，长者可达6天以上。多数在发热末期或热退同时出现血压下降。其特点为热退后其他症状反而加重。开始可表现为面色潮红、四肢温暖，之后则转为面色苍白、口唇青紫、四肢厥冷等。若不能得到有效控制，长期组织灌注不良，则可导致DIC、脑水肿、急性呼吸窘迫综合征（ARDS）和急性肾衰的发生。

（三）少尿期

一般在病程第 5 ~ 8 天，可持续 2 ~ 5 天，短者 1 天，长者可达 10 天以上。患者出现少尿和无尿，主要表现为氮质血症、酸中毒、水电解质紊乱和高血容量综合征。氮质血症的表现可有厌食、恶心、呕吐、腹胀、腹泻、顽固性呃逆，严重者可有头晕、头痛、嗜睡，甚至昏迷等。酸中毒表现为呼吸增快或 Kussmaul 深大呼吸。电解质紊乱则以高钾、低钠、低钙为主。水钠潴留则进一步加重组织的水肿，可出现腹水。严重者可出现高血容量综合征的表现，如头痛、头晕、烦躁不安、血压升高、脉压增大、脉搏洪大、颈静脉怒张、充血性心力衰竭、脑水肿、肺水肿等。多数患者由于 DIC、血小板功能障碍等使出血加重，表现为皮肤瘀斑增加、鼻出血、呕血、便血、咯血和血尿，甚至颅内出血等。

（四）多尿期

多发生在病程第 9 ~ 14 天，通常持续 7 ~ 14 天，短者 1 天，长者可达数月，甚至 1 年。由于此期新生的肾小管吸收功能尚未完善，因而肾的浓缩功能差，加之体内贮蓄的尿素氮等物质的渗透性利尿作用，尿量开始逐渐增加。在多尿早期氮质血症可继续存在，甚至加重。随着尿量的逐渐增加，氮质血症逐渐下降。精神食欲逐渐好转。到后期每日尿量一般可达 4000 ~ 8000ml，少数可高达 15000ml 以上。若不能及时补充水和电解质，则易发生低血容量性休克、低钠、低钾等。此期，由于机体抵抗力下降，易继发感染，进而引发或加重休克。

（五）恢复期

在病程第 3 ~ 4 周后，尿量逐渐减少至正常（2000ml/天以下），精神、食欲基本恢复正常。肾功能的完全恢复则需要数月，重者可达数年之久。

部分病例可有越期或几个病期重叠现象，并非所有病例都表现为上述典型的五期经过。

【并发症】

1. 腔道出血及颅内出血　多见于休克期、少尿期和多尿早期。腔道出血可表现为消化道出血、腹腔出血、阴道出血以及肺出血等。

2. 急性肺水肿　多见于休克期和少尿期。一种为急性呼吸窘迫综合征（ARDS），由肺组织水肿引起，一种为心源性肺水肿，由肺泡内渗出引起，其中 ARDS 的死亡率高达67%之多。

3. 并发感染　少尿期或多尿早期最易发生。常见于消化道、呼吸道、泌尿道感染及败血症等。

4. 其他　可有自发性肾破裂、心肌损害、肝损害等。

【辅助检查】

1. 血常规　WBC 开始可正常，3 ~ 4 天后升高达（15 ~ 30）×10^9/L。早期以中性

粒细胞升高为主，后以淋巴细胞升高为主。出现异型淋巴细胞，有助于早期诊断。红细胞数、血细胞比容及血红蛋白在发热后期、低血压休克期及多尿期因血液浓缩而升高，少尿期下降。

2. 尿常规 尿蛋白在病程第 2 日出现，一般＋＋＋＋～＋＋＋＋，随病情加重而增加，少尿期达高峰，短时间内明显升高则有助于明确诊断。部分患者尿中可出现膜状物，为大量蛋白和脱落上皮的凝聚物。镜检可见管型、白细胞、红细胞和融合细胞。

3. 血液生化检查

（1）血 BUN 和 Cr 多在低血压休克期开始升高，少数发热期即可升高。

（2）血气分析 发热期由于过度通气可有呼吸性碱中毒，休克期、少尿期则以代谢性酸中毒为常见。

（3）电解质 血 Na^+、Cl^-、Ca^{2+} 在各期多降低；血 K^+ 在发热期、休克期、少尿期升高，多尿期又降低。

4. 血清学检查 特异性 IgM 型抗体于病后 1～2 天即可检出，1:20 为阳性。IgG 型抗体出现较晚，1:40 为阳性，1 周后升高 4 倍以上具有诊断意义。

5. 病原学检查 早期患者的外周血细胞及尿沉渣细胞中均可分离汉坦病毒。

6. 其他检查 心电图、眼底和影像学检查有助于并发症的诊断。

【诊断】

1. 流行病学治疗 在流行季节，发病前 2 个月内到过疫区，有鼠类接触史。

2. 临床表现 根据三大主征和病程五期经过。前者是发热及中毒症状；充血、出血及外渗征；肾功能损害。后者为发热期、低血压休克期、少尿期、多尿期和恢复期。病程中的"三红"、"三痛"及热退后症状反而加重等为重要特点。

3. 实验室检查 发热早期出现尿蛋白阳性；血小板减少，出现异型淋巴细胞；特异性 IgM，或白细胞病毒抗原检测阳性可确诊。

【预后】

本病病死率差别较大，病死率高低不同的原因除与病型不同、病情轻重有关外，与治疗早晚，措施得当与否有很大关系。死亡原因主要有：休克、肺水肿、心功能不全、尿毒症、腔道大出血以及继发感染等。病后恢复一般较顺利，少数重型患者可在病后遗有腰痛、多尿症状达 1 年以上。

【治疗】

本病以综合疗法为主，早期可应用抗病毒治疗，中晚期主要是对症治疗，注意防治休克、肾功能衰竭和出血。治疗原则为"三早一就"，即早发现、早休息、早治疗和就近治疗。

1. 发热期

（1）抗病毒治疗　发病 4 日内可应用利巴韦林（Ribavirin），每日 800～1000mg 加入 10% 葡萄糖液中静脉滴注。

（2）减轻水肿　可给予芦丁、维生素 C 等静脉滴注，以降低血管通透性。给予 20% 甘露醇静脉滴注，以提高血浆渗透压。

（3）减轻中毒症状　可给予地塞米松 5～10mg 或氢化可的松 100～200mg 静脉滴注，同时还有减轻外渗的作用。呕吐频繁者可给予甲氧氯普胺（灭吐灵）肌内注射，或维生素 B_6 静脉滴注。

（4）止血及预防 DIC　出血明显者可给予酚磺乙胺（止血敏）、维生素 K 等静脉滴注。适当给予右旋糖酐 -40 或丹参液静脉滴注，以降低血液黏稠度、预防 DIC。

2. 低血压休克期

（1）早期、快速和适量补充血容量　补充血容量应晶胶结合，晶胶之比为 3:1，晶体溶液以平衡盐溶液为主，不能单纯输入葡萄糖溶液，胶体溶液常用右旋糖酐、血浆、白蛋白等。由于存在血液浓缩，不宜应用全血。

（2）纠正酸中毒　给予 5% 碳酸氢钠溶液，不但能够纠正酸中毒，还具有扩容作用。

（3）改善微循环　可应用血管活性剂，如多巴胺等。

3. 少尿期

（1）严格控制入水量　原则是量出为入，宁少勿多。每日补液量为前日排出量加 500～700ml。输入液以高渗葡萄糖液为主，以补充能量，减少蛋白质的分解。

（2）纠正酸中毒　5% 碳酸氢钠 80～100ml 缓慢静脉滴注，有高血容量者不用。

（3）利尿、导泻　给予呋塞米（速尿）和利尿合剂，呋塞米（速尿）从小剂量开始，逐渐加大用量至 100～300mg 一次，冲击疗法一次为 800mg。导泻常用 20% 甘露醇、50% 硫酸镁口服或大黄、芒硝煎水口服。

（4）透析疗法　对于明显氮质血症、高钾血症及高血容量综合征的患者可进行透析疗法，临床多采用血液透析。

4. 多尿期　主要是维持水、电解质平衡。补液以口服为主，不能进食者静脉补液。初期因体内潴留的液体尚需排除，补液量以排出量的 75% 为宜，后期应维持出入液量平衡。注意电解质的补充，特别是钾的补充。

5. 恢复期　应加强营养，注意休息，逐渐增加活动量，定期复查肾功能等。

6. 并发症的治疗

（1）心衰、肺水肿及呼吸窘迫综合征　①减慢输液速度，取半卧位，保持呼吸道通畅；②吸氧；③苄胺唑啉，一般应用 5～10mg 加入 10% 葡萄糖液 250ml 缓慢静脉滴注；④强心利尿，可选用毒毛花苷 K、毛花苷 C、呋塞米等；⑤对呼吸急促、烦躁不安者可用苯巴比妥，吗啡或哌替啶，对中枢性呼吸衰竭及昏迷患者应禁用；⑥根据具体情况给以降压、导泻、放血、或透析等措施；⑦对呼吸窘迫综合征，可给地塞米松，必要时行人工终末正压呼吸。

（2）出血　宜补充凝血因子和血小板，继发性纤溶可选用抗血纤溶芳酸，一般 100～200mg 加入 50% 葡萄糖液 20～40ml 缓慢静脉注射，一日 2 次。

（3）防治性感染　根据情况选用抗生素，对肾脏损害的卡那霉素、庆大霉素应慎用或不用。

【预防】

1. 防鼠、灭鼠　是预防本病的关键，可有效降低Ⅱ型病毒感染的发病率。

2. 防螨、灭螨　可用敌敌畏、乐果杀灭，应用时注意安全。

3. 加强食品卫生及个人防护　防止鼠类排泄物污染食物，不用手接触鼠类及其排泄物。进入疫区或野外的工作人员应按要求戴口罩，穿"五紧服"，系好领口、袖口等，并避免被鼠类咬伤等。

5. 疫苗接种　效果较好已应用于临床，产生特异性抗体的阳性率可达 90% 左右。

【常见护理诊断】

1. 体温过高　与汉坦病毒感染有关。

2. 组织灌注量改变　与血管壁损伤造成血浆大量外渗有关。

3. 体液过多　与血管通透性增加及排尿减少有关。

4. 组织完整性受损　与血管壁损伤造成出血有关。

5. 焦虑　与病情严重有关。

【护理措施】

（一）一般护理

1. 隔离与消毒　对患者采用血液、体液隔离；对患者的尿液进行消毒。

2. 休息　消化道症状明显或有并发症者发病后即应绝对卧床休息，且不宜搬动，以免加重组织脏器的出血，轻型患者注意劳逸结合。恢复期患者仍要注意休息，逐渐增加活动量。

3. 饮食　①观察患者呕吐、腹泻及进食情况；②评估患者有无水、电解质平衡失调及进食不足；③发热期给予高热量、高维生素、易消化的饮食，鼓励多饮水；④低血压休克期给予高热量、高维生素饮食，并静脉补充血容量、水和电解质；⑤少尿期给予高糖类（碳水化合物）、高维生素、低钾、低钠、低蛋白饮食，限制饮水；⑥多尿期给予高热量、高维生素、高蛋白饮食，给予含钾丰富的水果（橘子、香蕉）及蔬菜，鼓励患者进多饮料、多饮水，注意钾盐的补充；⑦消化道出血的患者应予禁食。

4. 日常卫生　加强皮肤及黏膜的护理：①减少对皮肤的不良刺激，保持床铺清洁、干燥、平整，衣服应宽松、柔软，出汗较多时应及时更换；②帮助患者保持舒适体位，用软垫适当衬垫，并及时变换体位；③避免推、拉、拽等动作，以免造成皮肤的破损；

④做好口腔护理，保持口腔黏膜的清洁、湿润，及时清除口腔分泌物及痰液；⑤保持会阴部清洁，留置导尿管者应注意无菌操作，定时做膀胱冲洗；⑥发现感染及早应用抗生素。

5. 病情观察 本病变化快、病情危重，其治疗的关键在于及早发现和防治休克、肾功能衰竭和出血等并发症。因此，及时而准确的病情观察是本病护理的重点。病情观察包括：

（1）病情变化 ①密切监测生命体征及意识状态的变化。注意体温及血压（低血压时血压 < 11.97/7.98kPa、休克时血压 < 10.64/7.98kPa）变化；有无呼吸频率、节律及幅度的改变；有无心音、心率、节律的改变；有无嗜睡、昏迷等。②充血、渗出及出血的表现：如"三红"、"三痛"的表现，皮肤瘀斑的分布、大小及皮肤有无破溃等，有无呕血、便血、腹水及肺水肿等表现。③严格记录24h 出入水量，注意尿量、颜色、性状及尿蛋白的变化。④氮质血症的表现：注意有无厌食、恶心、呕吐、顽固性呃逆等症状，监测血尿素氮、肌酐的变化。⑤加强电解质及酸碱平衡的监测及凝血功能的检查等。

（2）病期观察 若患者出现血压下降或休克，提示进入低血压休克期；若患者出现成人尿量每天少于 400ml，提示进入少尿期；若患者出现成人尿量每天超过 2000ml 即已进入多尿期。

（3）并发症观察 ①若患者出现呕血、便血则为消化道出血；②若患者出现剧烈头痛、喷射性呕吐、血压升高、抽搐则为颅内出血；③若患者于少尿期出现厌食、恶心、呕吐、烦躁、意识障碍则为尿毒症；④若患者出现肌肉弛缓、腱反射减退、心律不齐、心电图示 T 波高尖则为高钾血症；⑤若患者出现 Kussmaul 呼吸则为代谢性酸中毒；⑥若患者突然出现进行性呼吸困难，呼吸超过 35 次/分，动脉氧分压低于 7.98kPa（60mmHg）、氧疗无效则为急性呼吸窘迫综合征；⑦若患者出现端坐呼吸、发绀、心率增快、咯粉红色泡沫痰、两肺布满湿啰音，则为急性左心衰竭；⑧若患者出现再次发热、咳嗽、咳黄色痰、肺部呼吸音异常，则为肺部感染；⑨若出现上述并发症，应予以相应护理。

（二）对症护理

1. 高热的护理 ①密切观察：体温、血压等生命体征；②物理降温：冷敷，忌用乙醇擦浴以免加重皮肤出血；③忌用发汗退热药：以免出汗过多使血容量减少；④改善中毒症状：地塞米松或氢化可的松静脉滴注。

2. 体液不足的护理 ①监测脉搏、血压、心率、四肢冷暖、尿量及神志；②评估体液不足的原因及程度，严格记录24h 出入水量；③发热期及时补充液体，以口服补液为主，不能口服者静脉补充平衡盐液和葡萄糖盐水 1000ml 左右，高热、大汗或呕吐、腹泻者可适当增加；④发热后期遵医嘱给予 20% 甘露醇 125～250ml 静脉滴注，以提高血浆渗透压；⑤低血压休克期，患者取平卧位，保暖，输氧；⑥迅速建立静脉通道，保护好血管，遵循早期、快速、适量的补液原则，快速静脉输入液体，以平衡盐液为主,晶胶结合,力争4h内血压稳定;依病情及时应用4%~5%碳酸氢钠的输入量,以纠正代谢性酸中毒,输液过程中密切观察血压变化及心肺体征;⑦血压过低时遵医嘱用多巴胺等血管活性药;⑧多尿期给予口服补液,同时注意补充钾、钠、氯、钙。

3. 体液过多的护理

(1)评估体液过多的原因及程度,准确记录24h出入水量。

(2)严格控制补液量 每日进水量应为前一天液体排出量加500ml,以口服补液为主,静脉补液时应控制输液速度。

(3)减少循环血量 利尿:应用呋塞米、依他尼酸、利尿合剂等。导泻:选用甘露醇、硫酸镁、大黄与硝硝、番泻叶(消化道大出血者禁用)。放血:放血量为400~800ml;应用血管扩张剂:酚妥拉明等。血液透析:①密切观察血压、脉搏和血流量的变化;②注意动脉端有无阻塞,静脉端有无痉挛,血路管道有无扭曲、受压,管道内有无凝血现象,并及时处理;③透析结束时应填写透析经过记录;④复查血电解质、尿素氮和肌酐等;⑤对动、静脉穿刺处进行止血和消毒包扎;⑥护送患者回病室。

4. 肾功能衰竭的护理 ①按"量出为入,宁少勿多"的原则,严格控制液体入量。②适当增加糖的供给,限制蛋白质的摄入。③利尿、导泻治疗时,密切观察患者用药后的反应,协助排尿、排便,观察其颜色、性状及量,并及时做好记录。④出现高血容量综合征者,应立即减慢输液速度或停止输液,使患者取半坐位或坐位,双下肢下垂;⑤血液透析或腹膜透析的护理:说明治疗目的、基本操作程序等,以取得患者及家属的积极配合。做好透析后观察与护理,包括观察透析的效果、切口有无渗出、出血或红肿等,注意保持切口敷料清洁、干燥。

5. 循环衰竭的护理 ①迅速建立静脉通道,按医嘱准确、迅速输入液体予以扩充血容量,并应用碱性液及血管活性药,以迅速纠正休克。快速扩容时,注意观察心功能,避免发生急性肺水肿。②吸氧。③患者可因出血而致循环衰竭,应做好交叉配血、备血,为输血做好准备。④密切观察治疗效果。⑤做好各种抢救的准备工作,备好抢救药品及抢救设备。

急性左心衰竭患者应:①高浓度大流量吸氧,并在湿化瓶中放入去泡剂;②迅速减少心脏的前后负荷,及时应用血管扩张剂;③及早应用强心苷类药物。

(三)心理护理

由于病情重或缺乏疾病的有关知识,往往使家属及清醒患者产生紧张、焦虑、恐惧等心理反应。护理过程中,应注意:

(1)应了解患者思想活动的中心内容和动态变化,并采取相应护理措施。注意与患者沟通的技巧,以免影响治疗效果。

(2)对休克、少尿患者应简要地为患者解释监测、治疗设备的功能和使用的必要性。

(3)鼓励患者表达自己的感受并提出相关问题,并给予解释,解除患者的思想顾虑。

（4）进行有关的知识教育，密切观察病情变化，及时给予处理，增强患者及其家属对医护人员的信任感、安全感及对康复的信心，如介绍疾病的进展情况、病程中可能出现的表现和变化、所采取的各种有效措施等。

（5）腔道出血污染的衣物给予及时更换、清理，血液及时处理，以免产生不良刺激。

（四）健康教育

（1）加强预防流行性出血热有关知识的宣传，使群众认识到防鼠、灭鼠是预防本病最基本的重要措施，应加强个人防护，必要时进行疫苗接种，从而获得较好的预防效果。

（2）对疫区群众广泛进行疾病的发生、预后及康复等方面的知识教育，阐述人与人之间一般不会造成传播，解除心理障碍。由于近年来对流行性出血热能早期诊断及有效的治疗，死亡率已由过去的10%降至3%～5%，若患者能顺利度过病程各期，很少留有后遗症，但肾功能的完全恢复需要较长时间，因此患者出院时虽各种症状已经消失，仍需继续休息，加强营养，并定期复查肾功能，以了解其恢复情况。

第四节　狂　犬　病

狂犬病（rabies）又称恐水病（hydrophobia），是由狂犬病毒所引起的，以侵犯中枢神经系统为主的动物源性传染病。人因被病兽咬伤而感染。临床特征以恐水、恐风、恐惧不安、咽肌痉挛、进行性瘫痪为特征。病死率几乎达100%。

【病原学】

狂犬病毒属核糖核酸型的弹状病毒，具有明显的嗜神经性，病毒的核酸为单股负链RNA，外周绕以核衣壳和含有脂蛋白及糖蛋白的包膜，糖蛋白具有免疫原性，能诱生中和抗体，能对抗狂犬病毒的攻击。从患者和病兽体内分离的病毒称野毒株（街毒株），其特点是毒力强、潜伏期长。街毒株经多次在兔脑内传代后成为固定毒株，其毒力减弱，潜伏期短，对人和犬失去致病力，因其仍保留抗原性，故可供制备成疫苗。狂犬病毒易被紫外线、季胺化合物、碘酒、乙醇及加热100℃ 2min灭活。

【发病机制与病理特征】

狂犬病毒对神经组织具有嗜神经性，病毒侵入人体后先在入侵处及其周围横纹肌细胞内缓慢繁殖，再侵入周围的末梢神经，而后沿周围神经的轴索上行至中枢神经系统，主要侵犯脑干和小脑等处的神经细胞，然后再从中枢神经沿周围神经扩散，侵入各器官、组织，尤以唾液腺的病毒数量最多。病毒主要侵犯脑神经和自主神经。迷走神经核、舌咽神经核和舌下神经核受损，致吞咽肌及呼吸肌痉挛，从而出现恐水、呼吸困难、吞咽困难等表现。交感神经受损可使唾液腺和汗腺分泌增加。狂犬病毒亦可潜伏在中枢神经系统，当机体免疫力低下时发病。

主要病理改变为急性弥漫性脑脊髓膜炎，尤以大脑基底部海马回、脑干和小脑等处为重。受累组织外观有充血、水肿、小出血点等。镜下可见非特异性的神经变性与炎性改变。多数患者的神经细胞质中可见嗜酸性包涵体（内基小体），嗜酸性包涵体是具有特征性诊断价值的病变。

【流行病学】

1. 传染源　带狂犬病毒的动物是本病的传染源，家养动物中主要为狂犬、狂猫，野生动物为狼、狐狸，食血蝙蝠等也能传播本病。近年来有多起报道，人被"健康"的犬和猫抓伤、咬伤后而患狂犬病。一般认为狂犬病患者很少感染他人。

2. 传播途径　狂犬病毒主要通过带毒的病兽咬伤、抓伤、舔伤人体的皮肤或黏膜侵入体内，也可由含有病毒的唾液污染各种伤口、黏膜而引起感染。偶可通过剥病兽皮、进食被病毒污染的肉类及吸入蝙蝠洞穴中含病毒的气溶胶而感染发病。

3. 人群易患性　人群普遍易感。被带毒的病兽咬伤而未做预防接种者，发病率平均为15%~30%，若及时处理伤口、狂犬血清封闭注射和接种狂犬疫苗后，发病率可降为0.15%。被狂犬咬伤后发病与否和咬伤部位、伤口的大小及程度、病兽种类、伤口局部处理情况、伤后处理是否及时、有无及时进行疫苗接种以及衣着厚薄等因素有关。

4. 流行特征　以春、夏季发病率为高，患者以青少年为多。但一旦机体获得免疫则终身保护。

【临床表现】

潜伏期长短不一，多为3个月内发病，最长可达十几年或更长。本病全程一般不超过6天。

1. 前驱期　常有低热、头痛、倦怠、恶心、全身不适，继而烦躁不安、惊恐，对风、声、光刺激敏感，并有咽喉部紧缩感。已愈合的伤口及其附近有麻木、发痒、疼痛及蚁走感等异常感觉，是最有价值的早期症状。本期持续2~4天。

2. 兴奋期　患者逐渐进入高度兴奋状态，突出表现为极度恐惧、恐水、恐风、阵发性咽肌痉挛及呼吸困难，可伴有体温升高（38~40℃）。恐水、恐风为本病特征性的表现，患者口渴但不敢饮水，饮水后也不能下咽，甚至闻及水声、看见水或提及饮水均可引起咽肌严重痉挛。其他如风、光、声等刺激，也可引起咽肌痉挛和呼吸困难，严重发作时可出现全身肌肉阵发性痉挛性抽搐。因呼吸肌痉挛可导致呼吸困难和发绀。交感神经功能亢进可出现大汗、流涎、瞳孔散大、对光反应迟钝、心率增快、血压升高等。多数患者神志清晰，少数可出现精神障碍。本期约1~3天。

3. 麻痹期　痉挛发作停止，进入全身弛缓性瘫痪，患者由兴奋躁动转为安静，随后进入昏迷状态，最后因呼吸、循环衰竭而死亡。本期持续约6～18h。

【辅助检查】

1. 血常规　白细胞总数轻至中度增多，中性粒细胞占80%以上。

2. 脑脊液　脑脊液细胞数及蛋白可稍增多，糖及氯化物正常。

3. 免疫学检查　取脑组织涂片、唾液、尿沉渣、角膜印片等标本，应用荧光抗体法查病毒抗原，数小时内可得结果，阳性率为40%。也可用酶联免疫法检测血清中病毒抗原。检测血清中狂犬病毒抗体可用中和试验或补体结合试验。如曾接种过疫苗，中和抗体效价超过1∶5000者为阳性。

4. 病理学检查　取死者脑组织做切片染色，镜检找嗜酸性包涵体，阳性时可确诊。

【诊断】

根据患者过去被病兽或可疑病兽咬伤、抓伤史及典型的临床症状，即可作出临床诊断。但在疾病早期，儿童及咬伤不明确者易误诊。确诊有赖于病原学检测或尸检发现脑组织内基小体。

【治疗】

目前尚无特效疗法，以对症、支持治疗为主。

1. 一般治疗　尽量使患者保持安静，减少或避免各种不良刺激，有兴奋过度或躁动不安、痉挛发作时可用镇静剂（多选用复方氯丙嗪）。注意维持水、电解质平衡及纠正酸中毒。

2. 维持呼吸和循环功能　防止呼吸肌痉挛导致窒息，加强监护、给氧，必要时作气管切开。有循环功能障碍时，应采取相应的措施。有脑水肿时给脱水剂。

【预防】

因本病缺乏特效疗法，预防尤其是感染后的预防接种有特别重要的意义。

1. 管理传染源　以犬的管理为主，捕杀野犬，家犬进行登记与疫苗接种是预防狂犬病最有效的措施。狂犬、狂猫及其他狂兽应立即击毙并焚毁或深埋。

2. 伤口处理　及时、有效地处理伤口可明显降低狂犬病的发病率。伤后应尽快用20%肥皂水或0.1%苯扎溴铵（不可与肥皂水合用）反复冲洗伤口至少半小时，力求去除未进入组织的狂犬病毒；冲洗后用75%乙醇或浓碘酒涂拭。伤口一般不予缝合或包扎，以便排血引流，若咬伤部位为头、面、手、颈部或严重咬伤者还需应用抗狂犬病毒免疫血清，在伤口及其周围行局部浸润注射（免疫血清试验阳性者应进行脱敏注射）。此外，尚需注意预防破伤风及细菌感染。

3. 预防接种

（1）主动免疫　被犬、猫或患狂犬病的动物咬伤者，或被可疑狂犬病动物吮舐、抓伤、擦伤皮肤或黏膜者均应接种疫苗。对高危人群（如暴露于狂犬病的工作人员）也应进行疫苗接种。目前我国常用的是人工精制疫苗。全程注射5针，在30天内肌内注射完毕，按程序分别在0、3、7、14和30日各注射1针。严重咬伤者疫苗全程用7~10支，即0、3、7日每日2支，后分别于14、30、60、90每日再各注射1针。

（2）被动免疫　被动免疫制剂有抗狂犬病毒免疫血清与人抗狂犬病球蛋白。遇有咬伤严重或创伤发生在头面、手、颈等处，咬人动物又确有狂犬病可能时，应立即注射抗狂犬病毒免疫血清，成人剂量为20ml，以一半剂量作伤口处浸润注射，另一半剂量肌内注射。或用人抗狂犬病球蛋白，1次肌内注射剂量为20IU/kg。

【常见护理诊断】

1. 体液不足　与饮水、进食困难、多汗有关。

2. 气体交换受损　与呼吸肌痉挛有关。

3. 潜在并发症　惊厥，与缺氧及运动神经兴奋性增高有关。

4. 恐惧　与疾病威胁生命有关。

【护理措施】

（一）一般护理

1. 隔离与消毒　由于狂犬病病死率极高，对患者一般采用接触隔离，让患者进住狂犬病专用病房。及时清理患者口腔分泌物，并进行严格消毒处理。

2. 休息　应卧床休息，保持病室安静、光线暗淡，避免风、光、声的不良刺激。狂躁患者应注意安全，设置防护拦。为了防止意外给予约束，必要时给予镇静治疗。

3. 饮食　应给予鼻饲高热量流质饮食，若插鼻饲管有困难时，插管前可在患者咽喉部喷涂可卡因溶液。必要时静脉输液补充热量。

4. 病情观察　应密切观察：①生命体征；②恐水、恐风的表现及变化；③抽搐部位及发作次数；④麻痹期应密切观察呼吸与循环衰竭的进展情况；⑤记录24h出入水量。

（二）心理护理

对狂犬病患者应倍加爱护与同情，因大多数患者（除后期昏迷者外）神志清醒，内心恐惧不安，恐水使患者更加痛苦，故对待患者应关心体贴、语言谨慎，做好治疗与专人护理，使患者有安全感。

（三）对症护理

1. 惊厥的护理　①避免各种不良的刺激：不在病室内放水容器，不使患者闻及水声，不在患者面前提及水字，输液时注意将液体部分遮挡，关好门窗，避免风的刺激，拉好门帘、窗帘避光；操作过程中勿使液体触及患者；②各种检查、治疗与护理尽量集中进行，操作时动作要轻巧，以减少对患者的不良刺激；③遵医嘱镇静止惊治疗。

2. 呼吸衰竭的护理　①保持呼吸道通畅，及时清除口腔及呼吸道分泌物；②必要时做好气管切开的准备工作；③呼吸肌麻痹者行人工呼吸机辅助呼吸。

3. 循环衰竭的护理 ①及时静脉输液补充循环血量，维持水、电解质及酸碱平衡；②及时应用血管活性剂；③及时应用强心剂和兴奋剂。

（四）健康教育

（1）宣传狂犬病对人的严重危害和预防措施，加强对犬的管理，以预防狂犬病。

（2）讲述被犬咬伤后立即、彻底进行伤口处理及注射狂犬病疫苗能降低狂犬病发病率。

第五节 获得性免疫缺陷综合征

获得性免疫缺陷综合征（acquired immune deficiency syndrome，AIDS）简称艾滋病，是由人免疫缺陷病毒（HIV）引起的慢性传染病。临床上有明显的后天获得性免疫缺陷的表现，以发生各种机会性感染及恶性肿瘤为特征，病死率极高。

【病原学】

人免疫缺陷病毒（HIV）为单链 RNA 病毒，是一种逆转录病毒，椭圆形，有双层外壳，核为圆柱状中央位。此病毒既有嗜淋巴细胞性又有嗜神经性，主要感染 CD4T 淋巴细胞，也能感染单核 – 巨噬细胞等。HIV 抵抗力不强，对热及化学消毒剂敏感，加热 56℃ 30min 及一般消毒剂均可使其灭活，但对紫外线抵抗力较强。

【发病机制与病理特征】

HIV 侵入人体后，有选择性地侵犯 CD4 T 淋巴细胞，病毒在细胞内大量复制而导致细胞溶解或破裂。使 CD4 T 细胞数量大为减少，导致细胞免疫功能受损，引起机会性感染及恶性肿瘤。

由于单核 – 巨噬细胞表面也具有 CD4 分子，因此也可被 HIV 侵袭，成为病毒贮存场所。并且病毒可随受染细胞进入中枢神经系统，造成神经系统病变和精神障碍。艾滋病的病理改变表现出多样性和非特异性，主要侵犯淋巴结和胸腺等免疫组织。

【流行病学】

1. 传染源 患者及无症状病毒携带者是本病传染源，特别是后者更具危险性。

2. 传播途径 HIV 存在于感染者的血液及各种体液（精液、唾液、泪液、宫颈分泌液、乳汁、脑脊液）中。因此，凡输血、血制品或接触含 HIV 的体液者均可能被感染。

（1）性接触传播 为本病的主要传播途径，同性恋、异性恋者均可因性行为造成传播。

（2）经血液及血制品传播 亦为本病重要传播途径。静脉吸毒及药瘾者通过共用污染的注射器和针头而感染。输入污染 HIV 的血液及血制品也可以引起艾滋病的传播。

（3）母婴传播　感染本病的孕妇可在妊娠期间、产程中及产后传染给婴儿。

（4）其他途径　移植病毒携带者的器官或人工受精亦可感染。

3. 人群易患性　人群对本病普遍易感，但多发生于青壮年。高危人群有：①同性恋或性乱交者；②静脉药瘾者；③血友病及多次输血者；④HIV 感染的母亲所生婴儿。

【临床表现】

本病潜伏期较长，为 2～10 年。可分为四期：

1. 急性感染期　HIV 感染后 2～6 周部分患者可出现类似感冒症状，因症状轻微，无特异性而被忽略。约 5 周左右抗 – HIV 可呈阳性。

2. 无症状期　本期由原发 HIV 感染或急性感染症状消失后延伸而来。临床上没有任何症状，但血清中能检出 HIV 和 HIV 抗体，此期可持续 2～10 年或更长。

3. 持续性淋巴结肿大期　除腹股沟淋巴结以外，全身其他部位 2 处及以上淋巴结肿大。淋巴结肿大直径在 1cm 以上、质地柔韧、无压痛、无粘连，能自由活动，活检为淋巴结反应性增生，一般持续肿大 3 个月以上。部分患者淋巴结肿大经数月或 1 年多后可逐渐消散，亦有再次肿大者。还有部分患者淋巴结呈进行性肿大。此期还伴有全身症状，如长期低热、乏力、体重减轻、慢性腹泻及各种感染。

4. 艾滋病期　发热、乏力、食欲不振、消瘦和腹泻等症状继续发展，并有以下主要表现：

（1）机会性感染　由于严重的细胞免疫缺陷而出现多种条件致病性微生物感染，如卡氏肺孢子虫、隐孢子虫、弓形虫、念珠菌、隐球菌、鸟型分枝杆菌、巨细胞病毒等。其中以卡氏肺孢子虫所引起的肺炎最为常见，且是引起艾滋病患者死亡的主要原因。其临床表现主要是慢性咳嗽、短期发热、渐进性呼吸困难、发绀和动脉血氧分压降低，仅少数患者肺部能闻及啰音，X 线特征为间质性肺炎，但无特异性。

（2）肿瘤　最多见为卡氏肉瘤及淋巴瘤。卡氏肉瘤常侵犯下肢皮肤和口腔黏膜，表面为深蓝色浸润斑或结节，可融合成大片状，表面出现溃疡并向四周扩散，还可向淋巴结和内脏转移。

（3）神经系统病变　约有 60% 艾滋病患者可表现为亚急性脑炎、脊髓炎和神经炎。亚急性脑炎表现为健忘、性格改变，最终发展为痴呆。

【辅助检查】

1. 血常规　白细胞总数减少，主要为淋巴细胞减少，CD4 T 淋巴细胞计数也下降 ［正常 (0.8～1.2)×10^9/L］。CD4/CD8 < 1（正常 1.2～1.5）。血红蛋白有不同程度降低。

2. 特异性诊断检查

（1）抗 HIV 抗体测定　一般用酶联免疫吸附试验检测抗 – HIV 作初筛，如为阳性再进行确诊试验，如确诊试验阳性，则诊断可以确立。说明被检查者已感染 HIV，并具有传染性。

（2）抗原检查 多用 ELISA 法。可于早期特异性诊断。

（3）病毒分离 从外周血淋巴细胞、精液、宫颈分泌物、脑脊液可分离到 HIV，但难以作为常规。

（4）核酸杂交 用聚合酶链反应检测 HIV RNA。

【诊断】

根据患者的生活方式和临床表现，尤其性生活史，有否接触输血或血制品的病史，药瘾者等，可考虑本病，确诊需特异性抗体和抗原检查。

【治疗】

目前尚未特效药治疗，药物治疗仍在研究和探索中，可酌情用抗 HIV、抗继发感染及抗肿瘤治疗。

1. 抗病毒治疗 齐多夫定（叠氮脱氧胸苷、AZT）可抑制病毒逆转录酶而抑制病毒复制，对减轻症状、延长寿命有一定效果，亦可用双脱氧胸苷、双脱氧腺苷、干扰素及拉米呋定等。近年来采用联合抗病毒治疗（鸡尾酒疗法），疗效较单用明显提高。

2. 免疫疗法 可用白细胞介素 -2、异丙肌苷、胸腺肽等，以提高免疫功能。

3. 并发症治疗 可根据机会性感染的病原选择相应的治疗，如卡氏肺孢子虫肺炎可用戊烷脒或复方磺胺甲噁唑（TMP - SMZ）治疗。卡氏肉瘤可用阿霉素等化疗或放射治疗。

4. 中医中药治疗 辨证施治用中药治疗已取得一定疗效。

【预防】

采取以切断传播途径为主的预防措施。

1. 管理传染源

（1）加强监测 建立艾滋病监测网络，加强对人群的检测及国境检疫，及时发现患者及无症状带毒者。

（2）做好消毒隔离 应对患者的血液和体液进行严格消毒处理

2. 切断传播途径

（1）加强性道德教育，严禁卖淫、嫖娼等性乱行为。

（2）严禁注射毒品；严格筛选供血人员；严禁进口各种血制品；加强医疗器械的消毒，推广一次性医疗用品，防止医源性传播；作好理发、浴池等行业的卫生监督。

（3）已感染 HIV 的育龄妇女应避免妊娠，已受孕者应在医护人员的指导下采取有效的预防措施，HIV 感染的哺乳期妇女应采取人工喂养，防止母婴传播。

3. 保护易患人群 对密切接触者和医护人员应加强自身防护，并作定期检查。艾滋病疫苗正在研制中。

【常见护理诊断】

1. 知识缺乏 与信息传播受限有关。

2. 焦虑 与疾病的难治性有关。

3. 个人应对无效 与疾病的难治性有关。

4. 有皮肤完整性受损的危险 与腹泻、局部受压、皮肤卡氏肉瘤、机体抵抗力低下有关。

5. 有传播感染的可能。

【护理措施】

(一) 一般护理

1. 隔离与消毒

(1) 对住院艾滋病患者采取严格血液、体液隔离措施。

(2) 对患者的血液、粪便及呕吐物等需要进行彻底消毒。

(3) 送检标本应作明显的特殊标志。

(4) 应广泛开展卫生宣传教育 ①严禁使用毒品;②提倡使用避孕套,禁止性乱交;③严禁卖淫嫖娼。

(5) 注意个人卫生,不共用牙具、刮面刀和餐具等。

2. 休息 急性期应注意休息,静止期应注意劳逸结合。

3. 饮食 ①观察患者呕吐、腹泻及进食情况;②制定患者的饮食计划,鼓励进食高热量、高蛋白食物,恶心呕吐者于餐前给予止吐药,因继发念珠菌感染引起的吞咽疼痛和食欲减退者,给予抗真菌药;③如果在药物治疗中出现食欲减退、呕吐、腹泻及消瘦等药物反应,应调整治疗用药;④进食不足、吐泻严重者可静脉补液;⑤指导家属作好饮食护理。

4. 病情观察 ①艾滋病患者易并发各种严重的机会性感染,为及时发现,应仔细观察病情;②若患者出现慢性咳嗽,短期发热,呼吸急促,发绀,部分患者肺部有湿啰音,则为肺孢子虫肺炎;③若患者吞咽疼痛、胸骨后烧灼感,为念珠菌、疱疹病毒或巨细胞病毒感染则为口腔和食管炎;④若患者出现肝大和 ALT 升高,则为隐孢子虫、巨细胞病毒及鸟分枝杆菌感染后的肝炎;⑤病程中还可出现脑炎,视网膜炎,肛周疱疹病毒感染,隐孢子虫、鸟分枝杆菌感染所致的腹泻和体重减轻;⑥若出现上述表现,应给予相应护理,并给予相应的抗感染药物和抗艾滋病毒感染的药物治疗;⑦发现有生命体征恶化时,应及时抢救。

(二) 对症护理

1. 个人应对无效的护理 ①尊重患者人格,鼓励患者回归正常生活,参与自理,提供诉说感受的机会,帮助患者建立自尊、自信和成就感。消除报复心理,保护周围环境和他人；②给患者做护理时，应保持一种不予评判的态度，适当提供患者想要的信息；③评估患者悲伤的程度，在病情好转后，可让患者参加适量的活动，以转移对疾病的注意力，支持患者有效的应对方式；④给患者提供与家庭、亲属及其他社会关系网络的相互接触机会，可请心理医生对患者进行咨询；⑤出院后，帮助患者与一个艾滋病的支持团体取得联系，以便患者在该团体中得到身体与精神上的帮助。

2. 家庭应对无效的护理 ①向家庭成员介绍艾滋病的有关知识，帮助家庭成员做好卫生防护工作，解释消毒隔离的必要性和具体方法，介绍患者的病情经过及目前的病情，说明患者需要得到精神、物质等方面照顾和支持的必要性和重要性；②鼓励家庭成员提问题或谈论所关心的问题，诚实、恰当地回答家庭成员的问题，让家庭成员明白他们所承担的角色及其价值；③在规定的探视时间鼓励家属探视，以减轻分离性焦虑；④与患者及家属一起讨论患者的病情和所需的护理；⑤给家庭提供应激反应的信息，帮助他们了解哪些是正常或预料之中的情况；⑥提供家庭在应激情况下可以利用的社区服务、咨询、热线电话等资源。

3. 皮肤及口腔的护理 ①及时评估皮肤有无抓伤及继发感染，受压部位有无发红及溃疡；②保持床铺干燥、整洁及皮肤清洁，勤换衣被；③卧床不起者应定时翻身，骨突处受压部位皮肤每天用50%乙醇揉擦数次以防发生压疮；④勤剪指甲。

（三）心理护理

（1）艾滋病预后不良，且社会上人们对艾滋病也怀有恐惧心理，患者会出现焦虑、抑郁、孤独无助或恐惧等心理障碍，甚至出现报复、自杀等行为。因此，护士应与患者进行有效沟通，了解及分析患者真实思想，针对患者心理障碍进行疏导，满足合理要求，解除患者孤独、恐惧感，而不应采取歧视和惩罚性态度，也不应表现出怕传染的恐惧心理。

（2）还应做好家属及周围人的工作，不要对患者采取鄙歧态度，应尊重患者人格，给以关怀、温暖，使其得到家庭及社会的支持。

（3）面对现实，树立战胜疾病的信心和决心。

（四）健康教育

（1）广泛宣传艾滋病的预防知识，使群众了解其传播途径，以及采取自我防护措施进行预防的方法，特别应加强性道德教育，洁身自好，严禁吸毒，以预防艾滋病的传播。

（2）进行有关本病知识教育，由于机体免疫机能低下，患者常由于机会性感染使病情恶化，甚至死亡，应教给患者及家属预防或减少机会性感染的措施。本病预后差，但许多疗法及药物正在积极研制中，应使患者及家属建立战胜疾病的信心，配合医护进行治疗。

（3）对无症状的病毒携带者应嘱其每6个月做1次临床及免疫学检查，如出现症状随时就诊，及早治疗。

第六节 水 痘

水痘（chickenpox）是水痘带状疱疹病毒所引起的儿童常见的急性传染病。临床上以全身分批出现的多形性皮疹为特点。皮疹以斑丘疹→疱疹→脓疱→结痂为其演变过程，一般预后良好。水痘痊愈后，病毒继续潜伏在感觉神经节内，经再激活即可引起带状疱疹。

【病原学】

水痘带状疱疹病毒属疱疹病毒科，呈球型，核心为双股 DNA，包以对称的 20 面体的核衣壳，包膜为脂蛋白，含补体结合抗原，无血凝素及溶血素。本病毒只有一个血清型，人为惟一宿主。本病毒在体外生活能力较弱，在痂皮中不能生存，不耐热，不耐酸，能被乙醛等灭活。

【发病机制与病理特征】

病毒侵入机体后，首先在上呼吸道黏膜繁殖，继之小量病毒侵入血流，在单核 - 巨噬细胞系统内复殖。随后病毒再次侵入血流，形成第二次病毒血症，病毒侵犯皮肤及内脏引起发病。临床上水痘皮疹呈分批出现与间歇性病毒血症有关。水痘痊愈后，病毒潜伏于脊髓后根神经节及脑神经节内，当人体免疫力下降或某些诱因激活病毒时，发生带状疱疹。

水痘主要病理变化限于表皮棘细胞。细胞变性、肿胀，继而组织液渗入形成透明水疱，即水痘疱疹，其内含大量病毒。疱疹以单房为主。随后疱疹内上皮细胞脱落和炎性细胞浸润，疱内液体变浊和减少。结痂后下层表皮细胞再生，痂皮脱落后一般不留痕迹。

【流行病学】

1. 传染源 水痘及带状疱疹患者为主要传染源。出疹前 1~2 天至疱疹结痂均有传染性，易感儿童接触后 90% 发病，故传染性极强。

2. 传播途径 呼吸道传播和直接接触传播为主要传播途径。

3. 人群易患性 人群普遍易感，以 15 岁儿童发病为多，病后可获持久免疫力。发病季节以冬、春季多见。

4. 流行特征 水痘发病以冬、春季为多，但全年均可发生。好发年龄为学龄及学龄前儿童。带状疱疹好发于成人。

【临床表现】

潜伏期 10~24 天，一般为 14~16 天。

1. 前驱期　婴幼儿常无症状或症状轻微。年长儿及成人可有低热、乏力、头痛和食欲减退、咽痛等上呼吸道感染症状，持续 1～2 天。

2. 皮疹期　发热 1～2 天后出疹，皮疹先见于头部及躯干部，头部、躯干部密集而四肢皮疹散在，呈向心性分布。皮疹初为红色斑疹，数小时后变为丘疹，再经数小时后成为疱疹。疱疹为椭圆形、壁薄、周围有红晕，疱疹液透明，数小时后液体变混浊。皮疹处瘙痒明显。1～2 天后疱疹从中心开始干枯和结痂，持续 1 周左右痂皮脱落，一般不留瘢痕。水痘皮疹是分批、连续出现，每批历时 1～6 天，因此在同一部位可见丘疹、斑疹、斑丘疹、疱疹和结痂同时存在。部分患者皮疹也可发生于口腔、咽喉、结膜和阴道黏膜，破溃后形成溃疡。

水痘为自限性疾病，10 日左右自愈。但成人、免疫缺陷的小儿和新生儿患水痘时症状严重，易形成播散型水痘，其皮疹易融合成大疱型或因 DIC 导致疱疹内出血者，称为出血型，也可因继发感染形成的坏疽型等。患者可有高热，毒血症症状严重，常有继发感染等并发症。

【辅助检查】

1. 血常规　白细胞总数正常或稍增加，分类正常。

2. 血清抗体检测　应用补体结合、免疫荧光等方法检测抗体。

3. 病毒分离　将疱疹液直接接种于人纤维母细胞，分离出病毒后鉴定。

【诊断】

1. 流行病学资料　冬春季节发病；有水痘接触史可帮助诊断。

2. 临床表现　皮疹呈向心性分布、分批出现及同一部位可见到各期皮疹等特点。

3. 实验室检查　不典型病例可作病毒分离或血清抗体检测以确定诊断。

【治疗】

1. 一般治疗及对症治疗　发热期应注意水分和营养的补充。水痘一般禁用激素，患者患水痘前已长期使用激素，应尽快减量或停用。

2. 抗病毒治疗　一般水痘患者不需抗病毒治疗。对免疫功能缺陷或应用免疫抑制治疗的患者，应及早使用抗病毒药物。

3. 防治并发症　皮肤继发感染者应适当选用抗菌药物。

【预防】

1. 管理传染源　一般水痘患者呼吸道隔离和接触隔离至疱疹全部结痂或出疹后 7 日。密切接触者早期应用丙种球蛋白（0.4～0.6ml/kg）可减轻症状，但不能阻止发病。

2. 切断传播途径　流行期间水痘易感儿不宜去公共场所，外出时应戴口罩。

3. 保护易患人群 近年来，国外在试用水痘带状疱疹减毒活疫苗来免疫易感者。

【常见护理诊断】

1. 皮肤完整性受损 与水痘病毒对皮肤损害有关。

2. 有感染的危险 与皮肤损伤有关。

【护理措施】

（一）一般护理

1. 隔离与消毒 采用呼吸道隔离。对水痘患儿采取呼吸道隔离及接触隔离至疱疹全部结痂；对易感接触者应医学观察 3 周。注意空气消毒。

2. 休息 症状明显或有并发症者应注意卧床休息。

3. 饮食 给予高热量、高蛋白质、多量维生素易消化饮食，如稀粥、牛奶、蛋汤、米粉、果汁等，进食不足者，静脉补液。

4. 日常卫生 加强皮肤、口腔黏膜的清洁卫生，每日常规清洗口腔 3 次。

5. 病情观察 ①大多数患儿病情轻，经过顺利，但接受激素治疗、免疫功能缺陷者可使病情加重，少数患儿可出现并发症，应密切观察病情；②若患者出现疱疹融合，迅速扩大形成大疱疹则为大疱型水痘；③若患者出现起病急骤，高热、疱疹内出血，正常皮肤黏膜有瘀点、瘀斑，则为出血型水痘；④若患者出现高热、皮肤大片坏死则为坏疽型水痘；⑤若患者出现高热、咳嗽、胸痛、呼吸困难、咯血则为肺炎；⑥若患者在发疹后 1 周左右出现共济失调、震颤、头痛、呕吐、昏迷则为水痘脑炎；⑦如出现上述表现，应给予相应护理。

（二）皮肤的护理

（1）观察出疹情况及疱疹有无破裂或继发感染。

（2）患儿的内衣宜宽大、柔软，经常更换，保持床单整洁、垫褥平整。

（3）水痘皮疹痒感明显，易抓破或擦破疱疹，疱疹继发感染，愈合后遗留瘢痕，故应修剪患儿指甲，必要时包裹双手，防止抓破皮疹。

（4）皮疹较少的部位可用清水擦洗，保持患儿的双手和皮肤清洁。

（5）对皮肤瘙痒的患儿，在疱疹未溃破处涂含 0.25% 冰片的炉甘石洗剂或 5% 碳酸氢钠溶液，可减轻瘙痒。

（6）疱疹破裂后局部涂擦无色干燥剂，若继发感染，局部涂擦抗生素软膏，并选用有效抗菌药物口服或注射予以控制感染。

（7）肾上腺皮质激素可使水痘病情加重应忌用。

（三）心理护理

由于皮疹可引起患儿烦燥不安、焦虑、睡眠障碍等心理反应。要注意加强心理安慰，分散注意力，白天可安排一些有利于身心健康的娱乐活动，保持心情愉快和足够的睡眠。

（四）健康教育

（1）在水痘流行季节向群众进行预防水痘的知识教育。

（2）讲述水痘的发病过程，指导家长做好皮肤护理以预防感染。水痘患儿一般可在家治疗护理，护理人员每天家庭访视 1～2 次若病情加重，应及时就诊，并进行上述护理指导。

（3）说明本病无特效治疗，只要护理得当预后良好。

第七节 麻 疹

麻疹（measles）是由麻疹病毒引起的急性呼吸道传染病。临床表现以发热、咳嗽、流涕、眼结膜充血、口腔麻疹黏膜斑（Koplik spots）及皮肤出现斑丘疹为特征。本病传染性强，易造成流行。病后有持久免疫力。

【病原学】

麻疹病毒属副黏液病毒，无亚型，在电镜下病毒呈球型或丝状，中心为核糖核酸，外有脂蛋白包膜。经组织细胞培养连续传代后，病毒逐渐失去致病性，但仍保持抗原性，故常用人羊膜或鸡胚细胞培养传代而制备减毒活疫苗。麻疹病毒在外界生活能力不强，对日光和消毒剂均很敏感，在空气飞沫中保持传染性不超过 2h，在流通空气中或日光下半小时即失去活力；耐寒及耐干燥，在 15～70℃可保存数月至数年。

【发病机制与病理特征】

麻疹病毒侵入上呼吸道和眼结膜上皮细胞后，在其上皮细胞内复制，通过局部淋巴组织进入血流，形成第一次病毒血症。病毒被单核－巨噬细胞系统吞噬，并在此广泛繁殖，大量病毒再次侵入血流，形成第二次病毒血症，出现高热和皮疹。目前认为麻疹发病机制是一种全身性迟发型超敏性细胞免疫反应。

主要病理变化为全身淋巴组织有单核细胞浸润及有多核巨细胞形成。麻疹黏膜斑系黏膜下炎症。皮疹为真皮内毛细血管内皮细胞肿胀、增生，单核细胞浸润，毛细血管扩张，红细胞和血浆渗出表皮所致。皮疹上的表皮细胞肿胀、变性、坏死、角化后脱屑。免疫功能低下者，常伴有细菌性支气管肺炎。

【流行病学】

1. 传染源 患者是惟一的传染源，在发病前 2 天至出疹后 5 天内均有传染性。眼结膜分泌物、鼻、口咽、气管的分泌物中均含有病毒，具有传染性，恢复期不带病毒。

2. 传播途径 主要经空气飞沫直接传播。

3. 人群易患性 未患过麻疹者均易感，与患者接触后绝大多数发病，病后有持久免疫力。

4. 流行特征 发病以冬、春季为多，但全年均可发生。好发年龄为6个月至5岁，自麻疹疫苗接种以来，发病率已显著下降，但青少年和成人发病率上升。

【临床表现】

潜伏期约10天，曾接受主动或被动免疫者可延长至3~5周。

1. 典型麻疹 病程可分三期：

（1）前驱期 从发病到出疹一般3~5天。主要表现为上呼吸道炎症，有发热、咳嗽、流涕、打喷嚏、流泪、畏光、结膜充血、眼睑浮肿，还可有头痛、全身乏力、食欲不振、呕吐、腹泻，婴幼儿偶有惊厥。在发热2~3天约90%患者在口腔两侧颊黏膜近第一臼齿处可见0.5~1mm大小的灰白色小点，周围红晕，称麻疹黏膜斑（Koplik斑），该黏膜斑也可见于唇内及牙龈等处。黏膜斑出现2~3天即可消失，对早期诊断有重要意义。

（2）出疹期 发病3~4天后开始出现典型皮疹，从耳后发际开始，渐及额、面、颈、躯干及四肢，最后达手掌及足底，2~5天遍及全身。皮疹初为淡红色斑丘疹，直径2~5mm，呈充血性，压之退色，疹间皮肤正常。出疹高峰期皮疹增多，部分融合，成暗红色。此时全身中毒症状加重，体温高达40℃左右，精神萎靡、嗜睡，重者有谵妄、抽搐，咳嗽频繁，结膜充血，面部浮肿，全身浅表淋巴结及肝脾轻度肿大。肺部可闻湿性啰音。X线胸片可见弥漫性肺部浸润病变。出疹期约为3~5天。

（3）恢复期 皮疹出齐后病情缓解，发热开始减退，体温在12~24h内降至正常，上呼吸道症状减轻，皮疹按出疹顺序隐退，留浅褐色色素斑，伴糠麸样脱皮，持续1~2周消失。无并发症者病程约10天。

2. 轻型麻疹 潜伏期长（21~28天），发热低，上呼吸道症状轻，麻疹黏膜斑不典型，皮疹少而色淡，病程3~5天，并发症少，多见于接受过疫苗免疫者。

3. 重型麻疹 见于体弱多病、营养不良、免疫力低或继发严重细菌感染等，病情凶险，死亡率高。重型麻疹又可分为中毒性、休克性、出血性及疱疹性麻疹。

【并发症】

1. 支气管肺炎 最常见，约占12%~15%。由麻疹病毒引起的支气管肺炎多不严重，并发细菌感染时病情加重，可有高热、咳嗽、脓性痰，鼻翼扇动、口唇发绀、肺部啰音等。常见的病原体有金黄色葡萄球菌、肺炎球菌、流感杆菌、腺病毒等，也可有多种病原体混合感染。易并发急性心力衰竭、心肌炎、脓胸等，死亡率较高。

2. 心肌炎 婴幼儿多见。表现为气促、烦躁、肢端发绀、面色苍白、心率快、心音低钝、肝短期内肿大等急性心力衰竭症状。

3. 喉炎 麻疹过程中可有轻度喉炎，并发细菌感染后可发生严重声音嘶哑、犬吠样咳嗽、吸气性呼吸困难、缺氧等呼吸道梗阻表现。

【辅助检查】

1. 血常规 白细胞总数减少，多为（4~6）×10⁹/L，淋巴细胞相对增高。

2. 多核巨细胞及麻疹病毒抗原检测 初期取患者鼻咽分泌物、痰和尿沉渣涂片可见多核巨细胞。可用直接荧光抗体检测剥脱细胞中麻疹病毒抗原。

3. 血清抗体检测 可检测患者血清中的抗麻疹 IgM，是早期特异性诊断方法。

4. 其他检查 超声、心电图和 X 线检查有利于并发症的诊断。

【诊断】

1. 流行病学 易感者在病前 3~4 周内有与麻疹患者接触史。

2. 临床表现 凡有发热、上呼吸道炎症、结膜充血、流泪、口腔查见麻疹黏膜斑及典型皮疹者可基本确诊。

3. 实验室检查 仅用于不典型的疑难病例。

【治疗】

主要是对症治疗和防治并发症。

1. 对症治疗 高热者酌情用小量解热剂；咳嗽用祛痰止咳药；烦躁不安可用镇静剂。

2. 并发症治疗

（1）支气管肺炎 主要为抗菌治疗，根据药敏结果选用抗菌药物。

（2）心肌炎 有心力衰竭者宜及早静脉注射毒毛花苷 K 或毛花苷 C。重症者可同时用糖皮质激素保护心肌。

（3）喉炎 应尽量使患儿安静，给以蒸气吸入稀释痰液，选用抗菌药物。重症者可同时用肾上腺皮质激素以减轻喉部水肿。

【预防】

采用预防接种为主的综合预防措施。

1. 管理传染源 对麻疹患者应早期发现、早期诊断、早期隔离和治疗。隔离期为出疹后 5 天，有并发症者延长至 10 天。对密切接触麻疹的易感儿应检疫 3 周，已做被动免疫者应延长至 4 周。

2. 切断传播途径 流行期间易感儿避免到公共场所。无并发症者可以在家隔离，以减少传播和医院内继发感染。医务人员要做好隔离、消毒。

3. 保护易患人群

（1）主动免疫 未患过麻疹的小儿均应接种麻疹减毒活疫苗。接种 1~2 天左右血中即可出现血凝抑制抗体，阳性率可达 95%~98%。易感儿接触麻疹患者后 2 天内接种疫苗有预防效果或可减轻病情。

（2）被动免疫　年幼体弱者接触麻疹患者后，应在 5 天内肌内注射人血丙种球蛋白 3ml 或胎盘球蛋白 3～6ml，可起保护作用或减轻症状，免疫有效期 3～8 周。

【常见护理诊断】

1. 体温过高　与麻疹病毒感染有关。

2. 皮肤完整性受损　与皮肤血管受损有关。

3. 气体交换受损　与麻疹并发支气管肺炎有关。

4. 清理呼吸道无效　与麻疹肺炎所致痰液增加、黏稠不易咳出有关。

【护理措施】

（一）一般护理

1. 隔离与消毒　①呼吸道隔离。对患儿采取呼吸道隔离至出疹后 5 天，有并发症者延至疹后 10 天。易感接触者隔离观察 21 天；②病室每天通风换气进行空气消毒，患儿衣被及玩具曝晒 2h，减少不必要的探视以预防继发感染。

2. 休息　出疹期或有并发症者应卧床休息，室内光线不宜过强，防止对患者眼睛的刺激。

3. 饮食　①观察患儿呕吐、腹泻及进食情况；②评估有无水、电解质平衡失调或进食不足；③给予高热量、高蛋白质、多量维生素易消化饮食；④多喂温开水和热汤，利于排毒、退热、透疹；⑤进食不足、呕泻严重者可静脉补充；⑥指导家长做好饮食护理。

4. 病情观察　①麻疹并发症多且重，为及早发现，应密切观察病情；②若患者出现出疹期透疹不畅、疹色暗紫、持续高热、咳嗽加剧、鼻翼扇动、喘憋、发绀、肺部啰音增多，则为肺炎；③重症肺炎患儿出现心率明显增快、心音减弱则为心衰；④若患儿出现频咳、声嘶，甚至哮吼样咳嗽、吸气性呼吸困难及三凹征，则为喉炎；⑤若患者出现嗜睡、惊厥、昏迷，则为脑炎；⑥若出现上述并发症，应予以相应护理。

（二）对症护理

1. 高热的护理　①监测体温，观察热型；②患儿应绝对卧床休息至皮疹消退、体温正常为止；③室内宜空气新鲜，每日通风 2 次（预防受凉），保持室温于 18～22℃，湿度 50%～60%（避免呼吸道干燥）；④衣被穿盖适宜，忌捂汗，出汗后及时更换衣被；⑤高热患儿可用温水擦浴或安乃近滴鼻；⑥忌用大剂量发汗退热药和乙醇浴、冷敷，以免影响透疹，导致并发症。

2. 皮肤、黏膜的护理　①及时评估透疹情况，皮肤有无抓伤或继发感染；②保持床单整洁干燥与皮肤清洁，在保温情况下每天用温水沐浴更衣 1 次，（忌用肥皂）；③腹泻患儿注意臀部清洁；④勤剪指甲；⑤对透疹不畅者，可用鲜芫荽煎水服并抹身，以促进血液循环和透疹，须防止烫伤；⑥加强眼、耳、鼻、咽的护理，室内光线宜柔和，常用生理盐水清洗双眼，再滴入抗生素眼液或眼膏（动作应轻柔，防眼损伤），可加服维生素 A 预防干眼病，防止呕吐物或泪水流入外耳道引发中耳炎，及时清除鼻痂，翻身拍背助痰排出，保持呼吸道通畅；⑧加强口腔护理，多喂白开水，可用生理盐水或复方硼砂溶液（朵贝液）含漱。

（三）心理护理

麻疹患者因发热，皮疹等可导致烦躁不安、焦虑，病情严重者，可出现并发症，甚至危及生命，引起患者及家属担忧、恐惧、紧张等心理反应。要注意评估患者及家属的心理反应及应对方式，家庭对患者的照顾能力等。做好解释工作，鼓励树立信心，消除不良反应，积极配合治疗和护理。

（四）家庭护理

麻疹患儿无并发症时可在家治疗护理。护理人员每天家庭访视 1~2 次，并进行上述护理指导。

（1）注意观察体温、脉搏、呼吸及神志状态。若患者出现体温过高或下降后又升高、呼吸困难、发绀、躁动不安等提示可能出现并发症。

（2）观察皮疹变化，出疹期应注意观察出疹顺序、皮疹颜色及分布情况，如出疹过程不顺利，需报告医生及时处理。

（3）观察有无脱水、酸中毒及电解质紊乱的表现。

（4）观察支气管肺炎、喉炎等并发症表现。

（五）健康教育

（1）向社区广泛宣传预防麻疹的措施，麻疹流行期间不带易感儿童去公共场所，托幼机构暂不接纳新生；为提高易感者免疫力，对 8 个月以上未患过麻疹的小儿可接种麻疹减毒活疫苗；对年幼、体弱的易感者可肌内注射人血丙种球蛋白或胎盘球蛋白。

（2）讲述麻疹是传染性强、传播快、对儿童健康有严重威胁的一种传染病。单纯麻疹可在家中隔离、治疗与护理，以减少继发感染及并发症。对麻疹的家庭护理给以具体指导，以促进患者顺利恢复。

第八节　流行性腮腺炎

流行性腮腺炎（mumps）是由腮腺炎病毒引起的急性呼吸道传染病。临床特征主要为腮腺的非化脓性炎症性肿胀、疼痛和发热等。此外可累及其他腺体组织或脏器及神经系统，引起脑膜炎、脑膜脑炎、睾丸炎、卵巢炎和胰腺炎等。本病为自限性疾病，大多预后良好，极少死亡。

【病原学】

腮腺炎病毒属副黏液病毒，为单股 RNA 病毒。此病毒含有 V 抗原（病毒抗原）和 S 抗原（可溶性抗原），感染后可出现相应的抗体。V 抗体有保护作用，在感染后 2~3 周出现。S 抗体无保护性，但出现较早，可用于诊断。此病毒抵抗力弱，不耐热，对乙醚、氯仿、甲醛溶液和紫外线均敏感。一般室温下，经 2~3 天其传染性即可消失。

【发病机制与病理特征】

腮腺炎病毒通过飞沫侵入呼吸道后，在局部黏膜上皮细胞中大量繁殖，然后进入血循环，形成第一次病毒血症。病毒经血液侵入腮腺等腺体和中枢神经系统，引起腮腺炎和脑膜炎等。病毒在受累部位进一步繁殖，并再次进入血流，形成第二次病毒血症，可侵犯第一次病毒血症未受累的腺体和器官。

流行性腮腺炎的病理特征是受累组织的非化脓性炎症。腺体及周围组织充血、水肿及淋巴细胞浸润。这些病理改变可造成腮腺导管阻塞，使唾液淀粉酶排出受阻，而经淋巴管进入血液，致使患者血液和尿液中淀粉酶增高。睾丸、卵巢和胰腺等受累时亦可见同样病变。脑组织受累时可呈急性病毒性脑膜脑炎的病理改变，包括神经细胞变性、坏死和炎性浸润，亦可呈周围血管脱髓鞘等类似细菌性脑脊髓膜炎的变化。

【流行病学】

1. 传染源 为早期患者和隐性感染者。患者腮腺肿大前 7 天至肿大后 9 天，可从唾液中分离出病毒。无腮腺炎，仅有其他器官受累者，亦可从唾液和尿中排出病毒。

2. 传播途径 本病毒存在于唾液、鼻咽分泌物中，主要通过空气飞沫传播。

3. 人群易患性 人群普遍易感。感染后一般可获得持久免疫力。患者主要为儿童，1 岁以下婴幼儿从母体获得特异性抗体而很少发病。无免疫力的成人亦可发病。

4. 流行特征 本病为全球性疾病，全年均可发病，以冬、春季为高峰。呈散发或流行，在集体儿童机构可形成暴发流行。

【临床表现】

潜伏期 8~30 天，平均 18 天。

多数无前驱症状，少数病例可有发热、肌肉酸痛、周身不适、食欲不振等前驱症状。发病后出现颧骨弓或耳部疼痛，腮腺逐渐肿大，体温随之上升可达 40℃ 以上。通常先单侧腮腺肿大，后对侧亦肿大，双侧肿大者约占 75%。腮腺肿大以耳垂为中心向前、向下、向后方发展，边界不清，触之有弹性并有触痛。局部皮肤发亮但不红，局部皮肤温度增高。早期腮腺导管口常有红肿，按压无脓性分泌物溢出。因腮腺导管阻塞，故咀嚼或进食酸性食物等促进唾液分泌增加，腺管内压升高使疼痛加剧。腮腺肿大于 2 天左右达高峰，持续 4~5 天后逐渐消退。

颌下腺或舌下腺可单独或同时受累。颌下腺肿大时，下颌部明显肿胀，可触及椭圆形腺体。舌下腺肿大时，可见舌下及颈前下颌部明显肿胀，并有吞咽困难。

【并发症】

1. 神经系统 可出现脑膜炎、脑膜脑炎或脑炎的表现，其中以脑膜脑炎多见。症状多在 1 周内消失，预后良好。偶可因引发重症脑膜脑炎或脑炎而致死。

2. 睾丸炎或卵巢炎 主要见于青春期后的成年人，成年男性出现睾丸肿大、疼痛等睾丸炎的表现；成年女性则出现下腹疼痛，明显者可触及肿大的卵巢，有触痛，多为单侧受累，症状持续 3~5 天后逐渐消退。一般不影响生育能力。

3. 胰腺炎 表现为体温再次升高，并出现恶心、呕吐、上中腹疼痛和压痛。多在 1 周内恢复。

【实验室检查】

1. 血常规 白细胞计数大多正常或稍减少，淋巴细胞相对增多。

2. 血清淀粉酶和尿淀粉酶测定 约 90% 患者发病早期有血清淀粉酶和尿淀粉酶增高，其增高的程度与腮腺肿大的程度大致呈正比。此项检查可作为早期诊断的依据。若考虑并发胰腺炎时，应进一步做血清脂肪酶检测。

3. 脑脊液检查 无脑膜炎表现的患者中，约有 50% 病例脑脊液中白细胞计数轻度升高，并可从脑脊液中分离出腮腺炎病毒。

4. 血清学检查 特异性 IgM 抗体检测的敏感性高、特异性强，可作为早期诊断的依据。

5. 病毒分离 从早期患者的唾液、血液、尿液、脑脊液中可分离出腮腺炎病毒。

【诊断】

根据流行情况及接触史、典型急性发作的腮腺肿痛特征，诊断并不困难。如遇不典型的可疑病例，可依赖实验室检查进一步明确诊断。

【治疗】

本病尚无特效治疗，除对症治疗外，应加强并发症的防治。

1. 抗病毒治疗 发病早期可试用利巴韦林（病毒唑）每日 1g，疗程 5~7 天，儿童 15mg/kg 静脉滴注。

2. 对症治疗 减轻腮腺胀痛，局部可选用紫金锭、青黛散或如意金黄散等，以适量食醋调和后外敷，胀痛较重时可给予止痛剂；体温过高时给予药物或物理降温。

3. 并发症的治疗

（1）睾丸炎 用"丁"字带将肿大的睾丸托起，局部冷敷以减轻疼痛，疼痛较剧时可用 2% 普鲁卡因作精索封闭。

（2）脑膜脑炎 除对高热、头痛、呕吐等进行对症治疗外，可静脉滴注 20% 甘露醇进行脱水治疗。重症患者可短期应用肾上腺皮质激素治疗。

【预防】

1. 控制传染源 患者采用呼吸道隔离至腮腺肿胀完全消退为止。对于接触者一般不进行医学留验，儿童应医学观察 3 周。

2. 切断传播途径　在流行期间，对易感者较多的机构应注意通风、勤晒被褥及空气消毒。

3. 保护易患人群

（1）主动免疫　可应用减毒活疫苗预防接种，预防效果可达 95% 以上。由于患者在症状出现前数日已开始排出病毒，对易感者进行预防接种是预防本病的重点。因有致畸的可能，孕妇以及有免疫损害者不宜应用。

（2）被动免疫　对易感者接触后 5 日内注射特异性高价免疫球蛋白可预防本病发生，应用普通免疫球蛋白无效。

【常见护理诊断】

1. 体温过高　与腮腺炎病毒感染有关。

2. 疼痛、胀痛　与腮腺炎病毒引起腮腺炎症有关。

3. 潜在并发症

（1）睾丸炎　与腮腺炎病毒引起睾丸的炎症有关。

（2）脑膜脑炎　与腮腺炎病毒引起脑膜、脑实质的炎症有关。

【护理措施】

（一）一般护理

1. 隔离与消毒　采用呼吸道隔离。①对患者采取呼吸道隔离至腮腺完全消肿；②对托儿所、幼儿园、部队的密切接触者应医学观察 3 周；③病室用紫外线消毒，被患者污染的食具用煮沸法消毒，被污染的物品可用 1% 甲酚皂及紫外线消毒。

2. 休息　症状明显或有并发症者应注意卧床休息。

3. 饮食　给予高热量、高蛋白质、高维生素易消化饮食（稀粥、牛奶、蛋汤、米粉、果汁等），避免酸性刺激性食物，进食不足者，静脉补液。

4. 日常卫生　加强口腔黏膜的清洁卫生，每日常规清洗口腔 3 次。婴幼儿多喂白开水，年长儿及成人患者饭后用生理盐水或复方硼砂溶液（朵贝尔液）漱口，以清洁口腔，防止细菌感染。

5. 病情观察　①流行性腮腺炎是多器官受累的疾病，并发症较多，应注意观察病情，以便及早发现并及时处理；②若患者出现头痛、呕吐、抽搐、嗜睡、谵妄、昏迷、脑膜刺激征则为病毒性脑膜脑炎；③若成人男性患者在腮腺肿大开始消退时又出现发热，睾丸明显肿胀和疼痛则为睾丸炎；④若成年女性患者在病程中出现下腹部酸痛及压痛，月经周期失调，下腹部扣及肿大的卵巢，则为卵巢炎。如出现上述表现应予以相应护理。

（二）对症护理

1. 高热的护理　①监测体温及热型，卧床休息；②体温超过 39℃者可用温水擦浴或乙醇浴，必要时可行头部冷湿敷或用安乃近滴鼻、适量阿司匹林降温；③对体温过高或有并发症者遵医嘱给予糖皮质激素。

2. 疼痛的护理　①避免进刺激性食物，尤其是酸、辣、坚硬、干燥的食物会促使唾液分泌增加，导致局部疼痛加剧，应避免食用；②供给充足水分，进食营养丰富的流质或半流质饮食，病情好转后，逐渐改为软食或普通饮食；③局部冷湿敷，选用中药制剂局部外敷以减轻受累组织的胀痛；④睾丸肿痛者可用"丁"字带托起。

（三）心理护理

流行性腮腺炎患者可因疼痛而影响进食，导致烦燥不安。如出现并发症而担心预后不良，如脑膜脑炎担心出现后遗症，生殖腺炎担心今后引起不孕不育等，而出现焦虑。要注意评估患者及家属的心理反应和应对方式，认真细致的做好解释工作，进行疾病知识的宣教，消除不良心理反应。

（四）健康教育

1. 宣传流行性腮腺炎的预防措施　积极宣传预防接种的重要性，特别是要做好儿童的预防接种工作；在流行期间，幼儿园、托儿所等儿童较集中的机构应加强空气消毒等。

2. 做好疾病有关的知识教育　本病除可引起腮腺病变外，亦可致睾丸及其他腺体、器官受累，应注意观察；本病为自限性疾病，大多预后良好。

第九节　流行性感冒

流行性感冒（influenza）简称流感，是由流感病毒引起的急性呼吸道传染病。临床主要特征为发热、乏力和关节酸痛等全身中毒症状。流感病毒传染性强，特别是甲型流感病毒易发生变异，易反复造成流行，已多次引起世界范围的大流行。

【病原学】

流感病毒属正黏液病毒，呈球形，直径 80～120nm，核酸为单股 RNA。根据核蛋白抗原不同，分为甲、乙、丙三型流感病毒。流感病毒颗粒的外膜为脂质双层结构，由两型表面糖蛋白覆盖，分别为植物血凝素（hemagglutinin，H）和神经氨酸酶（neuraminidase，N）。根据病毒外膜抗原结构的不同分为若干个亚型，H 可分为 15 个亚型（H 1~15），N 有 9 个亚型（N 1~9）。人类流感主要与 H1、H2、H3 和 N1、N2亚型有关。针对 H 抗原的抗体为中和抗体，可预防流感的传染。针对 N 抗原的抗体不具保护性，但能限制病毒的复制，因此能减少传染的严重性。流感病毒的最大特点是易于发生变异，最常见于甲型流感病毒。主要的变异形式有两种，相对变化小的称抗原漂移（antigenic drift），变化较大的为抗原转换（antigenic shift）。抗原漂移出现频率较高，具有逐渐累积效应，当达到一定程度后可形成新的流行株，因人群对之不再具有免疫力，引起暴发流行和大流行。流感病毒不耐热，对紫外线及常用消毒剂均很敏感，但对干燥及寒冷有相当耐受力，能在真空干燥下或20℃以下长期保存。

【发病机制与病理特征】

流感病毒经呼吸道吸入后，侵犯纤毛柱状上皮细胞，并在此复制，引起上呼吸道症状，并在上皮细胞变性坏死后排除较多量的病毒，随呼吸道分泌物排出引起传播流行。

病理变化是由病毒侵犯气管、支气管、细小支气管及肺泡，引起上皮细胞坏死脱落，黏膜下层有出血、水肿，镜下见白细胞浸润。肺泡有纤维蛋白渗出，出血，可见中性粒细胞及单核细胞浸润。患者在此基础上极易继发细菌性肺炎，可同时查出大量脓细胞及病原菌。当病毒在呼吸道上皮细胞内复制时，同时产生干扰素等细胞因子，并与患者全身中毒症状有关，而流感很少发生病毒血症。病毒在上呼吸道存在的时间与年龄有关，成人一般3~5天，儿童则可持续到2周。

【流行病学】

1. 传染源 流感患者及隐性感染者为主要传染源，潜伏期末及发热期均有传染性。动物亦可能为重要贮存宿主和中间宿主。

2. 传播途径 主要经呼吸道传播，密切接触亦可传播。

3. 人群易患性 人群对流感普遍易感，病后具有一定的免疫力，但不同亚型间无交叉免疫力。病毒变异后，人群重新易感而反复发病。

4. 流行特征 易引起暴发流行和大流行；一般多发生于冬、春季；多发生于学校、单位、工厂及公共娱乐场所人群聚集的场所；儿童及老年患者易并发肺炎，有较高的病死率。一次流行持续约6~8周，流行后人群重新获得一定的免疫力。乙型流感与甲型相似，而丙型流感多为散发。

【临床表现】

潜伏期为1~3天。

1. 单纯型流感 最常见。流感的表现通常较普通感冒重，急起畏寒高热，显著乏力，头痛，全身酸痛，轻度咽干、咽痛，少数患者有轻度鼻塞、流涕，面颊潮红，眼结膜外眦及咽部轻度充血。一般上呼吸道卡他症状相对较轻或不明显，少数病例可有水样腹泻。发热3~5天后消退，患者仍感明显乏力。

2. 轻型流感 症状轻，发热不高，病程2~3天。此型在流行期间多见。

3. 肺炎型流感 主要发生于老年、幼儿或体质较差的慢性心肺疾病患者。初如单纯型流感，后病情迅速加重，出现高热不退、全身衰竭、剧烈咳嗽、血性痰液、呼吸急促、发绀。双肺有干啰音，X线检查可发现多种肺部阴影等一系列肺炎表现。其原因有原发性流感病毒肺炎，继发细菌性肺炎，以及混合性病毒细菌肺炎。前者抗生素治疗无效，多于1周内死于呼吸循环衰竭。继发细菌性肺炎常见于已有慢性心肺疾患的患者，常见病原菌为肺炎球菌、葡萄球菌、流感嗜血杆菌。

【并发症】

1. 呼吸系统并发症 细菌性肺炎、鼻炎、副鼻窦炎、气管炎、支气管炎。

2. 肺外并发症 Reye 综合征、中毒性休克、心肌炎及心包炎。

【辅助检查】

1. 血常规 白细胞总数正常或减少。若继发细菌感染，白细胞总数明显增高。

2. 鼻甲黏膜印片染色 可查见包涵体。

3. 荧光抗体技术 可查见流感病毒抗原。

4. 血清学检查 采集双份血清，应用血凝抑制试验、补体结合试验，以及酶联免疫吸附试验检测相应抗体。上述检查需要相当时间，对临床诊断帮助不大，仅具有流行病学调查的价值。在发病早期和病后 2 ～ 4 周双份血清检查，效价呈 4 倍增高有价值。

5. 病毒分离 可从鼻咽部、气管分泌物中直接分离流感病毒。标本直接接种于鸡胚或其他组织培养，均易于分离流感病毒。

6. 其他检查 心电图检查和影像学检查可明确并发症的诊断。

【诊断】

依据冬春季节在同一地区，1 ～ 2 日内即有大量上呼吸道感染患者发生，或某地区有流行，结合临床表现及辅助检查可进行诊断。

【治疗】

本病应采用中西医结合等综合治疗措施，防治并发症，降低病死率。

1. 一般治疗 住院隔离治疗，及时补充必要的营养物质，注意水和电解质平衡。

2. 抗病毒治疗 尚无特效的抗流感病毒药物，临床上应用金刚烷胺和甲基金刚烷胺治疗甲型流感有一定的疗效，能缩短临床发热时间，减轻症状，加速疾病的恢复，对乙型流感病毒无作用。一般用量为 200mg/d，疗程 5 天。药物有一定的中枢神经系统副作用，如眩晕、共济失调，老年患者应用时剂量应减半。甲基金刚烷胺的不良反应较轻，更适合于临床应用。

3. 对症治疗

（1）降温 物理降温与药物降温合并使用，使体温降至正常，药物降温可用吲哚美辛（消炎痛）、氨基比林等。儿童患者应避免应用阿司匹林，以免诱发致命的 Reye 综合征。

（2）抗感染治疗 已合并细菌感染者可选用适当抗菌药物。对继发细菌性肺炎的有效控制亦十分重要，尤以老年患者病死率高，应积极给予恰当的治疗。

（3）中医中药治疗 辨证施治，以清热解毒、芳香化浊等为主，如用清开灵静脉滴注等。

【预防】

1. 管理传染源 在流感流行时，应尽可能对患者进行呼吸道隔离，加强环境消毒，减少公众集会及集体娱乐活动，以防止疫情的进一步扩散，能有效地控制人群中的流行。

2. 切断传播途径 对患者居住环境注意通风和空气消毒。

3. 保护易患人群 流感流行期间应暂停集会及集体活动，外出到公共场所应戴口鼻罩。对易患人群及尚未发病者，亦可给予药物预防。常用金刚烷胺口服。鉴于该药具有中枢神经系统的不良反应，老年人及有血管硬化者慎用，孕妇及癫痫史者应禁用。该药亦仅对甲型流感有预防作用。

预防流感的基本措施是接种疫苗。应用与现行流行株一致的灭活流感疫苗接种，可获得60% ~90%的保护效果。减毒流感活疫苗主要用于鼻腔喷雾接种，两侧鼻腔各喷0.25ml。接种后血清免疫水平不高，但可产生局部呼吸道高滴度抗体。接种对象主要为健康成人及儿童，效果尚需进一步观察考核。

【常见护理诊断】

1. 体温过高 与病毒感染有关。

2. 气体交换受损 与肺实质病变有关。

3. 潜在并发症 与抵抗力低下、细菌感染有关。

【护理措施】

（一）一般护理

1. 隔离与消毒 主要采用呼吸道隔离、接触隔离。对患者采取呼吸道隔离至热退后2天，病室每天空气消毒2次，患者用过的衣物、手帕等应煮沸消毒，或紫外线照射消毒，1%漂白粉澄清液浸泡。

2. 休息 症状明显或有并发症者应注意卧床休息，随病情改善而逐渐增加活动量。

3. 饮食 急性期患者给予高热量、高蛋白质、多量维生素易消化饮食，如米汤、牛奶、蛋类、米粉、果汁等。进食不足者，静脉补液。

4. 病情观察 ①老、幼或原有慢性病者患流感后易继发细菌性肺炎，应密切观察病情，以便及早发现；②若患者患流感2~4天后出现高热、剧咳、脓性痰、呼吸困难、发绀、肺部湿啰音、肺实变征、白细胞总数与中性粒细胞显著增高，则为继发细菌性肺炎的表现，应予以相应护理；③注意有无呼吸衰竭、循环衰竭的征兆，一旦发现异常反应及时通知医生并协助处理。

（二）对症护理

1. 高热的护理 ①患者卧床休息，监测体温；②高热患者可用温水或乙醇擦浴、冷敷，安乃近等解热止痛药；③出汗后及时擦干汗液，更换衣被；④供给足够的水分，进食易消化和富含维生素的饮食；⑤必要时经静脉补充液体；⑥头痛、身痛者可用复方阿司匹林、对乙酰氨基酚。

2. 呼吸道护理 ①观察咳嗽的性质，痰液颜色，痰液咳出的难易；②指导并鼓励患者进行有效的咳嗽排痰方法，协助患者排痰，如翻身、拍背，给予止咳祛痰剂（干咳者可用喷托维林）；③鼻塞用鼻眼净或 1% 麻黄素溶液滴鼻；④咽痛患者可用草珊瑚含片；⑤肺炎型流感易发生呼吸衰竭与循环衰竭：为患者安排一个安静、整洁、亲切的环境，以减轻心理上的压力；患者应卧床休息，保持病室空气新鲜、清洁。

（三）心理护理

流感患者可因高热、全身疼痛，引起烦燥、焦虑等不良心理反应，大多较轻，给予适当疏导可消除。年老体弱者易发生肺炎型流感，病情严重，甚至危及生命，可引起紧张、担忧、恐惧等心理反应。要注意评估患者及家属的心理反应及应对方式，积极给予心理治疗，解除不良心理反应。

（四）健康教育

单纯型流感、轻型流感患者无并发症时可在家治疗护理。护理人员每天应家庭访视，并进行上述护理指导。

【附】人感染高致病性禽流感

人感染高致病性禽流感（avian influenza）简称人禽流感，由甲型流感病毒引起的一种人、禽、畜共患的急性传染病，临床以急性呼吸道症状为主，严重者因全身多脏器功能衰竭败血性休克而死亡。本病潜伏期短，病情进展快，病死率高。

【病原学】

禽流感病毒属甲型流感病毒。甲型流感病毒呈多形性，其中球形直径 80～120nm，有囊膜。甲型流感病毒除感染人外，还可感染猪、马、海洋哺乳动物和禽类，感染禽类的甲型流感病毒称为禽流感病毒，由 H5 和 H7 亚型毒株（以 H5N1 和 H7N7 为代表）所引起的禽类疾病称为高致病性禽流感（highly pathogenic avian influenza，HPAI），其发病率和致死率都很高，危害极大。目前发现人类的禽流感病毒亚型 H5N1 对禽类具有高致病性，且可感染人体，对人有致病性。

禽流感病毒对乙醚、氯仿、丙酮等有机溶剂均敏感，常用消毒剂容易将其灭活。病毒对热也较敏感，65℃加热 30min 或煮沸（100℃）2min 以上可灭活。

【发病机制与病理特征】

人禽流感的发病机制与普通流感发病的主要原理一致。病理解剖显示，支气管黏膜严重坏死；肺泡内大量淋巴细胞浸润，可见散在出血灶和肺不张；肺透明膜形成。

【流行病学】

1. 传染源 主要为患禽流感或携带禽流感病毒的鸡、鸭、鹅等家禽，特别是感染了 H5N1 病毒的鸡。

2. 传播途径 主要经呼吸道传播。禽的分泌物和排泄物、组织器官、禽蛋中均可带有病毒，病毒污染空气、水源、食物等后通过呼吸道、消化道、皮肤伤口进入人体。但目前尚缺乏人与人之间传播的确切证据。

3. 易感人群 任何年龄均具有易感性，无明显性别差异，青少年为高发人群。禽流感一年四季均可发病，冬春季易引起暴发流行。与不明原因病死家禽或感染、疑似感染禽流感家禽密切接触人员为高危人群。

【临床表现】

潜伏期一般为 1~3 天，通常在 7 天以内。

急性起病，主要为发热，患者体温一般在 38.5℃ 以上。可伴有全身酸痛、鼻塞流涕、咽痛、咳嗽等流感样症状，约占半数病例有肺部实质体征，肺部可闻见干湿啰音。少数患者病情继续进展，出现呼吸窘迫，随即进展为急性呼吸衰竭而死亡。部分患者可出现腹痛、腹泻、恶心和呕吐等消化道表现。

【辅助检查】

1. 血象检查 白细胞总数正常或减少，细胞分类正常，淋巴细胞计数减少，有出血倾向者血小板计数减少。

2. X 线检查 X 线胸片有异常改变，包括弥漫性、多灶性或斑片状浸润。某些患者有肺段或肺小叶实变和含气支气管像。重型患者胸部 X 线检查可显示单侧或双侧肺炎，少数可伴有胸腔积液等。

3. 抗体检测 特异性抗体是确诊依据，早期和恢复期抗体双份血清滴度呈 4 倍或 4 倍以上升高。

4. 病原检测 病毒分离是确诊的依据；RT - PCR 法检测病毒核酸，也可作为确诊依据。

【并发症】

（1）细菌性上呼吸道感染，如急性鼻窦炎、急性化脓性扁桃体炎、细菌性气管炎和肺炎。

（2）部分患者病情进展快、预后差，可出现肺出血、胸腔积液、全血细胞减少、肾功能衰竭、休克及 Reye 综合征等多种并发症。

【诊断】

有流行病学史，1 周内出现临床表现者，应作出初步临床诊断。应用 H5 特异性单克隆抗体进行直接免疫荧光检测法，阴性结果可快速排除禽流感病毒 H5 亚型。确诊的金标准是从呼吸道分泌物中分离到病毒并得到血清学证实。

【治疗】

（一）隔离

对疑似和确诊患者应进行隔离治疗。

（二）对症治疗

可应用解热药、缓解鼻黏膜充血药和止咳祛痰药等。儿童忌用阿司匹林或含阿司匹林以及其他水杨酸制剂的药物，避免引起儿童 Reye 综合征。

（三）抗病毒治疗

应在发病 48h 内试用抗流感病毒药物。

1. 神经氨酸酶抑制剂 奥司他韦（Oseltamivir，达菲），为新型抗流感病毒药物，成人剂量每日 150mg，儿童剂量每日 3mg/kg，分 2 次口服，疗程 5 天。扎那米韦（Zanamivir）是一种雾化吸入剂，抑制病毒复制与释放，且无全身不良反应。

2. 离子通道 M2 阻滞剂 金刚烷胺（Amantadine）和金刚乙烷（Rimantadine）可抑制禽流感病毒株的复制，早期应用可阻止病情发展、减轻病情、改善预后。金刚烷胺成人剂量每天 100～200mg，儿童每日 5mg/kg，分 2 次口服，疗程 5 天。

（四）加强支持治疗和预防并发症

注意休息、多饮水、增加营养，给易于消化的饮食。密切观察、监测并预防并发症。抗菌药物应在明确或有充分证据提示继发细菌感染时使用。

（五）重型患者的治疗

对出现呼吸功能障碍者给予吸氧及其他呼吸支持，发生其他并发症患者应积极采取相应治疗。肾上腺糖皮质激素治疗的疗效尚不确定。

【预防】

（一）控制传染源

加强禽类疾病的监测，一旦发现禽流感疫情，动物防疫部门立即按有关规定进行处理。封锁疫区，高致病性禽流感疫点周围半径 3km 范围划为疫区，将疫点及周围 3km 的家禽全部捕杀，对疫区周围 5km 范围内的所有易感禽类实施疫苗紧急免疫接种。加强对密切接触禽类人员的监测。

（二）切断传播途径

接触人禽流感患者应戴口罩、戴手套、穿隔离衣，接触后应洗手。要加强检测标本和实验室禽流感病毒毒株的管理，严格执行操作规范，防止医院感染和实验室感染及传播。注意饮食卫生，不喝生水，不吃未熟的肉类及蛋类等食品；勤洗手，养成良好的个人卫生习惯。

（三）保护易感人群

因禽流感病毒高度易变，目前尚无上市的疫苗。对密切接触者必要时可试用抗流感病毒药物或按中医药辨证预防。

第十节　严重急性呼吸综合征

严重急性呼吸综合征（severe acute respiratory syndrome，SARS）是由变种冠状病毒（SARS 相关冠状病毒）引起的一种急性呼吸系统传染性疾病，又称为传染性非典型肺炎（infectious atypical pneumonia）。临床上以发热、乏力、头痛、肌肉关节酸痛等全身症状和干咳、胸闷、呼吸困难等呼吸道症状为主要表现，部分病例可有腹泻等消化道症状。重症病例表现明显的呼吸困难，并可迅速发展成为急性呼吸窘迫综合征。

【病原学与发病机制】

（一）病原学

SARS 病毒作为冠状病毒的变异株，是一种单股正链 RNA 病毒，含有 S、M、N 3 种结构蛋白，病毒壳表面具有呈冠状排列的毒粒。在外界环境中可存活较长时间，对常用消毒剂敏感。病毒对温度敏感，37℃可存活 4 天，56℃加热 90min、75℃加热 30min 能够灭活病毒。

（二）发病机制

SARS 是一个全身器官损伤性疾病，其主要致病靶器官是肺、免疫器官及全身小静脉。患者主要死亡原因是由于肺泡腔充满大量脱落的肺泡上皮细胞，渗出的炎症细胞及蛋白性渗出物，肺泡腔内广泛性透明膜形成，双肺实质，有效呼吸面积急骤减少，出现呼吸窘迫、免疫功能低下及全身继发性感染等所致。其致病可能主要通过两种方式对宿主造成影响：一是 SARS 病毒进入靶细胞诱导细胞凋亡，二是 SARS 病毒进入机体后诱导机体的免疫反应，免疫反应主要发生在肺、全身小血管及免疫器官，导致局部组织和器官的病变。SARS 的发病机制可能是一个多因素（包括细胞因子等）综合作用的结果。因此，阐明 SARS 的发病机制尚需大量的研究资料证实。

【流行病学】

（一）传染源

SARS 患者是最主要传染源。一般情况下传染性随病程而逐渐增强，在发病的第 2 周最具传播力。

（二）传播途径

1. 近距离呼吸道飞沫传播　即通过与患者近距离接触，吸入患者咳出的含有病毒颗粒的飞沫，是 SARS 经空气传播的主要方式，是 SARS 传播最重要的途径。

2. 接触传播 密切接触患者的呼吸道分泌物或体液、消化道排泄物或其他体液或其他被患者污染的物品导致感染。

（三）易感人群

人群普遍易感，但儿童和老人感染率较低。医护人员和患者家属是高危人群。

【临床表现】

潜伏期：SARS 的潜伏期通常限于 2 周之内，一般约 2 ~ 16 天。临床分三期：

（一）早期

（1）一般为病初的 1 ~ 7 天。起病急，以发热为首发症状，体温一般 > 38℃，半数以上的患者伴有头痛、关节肌肉酸痛、乏力等症状。

（2）部分患者可有干咳、胸痛、腹泻等症状，但少有上呼吸道卡他症状，肺部体征多不明显，部分患者可闻及少许湿啰音。

（3）X 线胸片肺部阴影在发病第 2 天即可出现，95% 以上的患者在病程 7 天内出现阳性改变。

（二）进展期

（1）多发生在病程的 8 ~ 14 天，个别患者可更长。在此期，发热及感染中毒症状持续存在，肺部病变进行性加重，表现为胸闷、气促、呼吸困难，尤其在活动后明显。

（2）X 线胸片检查肺部阴影发展迅速，且常为多叶病变。少数患者出现呼吸窘迫而危及生命。

（三）恢复期

进展期过后，体温逐渐下降，临床症状缓解，肺部病变开始吸收，多数患者经 2 周左右的恢复，可达到出院标准，肺部阴影的吸收则需要较长的时间。少数重症患者可能在相当长的时间内遗留限制性通气功能障碍和肺弥散功能下降，但大多可在出院后 3 个月内逐渐恢复。

【并发症与预后】

本病是自限性疾病，大部分患者可痊愈。SARS 的并发症一般发生在疾病最为严重的阶段。

1. 继发感染 肺部继发感染是重要的并发症，可引起空洞及胸腔积液。有并发脑内感染的可能，当出现中枢神经系统的症状和体征时，建议做颅脑 CT 或磁共振成像（MRI）检查。

2. 肺间质改变 少数患者残存肺间质纤维化，表现为不规则的高密度斑片、索条状及蜂窝状影，可引起牵拉性支气管扩张。

3. 纵隔气肿、皮下气肿和气胸 纵隔气肿表现为纵隔间隙有条状或片状气体影。皮下气肿较为明显。气胸的量一般较少。

4. 胸膜病变 多为局限性胸膜增厚，或轻度粘连。胸膜改变可随肺内病变的吸收而消退。

5. 心影增大 可能为心肌病变所致。

6. 骨质缺血性改变 骨质异常改变以髋关节多见，也可发生在膝、肩等关节和长骨骨干。建议做 CT 或 MRI 检查。

【辅助检查】

1. 血常规 白细胞计数一般正常或降低；常有淋巴细胞计数减少，部分患者血小板减少。

2. T 淋巴细胞亚群计数 常于发病早期即见 CD4$^+$、CD8$^+$细胞计数降低。

3. 胸部 X 线检查 病变初期双肺出现不同程度的片状、斑片状毛玻璃样密度影，少数为肺实变影。部分病例进展迅速，短期内融合成大片状阴影。须定期进行影像学检查，以观察病变的变化情况。

4. 胸部 CT 检查 有助于发现早期轻微病变或与其他组织重叠的病变。

5. 特异性病原学检测

（1）血清特异性抗体检测 在患者血清内可以检测到 SARS 病毒的特异性抗体。从进展期至恢复期抗体阳转或抗体滴度呈 4 倍及以上升高，具有病原学诊断意义。首份血清标本需尽早采集。

（2）SARS 病毒 RNA 检测 采用 RT-PCR 方法，具有早期诊断意义。

（3）其他早期诊断方法 免疫荧光抗体试验检测鼻咽或气道脱落细胞中 SARS 病毒。

【诊断】

结合流行病学史、临床症状和体征、一般实验室检查、胸部 X 线影像学变化，配合 SARS 病原学检测阳性，排除其他表现类似的疾病，可以作出 SARS 的诊断。具有临床症状和出现肺部 X 线影像改变，是诊断 SARS 的基本条件。流行病学方面有明确证据是最重要的支持依据。

1. 临床诊断 对于有 SARS 流行病学依据，有症状，有肺部 X 线影像改变，并能排除其他疾病诊断者，可以作出 SARS 临床诊断。在临床诊断的基础上，若分泌物 SARS-CoV RNA 检测阳性；血清 SARS-CoV 抗体阳转或抗体滴度 4 倍及以上增高，则可作出确定诊断。

2. 疑似病例 对于缺乏明确流行病学依据，但具备其他 SARS 支持证据者，可以作为疑似病例，需进一步进行流行病学追访，并安排病原学检查以求印证。

3. 医学隔离观察病例 对于近 2 周内有与 SARS 患者或疑似 SARS 患者接触史，但无临床表现者，应自与前者脱离接触之日计，进行医学隔离观察 2 周。

【治疗】

目前缺少针对病因的治疗。临床上应以对症支持治疗和针对并发症的治疗为主。

（一）一般治疗与病情监测

（1）卧床休息，注意维持水、电解质平衡，避免用力和剧烈咳嗽。

（2）密切观察病情变化。一般早期给予持续鼻导管吸氧，每天定时或持续监测脉搏容积血氧饱和度。定期复查血常规、尿常规、血电解质、肝肾功能、心肌酶谱、T淋巴细胞亚群（有条件时）和X线胸片等。

（二）对症治疗

1. 发热 可使用解热镇痛药。高热者给予冰敷、乙醇擦浴、降温毯等物理降温措施。儿童禁用水杨酸类解热镇痛药。

2. 咳嗽、咯痰 可给予镇咳、祛痰药。

3. 有心、肝、肾等器官功能损害 应采取相应治疗。

4. 腹泻 应注意补液及纠正水、电解质失衡。

（三）糖皮质激素的使用

应用糖皮质激素的目的在于抑制异常的免疫病理反应，减轻全身炎症反应状态，应用指征如下：

（1）有严重的中毒症状，持续高热不退，经对症治疗3天以上体温仍超过39℃。

（2）X线胸片显示多发或大片阴影，进展迅速，48h之内病灶面积增大 >50% 且在正位胸片上占双肺总面积的 1/4 以上。

（3）达到急性肺损伤或ARDS的诊断标准。

具备以上指征之一即可应用。成人推荐剂量相当于甲泼尼龙 $80 \sim 320$ mg/d，静脉给药具体剂量可根据病情及个体差异进行调整。

（四）抗病毒治疗

目前尚未发现针对SARS病毒的特异性药物。可试用蛋白酶抑制剂类药物洛匹那韦及利托那韦等。

（五）中医药治疗

中医药辨证论治的原则是早治疗、重祛邪、早扶正、防传变。

（六）抗菌药物的使用

目的主要为两个：一是用于对疑似患者的试验治疗，以帮助鉴别诊断；二是用于治疗和控制继发细菌、真菌感染。

（七）心理治疗

对疑似病例，应合理安排收住条件，减少患者担心院内交叉感染的压力；对确诊病例，应加强关心与解释，引导患者加深对本病的自限性和可治愈的认识。

（八）重症SARS的治疗原则

多数SARS患者的病情可以自然缓解，大约有30%的病例属于重症病例，其中部分可能进展至 ARDS，甚至死亡。因此对重症患者必须严密动态观察，加强监护，及时给予呼吸支持，合理使用糖皮质激素，加强营养支持和器官功能保护，注意水、电解质和酸碱平衡，预防和治疗继发感染，及时处理合并症。

【预防】

（一）管理传染源

1. 患者的管理　①早发现、早报告：控制 SARS 流行，病例的早期预警和防护尤其重要。②早隔离、早治疗：SARS 的疑似患者、临床诊断患者和确诊患者均应立即住院隔离治疗。同时做好疫源地的消毒与处理工作。

2. 密切接触者管理　对 SARS 患者、疑似患者都应在最短时间内开展流行病学调查，追溯其发病前接触过的同类患者以及发病前 3 天密切接触者。对症状期密切接触者均应实施医学观察，必要时实施集中医学观察，要注意避免交叉感染，隔离观察期为 14 天（自最后接触之日算起）。对可疑的发热患者，应立即住院隔离治疗。

3. 动物传染源（宿主）的管理　加强对动物宿主的监测，一旦发现可疑动物宿主，应立即向主管部门报告，采取相应的管理措施，避免与其接触。

（二）切断传播途径

1. 加强院内感染控制　选择符合条件的医院和病房是避免医院内感染的前提。建立、健全院内感染管理组织，制定医院内预防 SARS 的管理制度，严格消毒，落实医务人员个人防护措施，促使医务人员形成良好的个人卫生习惯，防止发生医院内 SARS 传播的基本措施。

2. 做好个人卫生与防护　医护人员在日常工作中必须树立良好的个人防护意识，养成良好的个人卫生习惯，规范操作。离开病区时或回家后，应洗澡、更衣。个人防护用品包括防护口罩、手套、防护服、护目镜或面罩、鞋套等。其中以防护口罩与手套最为重要，一般接触患者者应戴由 12 层以上纱布制成的口罩，在 SARS 感染区应佩戴 N95 口罩。在对危重患者进行抢救、插管、口腔护理等近距离接触的情况下，医护人员还应佩戴护目镜或面罩。

（三）保护易感人群

SARS 病毒灭活疫苗处于临床验证阶段。

【常见护理诊断】

1. 体温过高　与病毒感染有关。

2. 气体交换受损　与肺部感染有关。

3. 恐惧　与疾病威胁生命有关。

【护理措施】

（一）一般护理

1. 隔离与消毒 对 SARS 患者护理的整个过程中，按严密隔离要求，严格执行隔离消毒制度。设置隔离区域，做到确诊患者和疑似患者分房收治。一旦发现感染 SARS，应立即隔离治疗，以免引起流行蔓延，一般需隔离到出院后 2 周。对疫点和疫区彻底消毒，一般可用含氯的消毒液和过氧乙酸消毒。谢绝探视，防止室内空气污浊，定时进行空气消毒，打开门窗和换气设备，避免继发感染。

2. 休息 进展期应绝对卧床休息，恢复期患者仍要注意休息，逐渐增加活动量。

3. 饮食 ①观察患者进食情况；②评估有无水、电解质平衡失调或进食不足；③进食不足、腹泻严重者可静脉补充。

4. 病情观察 应密切观察病情，注意有无肺、心、肝、肾等器官功能损害，如果出现呼吸窘迫予以相应护理。

（二）对症护理

1. 高热的护理 ①监测体温,观察热型，及时补充热量、水分、电解质及维生素；②应用退热药；③乙醇和冷敷。

2. 意识障碍的护理

（1）密切观察病情，消除诱因。

（2）脑水肿所致者进行甘露醇脱水治疗，应注意：①脱水剂应于 30min 内快速静脉滴入，注射速度过慢影响脱水效果。②准确记录出入液量，注意维持水、电解质平衡。③因甘露醇等脱水剂是高渗液体，应注意患者心脏功能，防止发生心功能不全。

（3）按医嘱使用抗惊厥药物。应注意：①给药途径。②作用时间及不良反应。③特别应注意观察抗惊厥药对呼吸的抑制。

（4）呼吸道分泌物阻塞引起抽搐者，应给以吸痰、吸氧，并加大氧流量至 6 ~ 8L/min，以迅速改善脑组织缺氧。

（5）高热所致者，在积极降温同时按医嘱给以镇静剂。

（6）惊厥或抽搐发作时注意防止窒息及外伤。

3. 呼吸衰竭（窘迫）的护理

（1）及时评估呼吸衰竭的原因并给予相应护理。

（2）呼吸衰竭的护理 ①保持呼吸通畅：因呼吸道分泌物引起梗阻者，应及时、彻底吸痰。无效者行气管插管、气管切开。②吸氧：给予充分的鼻导管、面罩吸氧，3 ~ 5 L/min。③应用人工呼吸机：首先一定要检查好氧流量，注意面罩是否严密，呼吸机的参数是否与患者的呼吸匹配，有无人机对抗的现象，患者是否能配合和耐受。呼吸机气流过大使氧浓度稀释，压力过低不能改善通气。④肺部感染者遵医嘱使用抗菌药物治疗感染。

4. 循环衰竭的护理

（1）迅速建立静脉通道，按医嘱准确、迅速输入液体予以扩充血容量。

（2）应用血管活性药，以迅速纠正休克。

（3）快速扩容时，注意观察心功能，避免发生急性肺水肿。

（4）迅速减少心脏的前后负荷，增加心肌收缩力，应用强心苷药物时注意有无中毒的表现。

（5）密切观察治疗效果，做好各种抢救的准备工作，备好抢救药品及抢救设备。

（三）心理护理

本病传染性很强，病情严重者，甚至危及生命，患者入院后不能随便出入，存在恐惧心理。有的患者不敢正视诊断，怕遭到歧视；有的怀疑是否能痊愈，常引起患者及家属担忧、恐惧、紧张等心理反应。要注意评估患者及家属的心理反应及应对方式。做好解释工作，打消患者的顾虑、树立战胜疾病的信心，积极配合治疗和护理。

（四）健康教育

1. 加强健康教育　广泛开展 SARS 防治知识的宣传，教育群众提高自我防范意识，配合做好预防、控制工作，并注意针对疫情的变化调整宣传教育重点。明确群防、群治的措施和公众的义务与责任，要真实报道疫情，并要减少有可能引起群众恐慌的报道。

2. 社会关爱和心理干预　SARS 是一种传染性很强的疾病，一旦流行，特别是在医务人员及亲属、朋友中出现传播病例甚至死亡病例时，人们会出现各种各样的心理反应，而某些不良心理反应会影响人们的生活质量和身体健康，同时也会影响 SARS 防治工作的顺利进行。对于康复期患者，帮助其打消复发和传染他人的顾虑。对于将要出院的患者，可叮嘱其在出院后 2 周内暂勿与同事、朋友来往，可暂时用通讯等方式联络沟通感情，加强心理支持。

第十一节　手足口病

手足口病（hand foot mouth disease，HFMD）是由多种肠道病毒引起的常见传染病，以婴幼儿多见。大多数患者症状轻微，以发热和手、足、口等部位的皮疹或疱疹为主要特征。少数病例出现呼吸系统、中枢神经系统损害，引起脑炎、心肌炎、肺水肿、弛缓性麻痹等症状，个别重症患儿病情进展快，导致死亡。青少年和成人感染后多不发病，但能够传播病毒。

【病原学】

引起手足口病的肠道病毒有 20 多种，主要为小 RNA 病毒科、肠道病毒属的柯萨奇病毒（Coxasckie virus）A 组 16、4、5、7、9、10 型和 B 组 2、5、13 型；埃可病毒（ECHO viruses）和肠道病毒 71 型（human enterovirus EV71）等，其中以 EV71 及 Cox

A16 型最为常见。

肠道病毒适合在湿、热的环境下生存与传播，对乙醚、去氯胆酸盐等不敏感，75%乙醇和5%来苏也不能将其灭活，但对紫外线及干燥敏感。各种氧化剂（高锰酸钾、漂白粉等）、甲醛、碘酒都能灭活病毒。病毒在50℃可被迅速灭活，病毒在4℃可存活1年，在－20℃可长期保存，在外环境中病毒可长期存活。

【发病机制】

病毒进入人体后，在咽部和肠黏膜细胞内繁殖，进而侵入血液形成病毒血症，再散布至中枢神经系统、呼吸道、心脏、肌肉、皮肤等处，可引起无菌性脑膜炎、急性心肌炎和心包炎、流行性肌痛、上呼吸道感染、疱疹性咽喉炎及婴儿腹泻等。有些型别的柯萨奇病毒也可由孕妇经胎盘传给胎儿，引起胎儿畸形或死亡，也引起新生儿的心肌炎、先天性心脏病。

【流行病学】

（一）传染源

人是肠道病毒惟一宿主，患者、隐性感染者和无症状带毒者均为本病的传染源。发病前数天，感染者咽部与粪便就可检出病毒，通常以发病后1周内传染性最强。

（二）传播途径

（1）人群密切接触是重要的传播方式，儿童通过接触被病毒污染的手、毛巾、手绢、牙杯、玩具、食具、奶具以及床上用品、内衣等引起感染。

（2）患者咽喉分泌物及唾液中的病毒可通过空气（飞沫）传播，故与生病的患儿近距离接触可造成感染。

（3）饮用或食入被病毒污染的水、食物，也可发生感染。消毒不严可导致医源性传播。

（4）门诊交叉感染、口腔器械等。

（三）易感人群

人对肠道病毒普遍易感，感染后可获免疫力，显性感染与隐性感染之比为1:100。病毒的各型间无交叉免疫。各年龄组均可感染发病，但以≤3岁年龄组发病率最高。

（四）流行病学特征

手足口病分布极广泛，无严格地区性，四季均可发病，以夏秋季多见，在此病流行期间，幼儿园和幼托机构易发生暴发流行。

【临床表现】

（一）一般病例表现

潜伏期一般3~7天，急性起病，发热，多在38℃左右。皮疹主要侵犯手、足、口、臀四个部位，疹子不像蚊虫咬、不像药物疹、不像口唇牙龈疱疹、不像水痘的四不像特征。临床有不痛、不痒、不结痂、不结瘢痕的四不特征。部分患者初期有轻度上感症状，如咳嗽、流涕、恶心、呕吐等。口腔黏膜疹出现比较早，起初为粟米样斑丘疹或水疱，周围有红晕，主要位于舌及两颊部，唇齿侧也常发生。手、足等远端部位出现或平或凸的斑丘疹或疱疹，斑丘疹在 5 天左右由红变暗，然后消退。疱疹呈圆形或椭圆形扁平凸起，内有混浊液体，长径与皮纹走向一致，如黄豆大小不等。手、足、口病损在同一患者不一定全部出现。水疱和皮疹通常在一周内消退。预后良好，无后遗症。

（二）重症病例表现

少数病例（尤其是小于 3 岁者）可出现脑炎、脑脊髓炎、脑膜炎、肺水肿和循环衰竭等。

1. 神经系统 精神差、嗜睡、头痛、呕吐、易惊、肢体抖动、无力或瘫痪；查体可见脑膜刺激症、腱反射减弱或消失；危重病例可表现为频繁抽搐、昏迷、脑水肿、脑疝。

2. 呼吸系统 呼吸浅促、困难，呼吸节律改变，口唇发绀，口吐白色、粉红色或血性泡沫液（痰）；肺部可闻及痰鸣音或湿啰音。

3. 循环系统 面色苍白，心率增快或减慢，脉搏细速、减弱甚至消失，四肢发凉，指（趾）发绀，血压升高或下降。

【辅助检查】

1. 血常规 一般病例白细胞计数正常，重症病例白细胞计数可明显升高。

2. 血生化检查 部分病例可有轻度 ALT、AST、CK – MB 升高，重症病例血糖可升高。

3. 脑脊液检查 外观清亮，压力增高，白细胞增多（危重病例多核细胞可多于单核细胞），蛋白正常或轻度增多，糖和氯化物正常。

4. 病原学检查 自咽拭子或咽喉洗液、粪便或肛拭子、脑脊液或疱疹液，以及脑、肺、脾、淋巴结等组织标本中分离到特异性病毒核酸阳性或分离到病毒。

5. 血清学检查 特异性 EV71 抗体检测阳性。患者血清中特异性 IgM 抗体阳性，或急性期与恢复期血清 IgG 抗体有 4 倍以上的升高。

6. 胸片 可表现为双肺纹理增多，网格状、点片状、大片状阴影，部分病例以单侧为著，快速进展为双侧大片阴影。

【诊断】

1. 流行病学资料 在流行季节发病，常见于学龄前儿童，婴幼儿多见。

2. 临床表现

（1）以发热，手、足、口、臀部出现斑丘疹、疱疹为主要表现，可伴有上呼吸道感染症状。

（2）部分病例仅表现为手、足、臀部皮疹或疱疹性咽峡炎。

（3）重症病例可出现神经系统受累、呼吸及循环衰竭等表现，实验室检查可有末梢血白细胞增高、血糖增高及脑脊液改变，脑电图、核磁共振和胸部 X 线检查可有异常。

（二）确诊依据

在临床诊断基础上，EV71 核酸检测阳性、分离出 EV71 病毒或 EV71 IgM 抗体检测阳性，EV71 IgG 抗体 4 倍以上增高或由阴性转为阳性。

【治疗】

按临床表现主要包括四个阶段的治疗。

1. 疱疹性咽峡炎阶段

（1）一般治疗　注意隔离，避免交叉感染，适当休息，清淡饮食，做好口腔和皮肤护理。

（2）取西瓜霜或十六角蒙脱石（思密达）涂搽口腔患处，每天 2～3 次。同时注意看护患者，防止其对皮肤疱疹进行抓挠，以防破溃感染。

（3）对症治疗　发热、呕吐、腹泻等给予相应处理或中西医结合治疗。如小儿咽扁冲剂，清开灵口服液，板蓝根冲剂等口服药物。

2. 神经系统受累阶段　主要控制颅内高压、静脉注射免疫球蛋白、酌情应用糖皮质激素治疗。其他对症治疗有降温、镇静、止惊（地西泮、苯巴比妥钠、水合氯醛等）。

3. 心肺衰竭阶段　主要控制心力衰竭和呼吸衰竭。

4. 生命体征稳定期　避免并发呼吸道感染，促进各脏器功能恢复。

【预防】

手足口病传播途径多，婴幼儿和儿童普遍易感。做好儿童个人、家庭和托幼机构的卫生是预防本病染的关键。

1. 管理传染源　对患者应早期发现，早期诊断、隔离、治疗。发现可疑患儿时，要对患儿采取及时送诊的措施。父母要及时对患儿粪便进行消毒处理，对患儿所用的物品要立即进行消毒处理。轻症患儿不必住院，宜居家治疗和休息。

2. 切断传播途径　饭前便后、外出后要用肥皂或洗手液等给儿童洗手，不要让儿童喝生水、吃生冷食物。本病流行期间不宜带儿童到人群聚集、空气流通差的公共场所，注意保持家庭环境卫生，居室要经常通风，勤晒衣被。无并发症者可以在家隔离，以减少传播和医院内继发感染。医务人员要做好隔离和消毒。

3. 保护易患人群　对密切接触者应加强自身防护，并做定期检查，疫苗正在研制中。

【常见护理诊断】

1. 体温过高 与病毒感染有关。

2. 有皮肤完整性受损的危险 与丘疹或水疱有关。

3. 意识障碍 与脑水肿有关。

4. 有受伤的危险 与惊厥有关。

【护理措施】

(一) 一般护理

1. 隔离与消毒 一旦发现感染手足口病，应将患儿隔离，以免引起流行蔓延，直到热度、皮疹消退及水疱结痂，一般需隔离2周。患儿用过的物品应彻底消毒。一般可用含氯的消毒液浸泡，不宜浸泡的物品可置于日光下曝晒。患儿居室内应定期开窗通风，保持空气新鲜，流通，温度适宜，有条件的家庭每日可用醋熏蒸进行空气消毒。居室内勿让过多的人员进入，禁止吸烟，防止空气污浊，避免继发感染。

2. 休息 出疹期或有并发症者应卧床休息。

3. 饮食 ①观察患儿呕吐及进食情况；②评估患儿有无水、电解质平衡失调或进食不足；③患儿因发热、口腔疱疹，胃口较差，不愿进食，配以清淡、温性、可口、易消化的流质或半流质，禁食冰冷、辛辣、咸等刺激性食物；④多喂温开水和热汤，利于排毒、退热、透疹；⑤进食不足、呕泻严重者可静脉补充；⑥恢复期应添加高蛋白、高维生素食物；⑦指导家长做好饮食护理，无需忌口。

(二) 病情观察

手足口病并发症多且重，应及早发现，密切观察病情；①若患者出持续高热、咳嗽加剧、鼻翼扇动、喘憋、发绀、肺部罗音增多，则为肺炎；②患儿出现心率明显增快、心音减弱则为心衰；③若患者出现嗜睡、惊厥、昏迷，则为脑炎。

具有以下特征的患者有可能在短期内发展为危重病例，更应密切观察病情变化，有针对性地做好救治工作。①年龄小于3岁；②持续高热不退；③末梢循环不良；④呼吸、心率明显增快；⑤精神差、呕吐、抽搐、肢体抖动或无力；⑥外周血白细胞计数明显增高。留观指征。

3岁以下婴幼儿，具备以下情况之一者需留观。乡镇卫生院如发现符合留观指征患者，应立即将其转至县级以上医疗机构。①发热伴手、足、口腔、肛周皮疹，病程在4天以内；②疱疹性咽峡炎，外周血白细胞计数增高；③发热、精神差。

具备以下情况之一者需住院，应立即将其转至指定医疗机构。①精神差、嗜睡、易惊、烦躁不安；②肢体抖动或无力、瘫痪；③面色苍白、心率增快和末梢循环不良；④呼吸浅促或胸片提示肺水肿、肺炎。

(三) 对症护理

1. 高热的护理 ①监测体温,观察热型，及时补充热量、水分、电解质及维生素；

②患儿应绝对卧床休息至体温正常为止；③衣被穿盖适宜，忌捂汗，出汗后及时擦干并更换衣被；④物理降温：乙醇浴、冷敷等；⑤药物降温：对乙酰氨基酚（扑热息痛）和布洛芬等。

2. 皮肤、黏膜的护理 ①及时评估皮疹情况，皮肤有无抓伤或继发感染；②长时间卧床的患者要定时协助翻身要定时检查压疮好发部位，对受压部位及骨隆起处，用滑石粉或30%～50%乙醇（酒精）轻揉摩，垫气圈、棉垫或泡沫塑料。保持床单整洁干燥与皮肤清洁，在保温情况下每天用温水抹浴更衣1次；③加强手、足、口、臀部的护理；④勤剪指甲。

3. 惊厥、循环衰竭、呼吸衰竭、昏迷的护理 参见第二章第二节流行性乙型脑炎患者的护理。

（四）心理护理

手足口病患者因发热、皮疹等可导致烦躁不安、焦虑，病情严重者，可出现并发症，甚至危及生命，引起患者及家属担忧、恐惧、紧张等心理反应。要注意评估患者及家属的心理反应及应对方式，家庭对患者的照顾能力等。做好解释工作，关心安慰患者，鼓励树立信心，积极配合治疗和护理。

（五）家庭护理

手足口病患儿无并发症时可在家治疗护理。护理人员每天家庭访视1~2次，并进行上述护理指导。①注意观察体温、脉搏、呼吸及神志状态。若患者出现体温过高或下降后又升高、呼吸困难、发绀、躁动不安等提示可能出现并发症。②观察有无脱水、酸中毒及电解质紊乱的表现。③观察支气管肺炎、心力衰竭、脑炎等并发症表现。

（六）健康教育

（1）向社区广泛宣传预防手足口病的措施，手足口病流行期间不带易感儿童去公共场所，托幼机构暂不接纳新生。

（2）讲述手足口病是传染性强、传播快、对儿童健康有严重威胁的一种传染病。单纯手足口病可在家中隔离、治疗与护理，以减少继发感染及并发症。对手足口病的相关知识及家庭护理给以具体指导，以促进患者顺利恢复。

（辛先贵　谭永杰）

细菌感染性疾病

　　细菌是引起传染病最常见的病原体之一，从 19 世纪以来，人类对细菌感染疾病的防治进行了大量的研究，不断取得了新的突破。大多数细菌性疾病逐步被人类征服，但人类与细菌的斗争远没有结束，因不少细菌产生了广泛的耐药，而且一些新的病原菌不断被发现，给人类不断提出新的挑战。对细菌感染疾病的研究仍然是近代医学研究的重要领域之一。本章按照现代护理学的模式，介绍伤寒与副伤寒、细菌性食物中毒、细菌性痢疾、霍乱等肠道传染病，流行性脑脊髓膜炎、白喉、百日咳等呼吸道传染病以及炭疽、鼠疫患者的整体护理。

第一节　伤寒与副伤寒

伤　　寒

　　伤寒（typhoid fever）是由伤寒沙门菌引起的急性肠道传染病。主要经粪 - 口途径传播，临床表现以持续性发热、相对缓脉、全身中毒症状、玫瑰疹、肝脾肿大及白细胞减少为特征。肠出血、肠穿孔为主要并发症。

【病原学】

　　伤寒沙门菌属沙门菌属中的 D 群，革兰染色阴性，有鞭毛，能运动，在含有胆汁的培养基中生长旺盛。菌体裂解时释放的内毒素是致病的主要因素。本菌具有菌体抗原 "O"、鞭毛抗原 "H" 及表面 "Vi" 抗原，机体感染后诱生相应的抗体。伤寒沙门菌在自然环境中生活力较强，耐低温，在粪便中能生存 1～2 个月，在水中可存活 1～3 周，在牛奶、肉类、蛋类中不仅能生存并能繁殖。但对光、热、干燥、消毒剂、酸敏感，阳光直射数小时死亡，加热 60℃ 15min 或煮沸立即死亡。

【发病机制及病理特征】

　　伤寒沙门菌经口感染后，是否发病，取决于细菌的数量、毒力以及人体的防御能力。当胃酸降低、胃动力异常或肠道菌群失调等情况下，有利于伤寒沙门菌的定位和繁殖。未被胃酸杀灭的伤寒沙门菌进入回肠下段，穿过黏膜而进入肠壁及肠系膜淋巴组织中生长繁殖，再由胸导管进入血液（第一次菌血症），随血流播散到全身各脏器中继续繁殖，再次进入血流（第二次菌血症），同时释放内毒素，引起伤寒持续发热和毒血症。胆囊是伤寒沙门菌的良好繁殖场所，细菌经大量繁殖后随胆汁入肠，再次侵入肠壁淋巴组织，使原已致敏的淋巴组织产生严重炎性反应，导致淋巴结坏死和溃疡形成，临床可引起肠出血和肠穿孔。病程第4周，人体免疫力增强，病菌逐渐被消灭，肠壁溃疡逐渐愈合，患者逐渐恢复。少数患者由于免疫功能低下，潜伏于体内的细菌可再度繁殖，侵入血流造成复发。

伤寒病理变化主要表现为全身单核－巨噬细胞系统（包括肝、脾、骨髓、淋巴、肺组织）增生性反应，以回肠末端的集合淋巴结及孤立淋巴滤泡的病变最为显著。病理上分为增生、坏死、溃疡形成和溃疡愈合4期，每期约1周左右。第一周淋巴组织肿胀呈纽扣样突起；第二周肿大的淋巴组织坏死；第三周坏死组织脱落形成溃疡，甚至导致肠出血和肠穿孔；第四周溃疡逐渐愈合，不留瘢痕。肠道病变范围与临床病情的严重程度不一定呈正比。巨噬细胞吞噬伤寒沙门菌、红细胞、淋巴细胞后称为"伤寒细胞"。在病变部位，伤寒细胞可聚集成团，形成小结节，称为"伤寒小结"或"伤寒肉芽肿"，具有病理诊断意义。

【流行病学】

（一）传染源

患者及带菌者是传染源。患者自潜伏期末即可从粪便排菌，病程2～4周排菌量最多，传染性最强，恢复期仍可排菌。少数患者病愈后排菌持续3个月以上者称为慢性带菌者。原先有胆石症或胆囊炎等慢性胆道疾病的女性和老年患者容易变为慢性带菌者，偶见终生排菌，是引起伤寒流行的重要传染源。

（二）传播途径

病菌随粪便排出体外，通过污染的水或食物、日常生活密切接触、苍蝇与蟑螂等传播。水源和食物被污染是主要途径，可引起暴发流行。日常生活接触是散发病例的主要传播方式。

（三）易感人群

普遍易感，以儿童及青壮年发病为多。病后可获持久免疫力。多发生于夏秋季，卫生条件较差的地区尤为多见。在发展中国家伤寒仍是一种常见的传染病。

【临床表现】

潜伏期7～23天，大多为10～14天。

（一）典型伤寒

病程4～5周，其经过可分为下述4期。

1. 初期（病程第1周）　大多缓慢起病，有发热，体温呈阶梯式上升，于5～7天内达 39 ~ 40℃ 左右，伴有全身不适、恶心、呕吐、食欲减退、乏力、咽痛、咳嗽等。

2. 极期（病程第 2 ~ 3 周） 出现伤寒的典型临床表现。肠出血、肠穿孔等并发症多在本期出现。

（1）发热 患者多数呈稽留热，少数呈弛张热或不规则热，持续 10 ~ 14 天。

（2）消化道症状 食欲不振、腹部不适、腹胀、多有便秘，少数患者有腹泻，右下腹可有轻压痛。

（3）神经系统症状 患者神志恍惚、表情淡漠、听力减退、反应迟钝，重者可谵妄、昏迷或出现脑膜刺激症。这些表现多随体温下降而消失。

（4）循环系统症状 常有相对缓脉，即体温每升高 1℃，脉搏增加少于 15 ~ 20 次/min。并发心肌炎时，脉搏可增快。重症患者脉细速、血压下降、循环衰竭。

（5）肝脾大 大多数患者以脾肿大多见，质软有压痛。部分患者有肝脏肿大，若出现黄疸或肝功能明显异常时，提示并发中毒性肝炎。

（6）玫瑰疹 部分患者于病程 7 ~ 13 天在胸腹部分批出现玫瑰疹，一般在 10 个以内，直径 2 ~ 4mm，色淡红，压之褪色，2 ~ 3 天后消失。

3. 缓解期（病程第 3 ~ 4 周） 体温呈弛张热型逐渐下降，症状减轻，病情开始好转，但仍可出现各种并发症，如肠出血、肠穿孔等。

4. 恢复期（病程第 5 周） 体温恢复正常，症状消失，食欲恢复，一般 1 个月左右完全恢复。

（二）不典型伤寒

1. 轻型 热程较短，稽留热少见，全身毒血症状较轻，相对缓脉、玫瑰疹、肝脾大亦较少见，1 ~ 2 周可愈。多见于曾预防接种有部分免疫力者以及小儿患者。

2. 迁延型 发热持久，其他症状不很重，但病程可迁延数月之久。多见于伴有血吸虫病、其他慢性病或免疫功能较低者。

3. 逍遥型 病情轻微，能坚持日常工作，因突发肠出血或肠穿孔而发现。

4. 暴发型 骤起高热，神经系统及心血管系统中毒症状严重。患者有畏寒、高热、脉搏细速、谵妄、昏迷、血压下降、循环衰竭、中毒性心肌炎、全身出血等现象。如不及时抢救，可在 1 ~ 2 周内死亡。本型多见于严重感染、机体免疫力差的患者。

（三）特殊临床情况

1. 小儿伤寒 年龄越小，症状越不典型，小儿年龄越大，症状越接近成人。幼儿伤寒起病较急，热型不规则，呕吐与腹泻较多见，肝脾肿大明显，但少有玫瑰疹和相对缓脉，白细胞计数有时反而增多，但嗜酸粒细胞仍减少或消失。肠出血和肠穿孔较少见，并发支气管炎和支气管肺炎较多。

2. 老年伤寒 临床表现多不典型，体温多不高，虚弱很明显，易并发支气管炎与心功能不全，病程迁延，恢复缓慢，病死率较高。

（四）再燃与复发

1. 再燃 部分患者进入恢复期前，体温开始下降但尚未降至正常时，体温又重新上升，症状又加剧，称为再燃。可能与伤寒沙门菌菌血症尚未被完全控制有关。

2. 复发　少数患者在退热 1 ~ 3 周后临床症状再现，血培养再度阳性，称为复发。复发的症状一般较轻，病程较短，并发症与合并症较少。复发与胆囊或网状内皮系统中潜伏的病菌大量繁殖，再次侵入血循环有关。

（五）并发症

1. 肠出血　是最常见的并发症，肠壁病变侵蚀血管则致出血，出血量多少不等。少量出血可无症状，仅粪便隐血试验阳性；出血多者出现黑粪或暗红色血便，体温骤降后回升，血压下降、脉搏细速等失血性休克表现。多见于病后 2 ~ 3 周，过早活动、过量饮食或食物中含固体及纤维较多、用力排便等为诱因。

2. 肠穿孔　是最严重的并发症，系肠壁溃疡侵蚀浆膜所致穿孔，穿孔部位多在回肠末端。患者突感右下腹剧痛，伴恶心、呕吐及休克症状群，然后出现高热、腹胀、腹膜刺激征、肝浊音区消失等。X 线检查膈下有游离气体。多见于病后第 3 ~ 4 周，诱因与肠出血基本相同。

3. 其他　中毒性心肌炎、中毒性肝炎、支气管肺炎、胆囊炎、溶血性尿毒综合征等。

【实验室及其他检查】

1. 血常规　白细胞计数多为 (3 ~ 4) $\times 10^9$/L，中性粒细胞减少，嗜酸粒细胞减少或消失，其消长情况对伤寒的诊断与病情评估有一定参考价值。

2. 细菌培养　血培养为本病最常用的确诊依据。在病程 1 ~ 2 周阳性率最高，可达 80% 以上，以后阳性率渐降。骨髓培养阳性率高于血培养，病程各期均可进行，适用于已用抗生素治疗、血培养阴性的患者。粪培养在发病的第 3 周阳性率高，宜选新鲜粪便，勿混入尿液，但带菌者亦可呈阳性。尿培养在病程后期较高。

3. 肥达（Widal）反应　对伤寒有辅助诊断价值，伤寒抗体通常自第一周末出现，阳性率逐渐升高，一般在 3 ~ 4 周达高峰。抗体效价 O ≥ 1 : 80，H ≥ 1 : 160 有参考意义。应进行动态观察，每隔 5 ~ 7 天检查 1 次，若效价逐渐升高（恢复期应有 4 倍以上上升），方有诊断价值。

4. 其他免疫学检查　对流免疫电泳、间接血凝实验、聚合酶链反应（PCR）等，特异性较强，阳性率较高，有助于早期快速诊断，但也有一定的缺陷。

【诊断要点】

1. 流行病学资料　是否在流行区和流行高峰，有无食物和水型暴发流行。

2. 临床表现　持续高热 1 ~ 2 周以上，出现特殊中毒面容，有相对缓脉，玫瑰疹，肝脾肿大，白细胞总数减少，嗜酸粒细胞减少或消失，临床可诊断为伤寒

3. 实验室检查　细菌培养阳性可确诊，血清肥达反应阳性对本病有辅助诊断价值。

【治疗要点】

1. 病原治疗　首选第三代喹诺酮类药物，常用诺氟沙星（弗哌酸）、氧氟沙星（弗嗪酸）、环丙沙星。诺氟沙星最常用，该药体内分布广，组织浓度尤其是胆囊浓度高，对并发胆囊炎者治疗尤为有利。诺氟沙星可单独使用，也可与阿米卡星联合使用，用以治疗多重耐药菌株引起的伤寒。用法：诺氟沙星成人 0.9～1.2g/d，分 3～4 次口服，连服 2～3 周。儿童和孕妇首选第三代头孢菌素类，如头孢噻肟、头孢哌酮、头孢三嗪。非耐药伤寒仍可选氯霉素。成人每天 1.5～2g，分 3～4 次口服，退热后减半，再用 10～14 天，总疗程约 2～3 周。

2. 对症治疗　高热时宜选用物理降温，慎用发汗退热剂，以免引起大汗虚脱。如伴有谵妄、昏迷等严重中毒症状者，可在有效足量抗生素治疗同时短期给予糖皮质激素。便秘者多饮水，也可使用甘油灌肠剂（开塞路）或生理盐水低压灌肠，禁用泻药和高压灌肠。腹胀时用松节油腹部热敷（有肠出血者禁用）或肛管排气，禁用新斯的明等促进肠蠕动的药物，以免诱发肠出血或肠穿孔。腹泻者选择低糖低脂肪饮食，可给予黄连素治疗。

3. 并发症的治疗

（1）肠出血　绝对卧床休息，暂禁食，给予镇静剂及止血剂，大出血时及时补充血容量，必要时输血。如积极的内科止血无效，考虑手术治疗。

（2）肠穿孔　及早确诊，及早处理。禁食，胃肠减压，给予足量有效抗菌药物，视患者具体情况及早手术治疗。

【预防】

（一）管理传染源

对患者实行消化道隔离，治疗至体温正常后 15 天或隔 5～7 天粪便培养 1 次，连续两次阴性，方能解除隔离。对患者的排泄物及污染物严格消毒处理。慢性携带者应调离饮食业并予以治疗。接触者进行医学观察 15 天。

（二）切断传播途径

是预防和控制伤寒的主要措施，深入社区做好卫生宣传工作，养成良好的卫生习惯，做好"三管一灭"（管理好粪便、水源、饮食卫生，消灭苍蝇）工作。

（三）保护易患人群

对易感人群进行伤寒，副伤寒甲、乙三联菌苗预防接种。皮下注射 3 次，间隔 7～10 天，各 0.5ml、1.0ml、1.0ml；免疫期为 1 年。每年可加强 1 次，1.0ml，皮下注射。今年来口服减毒活菌苗 Ty21a 株的疫苗或外膜抗原－Vi 也证明有效。

【常见护理诊断】

1. 体温过高　与伤寒沙门菌感染所致毒血症有关。

2. 便秘　与肠蠕动减弱、活动量减少有关。

3. 营养失调　与进食减少、消耗过多、消化吸收功能低下有关。

4. 潜在并发症

（1）肠出血　与肠壁溃疡侵蚀血管、饮食不当、腹胀、腹泻等有关。

（2）肠穿孔　与肠壁溃疡侵蚀肠壁直至浆膜以及饮食不当、排便用力、腹胀等有关。

5. 有传播感染的可能　与伤寒沙门菌从粪便及尿液中排出有关。

【护理措施】

（一）一般护理

1. 隔离与消毒　按消化道传染病隔离。对患者的粪、尿、呕吐物及其污染物品进行严格消毒。

2. 休息与活动　发热期间患者需卧床休息至退热后 1 周，注意定期更换体位，恢复期无并发症者可逐渐增加活动量。

3. 营养与饮食　营养要求既要满足机体需要量，又要避免诱发肠道并发症。在发热期间给予营养丰富、清淡、流质饮食，少量多餐，避免过饱。可选用米粥、清肉汤、蛋汤、鲜果汁等，进食不足者进行静脉补充。避免进食刺激性和产气的食物。每日热量为 200 ～ 250kJ/kg，蛋白质 1.5 ～ 2.0g/kg，水分在 2000 ～ 3000ml/左右（包括饮食在内）。热退期间给予易消化的高热量、高维生素、无渣流质或半流饮食，少量多餐，逐渐增加食量，可选用面条、馒头、瘦肉汤、豆腐等。退热 2 周后才能恢复正常饮食。特别要注意恢复期患者常有饥饿感，容易饮食过量，切忌暴饮、暴食或进食生冷、粗糙、不易消化的食物，因为此时肠道病变尚未完全恢复，仍容易诱发肠出血或肠穿孔。腹胀者给予少用糖、牛奶等产气食物，注意补充钾盐。

4. 日常卫生　加强口腔和皮肤护理，协助患者饭后、睡前嗽口，高热出汗后及时温水擦拭，更换衣被。

（二）心理护理

医护人员与患者及家属进行有效的沟通，使其熟悉本病的基本知识，理解病程中限制饮食、消毒隔离的意义。鼓励患者说出内心感受和忧虑，针对患者及其家属的心理状况，做好解释和安慰工作，减轻心理压力。关心体贴患者，鼓励患者树立战胜疾病的信心，积极主动地配合治疗和护理。

（三）病情观察

密切观察生命体征、面色、意识的变化；大便的颜色、性状、量，有无血便；玫瑰疹出现的部位、数量；监测有无腹胀、腹痛、腹肌紧张；肝脾有无肿大及肝功能情况。

（四）对症护理

1. 高热　①监测体温变化，每 4h 测体温 1 次。②体温过高时给予冷敷、冰敷、温水或乙醇擦浴等物理降温措施。③鼓励患者少量多次饮水，成人液体入量2000～3000ml/d，儿童60～80ml/（kg·d），口服不足时静脉补充。④使用敏感抗生素治疗病因。

2. 便秘 ①观察便秘程度。②嘱咐患者切忌过分用力排便。③较重者给予开塞露或生理盐水低压灌肠。

3. 腹胀 ①观察腹胀程度。②减少或停止食用易产气食物，如牛奶、豆浆、糖等。③给予松节油腹部热敷、肛管排气和生理盐水低压灌肠。

4. 肠出血、肠穿孔 ①避免饮食不当，及时处理便秘、腹泻、腹胀，多休息，保持病室安静，必要时遵医嘱给予镇静剂。②加强监测，及早发现肠道并发症的征象，发现异常及时通知医生，配合医生抢救患者。③一旦发生肠出血，要严格卧床休息，暂禁食，严密观察血压、脉搏、神志变化及便血情况，配合医生积极治疗。④一旦发生肠出血，应禁食，经鼻插胃管减压，静脉补充热量及维持水、电解质和酸碱平衡，做好术前准备工作。

（五）诊疗护理

（1）根据医嘱准确、及时地用药，注意儿童、孕妇及哺乳期的妇女慎用喹诺酮类药物，因有可能引起骨骼发育；氯霉素可引起骨髓抑制的不良反应，要定期检查血常规。

（2）根据医嘱及时正确的采集标本送检。

（3）注意观察治疗效果。

（六）健康教育

向患者、家属及其社区广泛宣传伤寒病的相关知识，重点包括流行病学、临床表现、防治要点等内容，对患者及家属要讲解休息与饮食的重要性，积极配合隔离消毒措施。在社区要加强"三管一灭"措施，大力开展爱国卫生运动，养成良好的个人卫生习惯。对易感人群可进行伤寒菌苗接种。

副 伤 寒

副伤寒（paratyphoid fever）是由副伤寒甲、乙、丙杆菌引起的一组急性肠道传染病。副伤寒的临床经过、治疗和护理措施与伤寒大致相同，以下是副伤寒与伤寒不同的临床特点：

1. 副伤寒甲、乙 肠道病变较浅、范围较广，可波及到结肠。潜伏期较短，一般为8～10天。起病常有腹痛、腹泻、呕吐等急性胃肠炎症状，2～3天后减轻，随后体温升高，出现伤寒样症状。体温波动较大，热程较短，约2～3周。皮疹出现比较早。副伤寒甲复发率较高，肠出血、肠穿孔等并发症少见，病死率较低。

2. 副伤寒丙 可表现为脓毒血症型、伤寒型或急性胃肠炎型，一般以脓毒血症型多见。临床表现较复杂。起病急、寒战、体温迅速上升，热型不规则，热程一般1～3周。可出现迁徙性化脓病灶，以肺部、骨骼和关节等部位的局限性化脓性灶常见。肠出血、肠穿孔少见。

第二节　细菌性痢疾

细菌性痢疾（bacillary dysentery）简称菌痢，是由志贺菌属（又称痢疾杆菌）引起的肠道传染病。是我国夏秋季节常见的传染病，主要通过消化道传播，临床表现主要为腹痛、腹泻、里急后重和黏液脓血便，可伴有发热及全身毒血症状。

【病原学及发病机制】

痢疾杆菌属肠杆菌科志贺菌属，为革兰阴性菌，菌体短小、无鞭毛、无芽孢，有菌毛。根据国际微生物学会的分类，致病性志贺菌可分为4群，A群痢疾志贺菌、B群福氏志贺菌、C群鲍氏志贺菌、D群宋内志贺菌，共47个血清型。国内流行菌目前以B群福氏志贺菌为主，有的地方A群、D群的流行。各菌群和各型之间无交叉免疫，病后产生的免疫力除A群外，其余各群均较弱，时间短，故易复发和再感染。

该菌在外界环境的生存力较强，在蔬菜、水果及患者接触过的物品上能存活1~2周，在水中（37℃）存活20天。但对理化因素的抵抗力较低，日光直接照射30min，加热60℃ 10min，煮沸2min即被杀死。对各种化学消毒剂及酸很敏感。

人类进食10个以上的痢疾志贺菌即可引起发病，侵袭力是志贺菌致病的重要因素。志贺菌属经口入胃大部分被胃酸杀死，少量未被杀死的细菌进入结肠，在结肠黏膜上皮细胞内繁殖、扩散，并侵入固有层繁殖，引起肠黏膜的炎症反应和固有层小血管循环障碍，从而导致上皮细胞的变性、坏死，坏死的上皮细胞脱落形成表浅溃疡，分泌黏液及脓性分泌物。各型病菌均具有侵袭能力，能产生强烈的内毒素，并释放肠毒素和细胞毒素。内毒素引起毒血症状，如发热、意识障碍、感染性休克等。肠毒素使肠液分泌增加，引起病初的水样便。细胞毒素引起肠黏膜炎症反应，黏膜上皮细胞变性、坏死，脱落形成浅表溃疡，分泌大量黏液和渗出物。病变一般局限于结肠，以乙状结肠和直肠最显著，急性期呈弥漫性纤维蛋白渗出性炎症。中毒性菌痢结肠病变并不严重，主要是由于机体对细菌毒素产生异常强烈反应，引起急性微循环障碍等严重的病理生理改变。

中毒性菌痢发病机制尚不十分清楚，可能与机体产生强烈的过敏反应有关。内毒素入血后作用于肾上腺髓质及兴奋交感神经，释放各种血管活性物质，引起急性微循环障碍，进而导致感染性休克、DIC及脏器官功能衰竭，出现昏迷、抽搐和呼吸衰竭等。

【流行病学】

（一）传染源

患者和带菌者是传染源。急性菌痢早期传染性强，病程后期排菌量明显减少，但易成为带菌者。慢性菌痢和少数慢性带菌者可持续或间歇排菌数年，排菌虽不大，但易被忽略，故是非常重要的传染源。

（二）传播途径

主要经消化道传播。病菌随粪便排出体外，通过食品、水和手，经口感染。流行季节经食物和水传播可引起暴发流行。多数为夏季进食受污染的凉拌菜、冰棒、豆浆、肉汤、冷饮等引起流行。

（三）易感人群

普遍易感，以儿童和青壮年多见，夏秋季多发。病后获得一定免疫力，但短暂而不稳定。不同血清群及血清型间无交叉保护性免疫，易重复感染。

【临床表现】

潜伏期多为 1~2 天（数小时至 7 天）。潜伏期长短和临床症状的轻重主要取决于患者的年龄，抵抗力，感染细菌的数量、毒力及菌型等因素。痢疾志贺菌感染临床表现多较重，宋内志贺菌感染症状多较轻，福氏志贺菌介于以上两者之间，但易转为慢性。根据病情不同，可分为：

（一）急性菌痢

1. 普通型（典型） 突起畏寒发热、全身不适、恶心、呕吐，大便初为稀水样便，1~2 日后转为黏液脓血便。每天排便 10~20 次或更多，量少。常伴腹痛、便意频繁、里急后重感明显。体检多有左下腹压痛及肠鸣音亢进。自然病程一般为 1~2 周，少数患者可转为慢性。

2. 轻型（非典型） 全身毒血症状和肠道症状均较轻，不发热或低热，大便每天 10 次以内，稀便有黏液但无脓血，腹痛、里急后重较轻或缺如。病程短，3~7 天可痊愈，亦可转为慢性。

3. 中毒性菌痢 儿童多见。起病急，体温高达 40℃ 或以上，全身毒血症状严重，可有嗜睡、昏迷及抽搐，迅速发生休克及呼吸衰竭。患者肠道症状轻，可无腹泻和脓血便。根据临床表现可分为三型：

（1）休克型（周围循环衰竭型） 以感染性休克为主要表现。患者面色苍白、四肢厥冷、皮肤花纹、脉搏细速甚至不能触及、血压下降，可出现心、肾功能不全及意识障碍。

（2）脑型（呼吸衰竭型） 最严重。由于脑血管痉挛引起脑缺血缺氧、脑水肿甚至脑疝发生，严重者可出现中枢性呼吸衰竭。多数患儿无肠道症状而突然发病，患儿可出现频繁或持续性惊厥，昏迷，瞳孔大小不等，对光反射迟钝或消失，呼吸深浅不均，节律不整。用直肠拭子或生理盐水灌肠后才发现黏液便，镜检可见大量红细胞、白细胞。

（3）混合型 同时具有上述两型临床表现，常先出现高热惊厥，如未能及时抢救则迅速发展为呼吸衰竭和循环衰竭，病死率很高。

（二）慢性菌痢

菌痢反复发作或迁延不愈达2个月以上，即为慢性菌痢。其原因可能有：①急性期延误治疗或治疗不当；②机体抵抗力低下，营养不良、胃酸过低、肠道寄生虫病和慢性胆囊炎；③与感染的细菌菌型有关，如福氏志贺菌感染、耐药菌株感染。

（1）急性发作型　有慢性菌痢史，因进食生冷食物或受凉、过度劳累等诱发，出现腹痛、腹泻和脓血便，但发热不明显。

（2）慢性迁延型　急性菌痢发作后，迁延不愈，长期出现腹痛、腹泻，或腹泻与便秘交替、解黏液脓血便。左下腹可有压痛，可扪及增粗的乙状结肠。长期腹泻可导致营养不良、贫血、乏力等。

（3）慢性隐匿型　1年内有急性痢疾史，但近期无临床症状。大便培养可检出志贺菌，乙状结肠镜检查可发现黏膜炎症或溃疡。

【实验室及其他检查】

1. 血常规　急性病例血白细胞总数和中性粒细胞增加，慢性菌痢可有贫血。

2. 粪便常规　大便黏液脓血样，镜检有散在红细胞、成堆的白细胞与脓细胞，如发现巨噬细胞更有助于诊断。

3. 细菌培养　在应用抗菌药物前，取新鲜大便脓血黏液部分，早期多次送检，可提高阳性率。进行细菌培养的同时做药物敏感试验以指导临床合理选用抗菌药物治疗。

4. 其他　大便涂片进行荧光抗体检查大便中的抗原，采用抗酸染交或聚合酶链反应（PCR）可直接检查粪便中的志贺菌属核酸，可早期快速诊断，但易出现假阳性。对疑难和慢性病例可进行结肠镜检查，并在直视下取溃疡部分的渗出物做细菌培养。

【诊断要点】

1. 流行病学资料　当地的流行情况、夏秋季节发病、进食不洁食物史或有与菌痢患者接触史等。

2. 临床表现　典型病例急性期出现发热、寒战、腹痛、腹泻、黏液脓血便、里急后重等症状。中毒型菌痢以儿童多见，起病急骤，高热、惊厥、意识障碍、循环衰竭或呼吸衰竭，但胃肠道症状轻微。慢性菌痢患者有急性菌痢史，病程超过2个月而病情未愈合。

3. 实验室检查　典型病例大便呈黏液脓血样，镜检有红细胞、白细胞与脓细胞，确诊依赖于粪便培养发现痢疾杆菌。

【治疗要点】

1. 病原治疗　目前志贺菌属的耐药性逐年增多，对常用抗菌药物如磺胺类药、链霉素、氯霉素与四环素等大多耐药。

（1）急性菌痢常选喹诺酮类药物，如诺氟沙星口服，成人每次0.2~0.4g，每日四次，小儿20～40mg/（kg·d），分3～4次服用，疗程5～7天。亦可用环丙沙星、氧氟沙星等口服，但孕妇、儿童及哺乳期妇女慎用，因其可影响骨骺的发育。如有药物敏感试验结果，及时进行调整。

（2）中毒性菌痢应先静脉给予有效药物，病情好转后改为口服。除选用上述药物外，可考虑用第三代头胞菌素如头胞哌酮、头胞他啶、头胞噻肟等。

（3）慢性菌痢应根据以往的治疗经验，或根据药敏试验结果，联合用药或交叉用药，10～14天为1个疗程，可重复1～3个疗程。肠镜检查肠黏膜有溃疡病变者，宜用保留灌肠疗法，亦可考虑应用微生态制剂。

2. 对症治疗 因腹泻、呕吐致水和电解质丢失，无论有无脱水表现，均应口服补液。高热及呕吐较剧者，应静脉补液。腹痛、里急后重明显者酌用阿托品类解痉剂。高热伴严重中毒症状者，可在有效抗菌药基础上给予地塞米松。

3. 抗休克治疗

（1）补充血容量 早期应快速输液，补充血容量。首先可快速输入右旋糖酐和5%碳酸氢钠，以后用1/2张含钠液，休克改善后应用维持液。原则上应先快后慢、先盐后糖，见尿补钾，全天输液总量为50～100ml/kg。

（2）解除血管痉挛 早期给予血管扩张剂，首选山莨菪碱（654-2），0.5～1mg/kg，成人20～40mg，静脉推注，每5～15min可重复1次，直到面色转红、四肢转暖、血压回升后，逐渐延长给药时间或停药。

（3）其他 注意纠正酸中毒，必要时给予强心剂、糖皮质激素等。

4. 防治脑病 及时控制高热、惊厥。当患者出现颅内压增高、呼吸衰竭时，及时应用20%甘露醇或25%山梨醇控制脑水肿。注意保持呼吸道通畅、给氧，如出现呼吸衰竭可给予呼吸兴奋剂，必要时可气管切开及应用人工呼吸器。

【预防】

（一）管理传染源
对患者进行消化道隔离，早期彻底治疗患者，对其粪便进行消毒处理是预防的重点，直至患者连续2次粪便培养阴性方可解除隔离。对接触者观察1周，对饮食业、托幼机构、自来水厂等从业人员定期做大便培养，发现带菌者，进行隔离治疗和暂时调离工作岗位。

（二）切断传播途径
加强对饮食、饮水、粪便的管理，消灭苍蝇。养成良好的个人卫生习惯，饭前便后要洗手，不吃变质、生冷、不洁食物。

（三）保护易患人群
在本病流行季节期间可口服活菌苗，目前国内主要采用变异菌株，如F2a型依链株。活菌苗主要通过刺激肠道产生分泌性IgA及细胞免疫而获得免疫性。

【常见护理诊断】

1. 体温过高 与志贺菌属释放内毒素有关。

2. 疼痛 与痢疾杆菌致肠蠕动增强、肠痉挛有关。

3. 腹泻 与痢疾杆菌导致肠道炎症、溃疡病变引起肠蠕动增快、吸收减少等有关。

4. 组织灌注量改变 与微循环障碍有关。

【护理措施】

(一) 一般护理

1. 隔离与消毒 对患者按肠道传染病隔离措施隔离，隔离至临床症状消失、连续粪便培养 2 次（隔天 1 次）阴性为止。患者的食具、便具每天消毒 1 次，呕吐物、粪便要随时消毒后再处理。

2. 休息与活动 急性期应卧床休息，中毒型菌痢应绝对卧床休息，专人护理，患者平卧或置于休克体位，中毒症状消失，病情缓解后可下床活动，逐步增加活动量。慢性期应根据病情决定，以休养为主。

3. 饮食与营养 腹泻频繁伴呕吐时，暂禁食，由静脉补充水分和热量。能进食者给予高蛋白、高热量、高维生素、易消化的低脂流质饮食，如米汁、脱脂奶、豆浆等。病情好转后改半流质饮食，如米粥、面条、蛋糕等。少量多餐，避免生冷、有刺激性的食物。多饮淡盐水，粪便正常后逐渐恢复正常饮食。

4. 日常卫生 注意口腔和肛周皮肤清洁，每天常规口腔护理 2 次，每餐前后用温开水漱口。定期用温水抹洗皮肤，定期更换衣被。便后清洗肛周，可涂凡士林，每日用温水或 1∶5000 高锰酸钾溶液坐浴。排便后要彻底洗手，防止疾病传播。里急后重感明显时嘱患者排便时勿过度用力，以防脱肛。

5. 采集标本 早期及时采集大便标本，最好在应用抗菌药物前大便培养阳性率高，应采集新鲜含脓血大便，及时送检。中毒性菌痢患者，肠道症状不明显，可用肛拭子或灌肠洗液进行检查。

(二) 心理护理

①对患者及家属进行细菌性痢疾相关知识的教育，帮助患者了解疾病，配合治疗。②慢性菌痢患者由于病程迁延、经久不愈，易出现多虑、焦虑，情绪不稳等。要针对患者及其家属的心理状况，做好宣传解释工作，消除不良心理反应。③要告知患者按时按量服药，避免诱发因素。④解释隔离的必要性，消毒的要求，做好个人卫生。

(三) 病情观察

（1）观察疾病经过的病情变化，观察大便的次数、量、性状及伴随症状。

（2）密切观察生命体征、神志、尿量变化。

（3）当患者出现面色苍白、四肢发冷、皮肤花斑、脉细速、心率加快时应考虑周围循环衰竭；当出现频繁惊厥、昏迷加深、口唇发绀、呼吸不规则时应考虑脑水肿、脑疝致呼吸衰竭。此时应及时报告医生，配合抢救。

（4）在治疗中，要注意观察治疗效果，药物不良反应。

（四）对症护理

1. 高热 监测体温，给予物理降温，必要时可给予阿司匹林。阿司匹林除了退热作用外，尚有减少肠液分泌的作用。

2. 腹泻 急性期禁用止泻剂。主要依靠抗菌药物控制炎症。黄连素尚有减少肠道分泌的作用，可与抗生素同时应用。

3. 周围循环衰竭 ①嘱患者绝对卧床休息，平卧位或休克体位。②设专人护理、详细记录。严密观察病情，每15～30min监测呼吸、脉搏、血压、神志、尿量、血氧饱和度。记录24h出入液量。血压稳定后，延长间隔时间。③注意保暖，给氧。④迅速建立并维护好静脉通道，保证输液通畅及药物及时使用。⑤遵医嘱扩容、纠正酸中毒等抗休克治疗，根据血压、尿量调整输液速度，防止肺水肿的发生，⑥治疗中注意观察休克症状改善情况，要求达到四肢回暖，发绀消失，神志转清，收缩压＞11.97kPa（90mmHg），尿量＞30ml/h。

4. 腹痛 禁生冷食物。腹部置热水袋，可缓和胃肠痉挛。可给予适量镇静药或阿托品。

5. 药物保留灌肠 使药物直接作用于肠壁病变处，以杀灭病菌和刺激新生肉芽，适用于久治不愈的慢性菌痢。

（1）方法 5%～10%大蒜新素200ml，加入泼尼松20mg、0.25%普鲁卡因10ml。或用庆大霉素8万～16万U代替大蒜新素。每晚1次，10～14天1个疗程。

（2）注意事项 灌肠前先清洁灌肠，药液温度保持在37～38℃。取左侧卧位，臀部垫高10cm左右，肛管插入7～10cm，保留4h。操作中动作要轻、稳。注意有无剧烈疼痛、面色苍白、出冷汗等情况，一旦发生，立即停止治疗，并通知医生。

（五）诊疗护理

（1）根据医嘱准确及时的用药，注意药物的不良反应，如皮疹、肝肾功能和造血系统的损害。

（2）遵医嘱及时、正确地采集粪便标本。

（六）健康教育

参见本章第一节"伤寒"。

第三节 细菌性食物中毒

细菌性食物中毒（bacterial food poisoning）是由于进食被细菌或细菌毒素污染的食物，引起的急性感染性中毒性疾病，临床上分为胃肠型和神经型食物中毒两大类。

一、胃肠型食物中毒

很多细菌均能引起胃肠型食物中毒，主要发生于夏秋季，潜伏期短，集体发病常有不洁饮食史，以急性胃肠炎为主要表现。

【病原学及发病机制】

1. 沙门菌属（*Salmonella*）　是引起胃肠型食物中毒最常见的病原菌之一，革兰染色阴性，广泛存在于家禽、家兽的内脏、肠道及肌肉中。其在自然环境中抵抗力较强，在适宜温度下（22~30℃）的食物中大量繁殖，但不耐热，60℃ 25~30min 可将其灭活，煮沸立即死亡。

2. 副溶血性弧菌（*Vibrio parahaemolyticus*）　又称嗜盐杆菌，革兰染色阴性，在无盐条件下不能生长，广泛存在于含烟较高的腌制品及海产品中。本菌抵抗力较强，在抹布及砧板上能生存 1 个月，但对酸及热敏感，食醋中 3 分钟即死亡，加热到 56℃ 5~10min 可灭活。

3. 金黄色葡萄球菌（*Staphylococcus aureus*）　简称金葡菌，革兰染色阳性，只限能产生肠毒素的菌株，该菌广泛存在于外界环境及人体皮肤、鼻咽部黏膜及各种皮肤化脓性感染灶内。此菌污染食物后，在室温下大量繁殖而产生肠毒素，此毒素对热的抵抗力很强。

4. 其他　大肠杆菌、蜡样芽孢杆菌等也可导致胃肠型食物中毒。

病菌随污染的食物进入人体，发病与否及病情轻重，则与细菌或其毒素的污染程度、进食量的多少、人体抵抗力等因素有关。沙门菌属通过侵袭肠黏膜和黏膜下层，造成菌血症和释放内毒素，毒素引起发热并使消化道蠕动增加而发生呕吐腹泻。副溶血性弧菌产生溶血毒素，引起肠黏膜炎症，并产生肠毒素，引起分泌性腹泻。变形杆菌产生肠毒素，引起分泌性腹泻。

【流行病学】

1. 传染源　被致病菌感染的动物和人均是传染源。副溶血性弧菌的传染源主要是海产品。

2. 传播途径　经消化道传播。其原因主要是：①食品加热不彻底；②食品制作不符合卫生要求；③熟食保管不善。

3. 易患人群　普遍易感，病后无明显免疫力，可反复感染。

4. 流行特征　多发生于夏秋季节，沿海及海岛地区发病率较高。各年龄组均可发病。共餐者常短期集体发病。

【临床表现】

潜伏期短，常于食后数小时内发病，超过 72h 的病例基本可以排除食物中毒。

各种细菌引起的中毒及感染症状基本相似。主要表现为起病较急，有腹痛、呕吐、腹泻等胃肠炎症状。先有腹部不适，继而上、中腹部出现持续性或阵发性绞痛，呕吐物多为所进食物。腹泻轻重不一，每天数次至数十次，多为黄色稀水样便或黏液便。

吐泻严重者可出现脱水、酸中毒，甚至休克。部分患者有畏寒、发热、乏力、头痛等全身中毒症状。

病程较短，多在 1~3 天内恢复。

【实验室及其他检查】

1. 一般检查 血白细胞计数多正常，部分可增高。大便镜检可见白细胞、红细胞。

2. 病原学检查

（1）细菌培养 将患者的呕吐物、粪便及可疑食物等做细菌培养，如能分离出同一病原菌即可确诊。

（2）特异性核酸检查 采用特异性核酸探针进行核酸杂交和特异性引物进行聚合酶链反应检查病原菌。

【诊断要点】

1. 流行病学资料 在夏秋季节有进食可疑被污染的食物史。

2. 临床表现 共餐者在短期内同时出现相似的胃肠道症状，如恶心、呕吐、腹泻、腹痛等。

3. 实验室检查 将患者的呕吐物、粪便及可疑食物等做细菌培养，能获得同一病原菌。

【治疗要点】

1. 病原治疗 细菌性食物中毒多为自限性，病情不重者可不用抗菌药物治疗，但病情严重者应选用有效的抗菌药物。大肠埃希菌、沙门菌属、变形杆菌等感染可选用喹诺酮类、氯霉素、阿米卡星等。副溶血性弧菌感染可选用氯霉素、四环素。

2. 对症治疗 呕吐、腹痛明显者暂进食，可应用阿托品或山莨菪碱。及时纠正水、电解质及酸碱平衡失调。高热者降温处理，精神紧张不安时给予镇静剂。

【预防】

预防的关键是搞好饮食卫生，加强食品卫生监督及管理。做好饮食卫生的宣传教育，不吃不洁、变质或未经煮熟的肉类食物。消灭苍蝇、蟑螂等传播媒介。

二、神经性食物中毒

神经性食物中毒又称肉毒中毒，是由于进食含有肉毒杆菌外毒素的食物而引起的食物中毒性疾病。

【病原学及发病机制】

肉毒杆菌为革兰阳性厌氧芽孢杆菌，在繁殖时产生毒性极强的嗜神经性毒素，称为肉毒素。根据肉毒素抗原性不同，可分为 A、B、C、D、E、F、G 7 种类型，对人致病的主要是 A、B、E 型。芽孢抵抗力极强，对常用消毒剂不敏感，耐热，需加热 120℃ 30min 才能杀死。外毒素不耐热，煮沸 10min 被破坏，对胃酸有抵抗力，胃蛋白酶及胰蛋白酶能将毒素分解成较小的片断，但不能破坏其毒性，反而有利于毒素的吸收。芽孢的耐热力极强，100℃ 6h 仍有活性，对常用消毒剂不敏感。肉毒杆菌污染了各种罐头食品、面酱及豆制品后，在 16～31℃ 无氧条件下，4～5 天即可产生肉毒素。

外毒素随污染的食物，经胃和小肠消化酶分解，从小肠吸收入血循环，到达神经系统，主要作用于脑神经核、外周神经、肌肉接头处及自主神经末梢，抑制神经传导递质乙酰胆碱的释放，使肌肉不能收缩而瘫痪。

【流行病学】

1. 传染源 动物是主要的传染源，肉毒杆菌从动物肠道排出后，其芽孢可在土壤中长期存活。

2. 传播途径 主要是通过进食被肉毒杆菌污染的食物传播。肉毒杆菌常存在于变质肉食品、豆制品中，如罐头、腊肠等。食品在缺氧条件下，肉毒杆菌大量繁殖，产生肉毒素，食用前又未充分蒸煮，是造成肉毒中毒的主要原因。偶可因伤口感染肉毒杆菌而中毒。

3. 易患人群 普通易感，病后无免疫力。

【临床表现】

潜伏期 一般 12～36h，短者 2h，长可达 10 天。潜伏期与毒素剂量有关，中毒剂量越大，潜伏期越短，病情越严重。

临床表现轻重不一，轻者仅轻微不适，重者迅速致死。起病多急剧，以中枢神经症状为主，胃肠道症状很轻。有恶心、呕吐、继而出现头痛、头晕、乏力、视物模糊、复视。体检发现上睑下垂，瞳孔不等大，对光反射减弱，眼外肌运动无力，腭、咽、舌、呼吸肌出现弛缓性瘫痪，表现为咀嚼困难、吞咽困难、言语困难、呼吸困难。肢瘫较少见，为对称性软瘫。体温正常，意识清楚。病程长短不一，大多于 6～10 天恢复，有时可达数月。病死率 A 型为 60%～70%，B 型为 10%～20%，E 型为 30%～50%，死因多为中枢性呼吸衰竭，亦因心力衰竭或继发肺炎死亡。

【实验室及其他检查】

1. 病原学检查 将可疑食物、呕吐物或排泄物加热煮沸 20min 后，进行厌氧培养，可检出肉毒杆菌。

2. 毒素检查 可采用动物试验、中和试验等方法判断有无毒素和型别判断。

【诊断要点】

1. 流行病学资料 有进食变质罐头或瓶装食品、腊肠、发酵食品等可以被污染经历，同食者集体发病。

2. 临床表现 起病急，临床表现有视物模糊、中枢神经系统损害的症状和体征。

3. 实验室检查 取可疑食物或患者粪便做厌氧菌培养可发现肉毒杆菌。

【治疗要点】

1. 一般治疗

（1）清除胃肠内的毒素 患者在进食可疑食物 4h 内可用 5%碳酸氢钠或 1：4000 高锰酸钾溶液洗胃。因肉毒素在碱性环境中易被破坏，氧化剂可使毒力减弱。洗胃后注入 50%硫酸镁导泻，破坏胃肠内尚未吸收的毒素。

（2）支持治疗 注意补充液体和营养。

（3）对症治疗 注意保持呼吸道通畅及氧的供给，防治心、肺衰竭。

2. 抗毒素治疗 原则为早期、足量注射给予，用药前皮试。因抗毒素不能中和已经与组织结合的毒素，因此要力争在起病后 24h 内或瘫痪前应用多价抗毒血清最为有效，10 万～15 万 U 静脉及肌肉各半量注射。注射前做皮肤过敏试验，如试验阳性，则用脱敏注射给药。必要时 6h 可重复给药一次。

【预防】

同胃肠型食物中毒。如果进食的食物已证明有肉毒杆菌毒素的，或集体进食中已有人发病，其余人均应立即注射多价抗毒素。

【常见护理诊断】

1. 体液不足 口渴、皮肤弹性差、尿少，与呕吐、腹泻有关。

2. 腹泻 水样便、稀便，与肠道细菌感染有关。

3. 疼痛 腹痛，与肠痉挛、肠道炎症有关。

4. 营养失调 低于体需要量 体重下降，与呕吐、腹泻、吞咽困难有关。

5. 低效性呼吸型态 呼吸困难，与肉毒素致呼吸肌瘫痪有关。

【护理措施】

（一）一般护理

1. 隔离与消毒 按肠道传染病隔离措施隔离，对患者的呕吐物和排泄物进行消毒处理。

2. 休息与活动 尽早卧床休息。瘫痪者定期更换体位，防止压疮和坠积性肺炎的发生。恢复期有视觉障碍者，应协助活动。

3. 营养与饮食 有呕吐及严重腹泻者暂禁食，呕吐停止后宜多饮淡盐水，腹泻减轻后给予流质饮食，忌食多脂肪、多纤维食物，腹泻停止后改为普通饮食。有吞咽困难者行鼻饲。进食不足者给予静脉营养，注意维持水、电解质及酸碱平衡。

4. 日常卫生 注意口腔和皮肤清洁，呕吐后及时漱口，保持衣被清洁干燥。便后及时清洗，保持肛周皮肤清洁。

（二）心理护理

细菌性食物中毒往往起病急剧，病情较严重，且多人发病，肉毒中毒者可迅速死亡。因此，患者常可出现恐惧、焦虑。应注意评估患者的心理反应和应对方式，进行心理疏导，树立战胜疾病的信心。

（三）病情观察

定期检测生命体征，观察呕吐、腹泻症状，有无脱水、休克现象及肺部感染的表现。肉毒中毒者应设专人护理，密切观察有无呼吸衰竭、心力衰竭的征象。

（四）对症护理

1. 补充液体 吐泻严重可致脱水、酸中毒、休克，应补足液体。常先给予平衡盐液，后补含糖液。要保持输液通畅，准备好液体。输液中应注意脉搏、呼吸、尿量，防止输液过快引起心力衰竭、肺水肿。

2. 腹泻 注意保持肛周皮肤及衣被清洁，便后用温水或 1:5000 高锰酸钾溶液坐溶。腹痛时给予腹部热敷，亦可应用解痉剂。

3. 呼吸衰竭 注意观察呼吸情况，保持呼吸道通畅，及时吸出聚积的口腔分泌物，给氧，必要时气管切开或用人工呼吸机。

（五）诊疗护理

（1）根据医嘱准确、及时地用抗毒素治疗、洗胃、灌肠。

（2）及时采集患者进食的可疑食物进行厌氧菌的培养。

（3）注意观察治疗效果。

（六）健康教育

向社区广泛宣传食物中毒的有关知识及危害性。禁止出售和食用不洁、变质或未经煮熟的食物。家庭中的剩饭菜一定要加热煮透。有进食可疑食物史，同食者先后发病，起病突然，主要表现为胃肠炎者，应考虑胃肠型食物中毒；主要表现为视物模糊、吞咽、发音和呼吸困难等，应考虑肉毒中毒。要及时诊治。

第四节 霍 乱

霍乱（cholera）是由霍乱弧菌引起的烈性肠道传染病，主要经水和食物传播，典型病例发病急，传播快，临床上以骤起剧烈腹泻、呕吐，由此导致脱水、肌痉挛及循环衰竭为特征。该病属国际检疫传染病，在我国《传染病防治法》中列为甲类传染病。

【病原学及发病机制】

霍乱弧菌革兰染色阴性，呈弧形或逗点状杆菌，尾端有鞭毛，运动极为活泼，在碱性（pH 8.8～9.0）环境下生长良好。WHO 腹泻控制中心将霍乱弧菌分类为：①O1

群霍乱弧菌：包括古典生物和埃尔托生物型。②非 O1 群霍乱弧菌：可分为 137 个血清型（O2～O138）。1992 年孟加拉等地发现了霍乱的暴发流行，后证实此次流行是一种新的血清型，命名为 O139 霍乱弧菌。它含有与 O1 群相同的毒素基因，能引起流行性腹泻。③不典型 O1 群霍乱弧菌：本群在体内外不产生肠毒素而无致病性。

霍乱弧菌不耐干燥和热，对酸和一般消毒剂敏感，日光照射 1～2h，1% 漂白粉 10min 死亡，煮沸立即死亡，但耐低温。

霍乱弧菌经口感染后是否发病，取决于机体的免疫力和食入霍乱弧菌的菌量和致病力。在胃酸分泌减少，大量饮水、大量进食或食入弧菌量多的情况下，细菌经胃到达小肠，黏附并定居小肠中，大量繁殖，分泌霍乱肠毒素。霍乱肠毒素与小肠黏膜上皮细胞膜上的受体结合后，促进细胞内发生一系列酶反应，刺激肠黏膜隐窝细胞过度分泌水及电解质，同时抑制肠绒毛细胞对钠及氯的正常吸收，以致肠腔内积聚大量的水和电解质，引起水样腹泻；霍乱肠毒素还能促使肠黏膜杯状细胞分泌黏液增多，水样便中含大量黏液。由于腹泻导致大量丢失，发生严重脱水、电解质紊乱，使胆汁分泌减少，可使泻吐物呈米泔水样。由于循环衰竭、肾血流不足、低钾和毒素的影响，可致肾功能严重损害。

【流行病学】

（一）传染源

患者和带菌者是本病的传染源，其中轻型患者、隐性感染者和恢复期带菌者是重要的传染源。

（二）传播途径

可通过水、食物、苍蝇以及日常生活接触等途径传播，水源传播是最主要的传播途径。近年发现可通过污染鱼、虾等水产品引起传播。

（三）易感人群

人群普遍易感，以隐形感染居多，病后可获一定免疫力，能产生抗菌抗体和抗肠毒素抗体，但有再次感染的可能。

（四）流行特征

热带地区常年发病，无明显季节性。我国历次霍乱流行，都是从国外传入，在沿海或沿江地区发患者数最多，以 7～10 月份为发病高峰季节。1992 年新发现的 O139 型，已波及多个国家和地区，有形成第八次世界大流行趋势。

【临床表现】

潜伏期最短 3～6h，最长达 7 天，一般 1～3 天。

古典生物型和 O139 霍乱弧菌所致感染，临床症状较重，埃尔托生物型所致者症状较轻。典型病例临床经过分为三期：

1. 泻吐期 多突起剧烈腹泻，继而呕吐。腹泻时多无发热、腹痛及里急后重。每天大便数次至十数次，甚至频繁不可计数，大便性质最初多为黄水样或清水样，量多，腹泻严重者可为白色混浊的"米泔水"样。少数病例可出现洗肉水样便。呕吐为喷射状和连续性，呕吐物初为胃内容物，继而水样，严重者渐呈米泔水样，多无恶心。此期持续数小时至 2 天。

2. 脱水虚脱期 由于剧烈泻吐，体内大量水分和电解质丢失，患者可迅速出现脱水电解质紊乱和循环衰竭。患者表现为烦躁不安、声嘶、口渴唇干、眼窝下陷、舟状腹、皮肤弹性消失、呼吸短促、脉搏细弱、心音微弱、血压下降。低钠引起肌肉兴奋性增高，常有腹直肌和腓肠肌痉挛。低钾可致肠鸣音减弱、心动过速、心律失常。循环血量减少可出现少尿、无尿等肾功能障碍。此期持续数小时至 3 天。

3. 恢复期（反应期） 随着吐泻停止，脱水得到纠正，患者体温、脉搏、血压恢复正常，尿量增多。若虚脱期过长，可出现反应性发热（由残余毒素吸收或继发细菌感染所致），体温 38～39℃，持续 1～3 天可自行消退。

临床上根据脱水、血压、尿量等将霍乱分为轻、中、重型及暴发型（极为罕见）。暴发型的特点是起病很急，尚未见吐泻即已死于循环衰竭，又称"干性霍乱"。

【实验室及其他检查】

1. 一般检查 血常规中白细胞总数增高，可达（10～30）×10^9，中性粒细胞及大单核细胞增高。红细胞计数、血红蛋白、血细胞比容升高。血清钾、钠、氯及二氧化碳结合力降低，尿素氮增加。尿检可见红细胞、白细胞及管型。粪检可见黏液和少量红、白细胞。

2. 病原学检查 泻吐物直接涂片染色镜检可见霍乱弧菌，呈鱼群状排列。大便悬滴镜检可见弧菌运动活泼呈流星样穿梭活动，并可被特异性抗血清抑制。采用荧光抗体技术，可获得较快速的病原学结果，而碱性蛋白胨水增菌后培养并进行血清学鉴定与分型，有利于确诊。

3. 血清学检查 可检测抗菌抗体和抗毒抗体，一般在发病第 5 天出现阳性，8～21天达高峰。主要用于流行病学的追溯性诊断和粪便培养阴性的可疑患者的诊断。

【诊断要点】

符合下列条件之一者可诊断为霍乱：凡有泄吐症状，粪便培养霍乱弧菌阳性者；霍乱流行期间，在疫区有典型症状，但粪便培养未发现霍乱弧菌而无其他原因可查者，经双份血清凝集实验，效价呈 4 倍增长；在流行病学调查中，发现首次粪便培养阳性前后各 5 天内，有腹泻症状及接触史，可诊断为轻型霍乱。

【治疗要点】

1. 及时补液 及时补充足量的液体和电解质是治疗霍乱的关键环节。通常首选541 液（每升液体中含氯化钠 5g，碳酸氢钠 4g，氯化钾 1g，另加 50% 葡萄糖注射液

20ml），如有休克，则先用2:1液或生理盐水扩容，待血压回升后改用541液。第一天的补液量和速度根据失水程度决定：轻度失水补液3000～4000ml（儿童120～150ml/kg）。最初1～2h以5～10ml/min快速静脉滴入；中度失水补液4000～8000ml（儿童150～200ml/kg），最初1～2h快速滴入2000～3000ml，待血压、脉搏恢复正常后，再减慢滴速为5～10ml/min；重度失水补液8000～12000ml（儿童200～250ml/kg），一般用两条静脉通道，开始以40～80ml/min输入，0.5h后按20～30ml/min继续输入，直至休克纠正后逐渐减慢输液速度。

对于轻型病例或重症病例经治疗好转后可用口服补液盐（ORS）液，每升ORS液中含氯化钠3.5g，碳酸氢钠2.5g，氯化钾1.5g，葡萄糖20g。开始6h成人每小时口服750ml（儿童250ml），以后每6h口服量为前6h泻吐量的1.5倍。

2. 抗菌治疗　及早应用有效的抗菌药物，能缩短病程，减少腹泻次数和量，清除病原菌，但不能减轻病情，仅作为补液治疗的重要辅助措施。常用药物有多西环素、诺氟沙星、环丙沙星、复方磺胺甲噁唑等，疗程3天。

3. 对症治疗　在补液过程中要注意纠正酸中毒、低钾血症。在补足血容量后，血压仍低者，可应用血管活性药物、糖皮质激素、强心剂等。

【预防】

（一）管理传染源
设置肠道门诊，健全疫情报告制度，及时发现患者。对患者和带菌者，及早进行严密隔离。对密切接触者严格检疫5天，并进行粪检和预防性服药。

（二）切断传播途径
大力开展以"三管一灭"为中心的群众性卫生运动，宣传喝开水、吃熟食、饭前便后洗净手的卫生习惯。一旦有霍乱流行，要进行疫区检疫，对疫点、疫区进行严密消毒、隔离。对患者及带菌者的粪便和排泄物应严格消毒。

（三）提高人群免疫力
应用霍乱菌苗进行预防接种，可提高人群的免疫力。应用基因工程技术研制的口服菌苗和减毒活菌苗已取得重大进展。

【常见护理诊断】

1. 体液不足　与霍乱肠毒素致体液丢失过多有关。
2. 恐惧　与突然起病、疾病扩散、病情严重及实施严密隔离有关。
3. 有传播感染的危险　与肠道排出大量霍乱弧菌有关。

【护理措施】

（一）一般护理

1. 隔离与消毒　对患者及带菌者按肠道传染病的隔离措施严密隔离，隔离期至症状消失后 6 天，隔天大便培养 1 次，连续 3 次阴性为止。吐泻物用 20% 漂白粉乳剂消毒 2h 后再倒，或排入专用化粪池中进行消毒处理。便具、餐具、衣服等用物及地面、家具用 0.5% 次氯酸钠溶液消毒。不能浸泡的用物可用过氧乙酸熏蒸。严禁探视和陪伴。

2. 休息与活动　患者均应卧床休息，轻型患者可在规定范围内适当活动，重型患者应卧床休息至症状好转。重型患者应卧于臀部带孔的床，床下对孔放置便器。

3. 饮食与营养　泻吐剧烈时应暂时禁食，待呕吐、腹泻缓解后，先给予果汁、米汤等流汁，而后给予低脂半流饮食，不宜用牛奶和豆浆。饮食要少量多餐，待症状消失后，逐渐恢复到正常饮食。注意补充水分。

4. 日常卫生　注意保持床铺的平整、干燥和清洁。由于泻吐频繁，要及时清洗口腔及肛周皮肤，保持皮肤清洁。

（二）心理护理

由于患者病情严重，知识的缺乏，同时采取严密隔离，社交中断，常产生恐惧、孤独、自悲等心理。要鼓励患者充分表达自己的情感，及时评估患者及家属的心理状态。耐心解释病情，介绍严格强制管理的重要性，以取得合作，解除心理负担。同时要帮助患者树立战胜疾病的信心和增强安全感。热心帮助患者及时清除排泄物，更换污染的物品，营造清洁舒适的环境。

（三）病情观察

在病程中要密切观察病情变化，至少每 4h 测生命体征 1 次；随时记录出入液量、大小便次数、量和性状，判断脱水程度；有无低血钾、低血钠、代谢性酸中毒等水电解质酸碱平衡紊乱；有无休克、肾功能损害等重要脏器的改变。

（四）对症护理

1. 脱水的护理　评估患者的脱水程度，迅速建立静脉通路，用粗大针头，选择易于固定的较大血管，必要时用两条静脉通路，及时补充足量的液体。大量或快速输液时最好将液体加温至 37~38℃，以免因快速输入大量低温液体而出现不良反应。在补液过程中，随时观察补液效果，如血压回升、有无排尿、脱水纠正情况等。同时要注意输液反应如有无心力衰竭和肺水肿的发生，一旦出现，立即通知医生，减慢或暂停输液、吸氧、使用强心剂等。

2. 腹泻的护理　密切观察腹泻情况，及时清理呕吐物和排泄物，保持皮肤、口腔、肛门的清洁，保持衣被整洁。入院当天采集吐泻物送常规检查及细菌培养，以后每天送大便培养 1 次。伴呕吐的患者，呕吐时要给予必要的帮助，如支撑患者的头或肩，卧床者头应取侧位。

（五）诊疗护理

（1）根据医嘱及时补液，注意补液的量、速度。

（2）准确记录 24h 出入液量。

（3）注意观察补液效果及并发症。

（六）健康教育

霍乱是危害人民健康的甲类烈性传染病，传染性强，流行时严重影响人民群众的身心健康，甚至影响生活、生产、旅游、外贸、交通运输以及社会安定，成为世界严重的公共卫生问题。霍乱的防治工作是一个社会性的工作，因此，要在社区广泛进行健康宣教，人人参与防治工作。健康教育的主要内容包括霍乱的基本知识，如流行过程、发病机制、临床表现、预防治疗措施等，特别是早期表现和预防措施，健全疫情报告制度，及早发现并处理患者和带菌者是控制霍乱流行的关键。指导患者遵医嘱用药，教会观察药物疗效和不良反应。

第五节　流行性脑脊髓膜炎

流行性脑脊髓膜炎（epidemic cerebrospinal meningitis）简称流脑，是由脑膜炎奈瑟球菌经呼吸道传播引起的急性化脓性脑膜炎。流脑在化脓性脑膜炎的发病率中居首位。临床上以突起高热、剧烈头痛、频繁呕吐、皮肤黏膜瘀点、瘀斑及脑膜刺激征为主要表现。

【病原学及发病机制】

脑膜炎奈瑟菌属奈瑟菌属，革兰染色阴性，呈肾形，多成对排列或 4 个相联，专性需氧，营养要求高，在外界抵抗力弱，低于 32℃ 或高于 41℃ 时不能生长。该菌仅存在于人体，可从带菌者鼻咽部及患者鼻咽部、血液、脑脊液、皮肤瘀点中发现。在脑脊液中细菌多在中性粒细胞内，仅少数在细胞外。菌体裂解后释放的内毒素有强烈的致病力。根据菌体表面荚膜多糖抗原的不同可分 13 个血清群，其中以 A、B、C 三群最为常见，在我国流行的是以 A 群为主，占 90% 以上。

上呼吸道是脑膜炎球菌惟一的自然生存环境。病原菌侵入鼻咽部后，是否发病依据其感染病菌的数量、毒力及人体免疫力。大多数感染者在细菌未繁殖前即将病菌消灭；在部分人中，侵入的细菌可在鼻咽部繁殖并排出，成为无症状带菌者、隐性感染者或出现轻度上呼吸道感染症状，少数人在感染后可仅有皮肤出血点的暂时性菌血症；极少数人由于缺乏特异性免疫力而出现败血症。败血症期间，细菌释放的内毒素是本病致病的重要因素。内毒素使全身小血管痉挛，内皮细胞损伤，致使内部脏器广泛出血和有效循环血量减少，发生感染性休克。继而引起的 DIC 及继发纤溶亢进，加重微循环障碍、出血和休克，造成多器官功能衰竭。

脑膜炎球菌随血循环还可侵入中枢神经系统导致化脓性脑脊髓膜炎。细菌在脑脊液中释放内毒素，内毒素作用于血管内皮细胞、巨噬细胞等，使其释放大量炎性介质，进而导致血-脑屏障通透性增高，白细胞及血浆蛋白渗入脑脊液，引起脑膜炎症反应。这些炎性介质还可引起脑血管微循环障碍，导致脑血管痉挛、缺血及出血。严重者可发生脑水肿及形成，出现昏迷加深、瞳孔改变及呼吸衰竭。

【病理特征】

败血症期主要是血管内皮损害，血管壁炎症、坏死，血栓形成和血管周围出血。皮肤黏膜出现局灶性出血，肺、心、胃肠道及肾上腺皮质等组织器官可有广泛性出血。脑膜炎期主要为软脑膜及蛛网膜的化脓性炎症，暴发型脑膜脑炎型病变主要在脑实质，引起脑组织变性、坏死、充血、出血、水肿。

【流行病学】

（一）传染源

患者和带菌者是传染源，以带菌者为主。患者从潜伏期末开始至发病后10天内具有传染性。

（二）传播途径

病菌主要通过咳嗽、喷嚏、说话等形成的飞沫直接经空气传播。密切接触，如同睡、怀抱、喂奶、接吻等对2岁以下婴幼儿的传播有重要意义。

（三）易感人群

普遍易感，15岁以下儿童尤其是6个月至2岁婴幼儿发病率最高，病后对本菌产生持久免疫力。本病隐性感染率高，临床研究表明易患人群感染后，60%～70%为无症状带菌者，约30%为上呼吸道感染型和出血点型，仅1%左右出现典型流脑表现。

（四）流行特征

本病全年均可发生，以冬、春季发病较多，3～4月份为流行高峰。有周期性流行现象，一般每间隔3～5年发生小流行，7～10年发生大流行。由于普及计划免疫打破了流行周期。

【临床表现】

潜伏期1～10天，一般为2～3天，按病情可分为以下各型各期。

1. 普通型　临床上最多见，占90%以上。临床上可分为4期。

（1）前驱期（上呼吸道感染期）　主要表现为上呼吸道感染症状，如低热、咳嗽、咽痛、鼻塞等，持续1～2天。因此期发病急、病情进展快，易忽视。

（2）败血症期　寒战、高热，体温迅速升高达40℃左右，伴有头痛、恶心、呕吐、乏力、全身不适、精神萎靡等毒血症症状。约70%～90%患者在发病后数小时出现皮肤黏膜瘀点或瘀斑。严重者瘀斑迅速扩大，中央可呈紫黑色坏死或大疱。少数患者脾大。约10%患者可出现口唇疱疹。持续1～2天后进入脑膜炎期。

（3）脑膜炎期　败血症期症状及体征持续存在。除高热及毒血症状外，主要表现为剧烈头痛、频繁呕吐（呈喷射状），烦躁不安等中枢神经系统症状，重者谵妄、神志障碍及抽搐。体查有颈项强直、克氏征及布氏征阳性等脑膜刺激征。经治疗后，多于2～5天内进入恢复期。

（4）恢复期　经治疗后，患者体温逐渐下降至正常，症状体征逐渐消失。一般在1～3周内痊愈。

婴幼儿表现常不典型，往往有拒食、呕吐、嗜睡、极度烦躁不安及惊厥等，前囟未闭时可明显隆起，脑膜刺激征缺如。

2. 暴发型　多见于儿童。起病急，病情凶险，如不及时抢救，常于24h内死亡，可分为三型。

（1）休克型　突发寒战、高热，严重者体温不升，伴头痛、呕吐，随后出现精神萎靡、面色苍白、口唇发绀、脉搏细速、四肢厥冷、呼吸急促、血压下降等循环衰竭症状。短期内，全身皮肤、黏膜出现广泛瘀点、瘀斑，甚至融合成片，中央坏死。大多无脑膜刺激征，脑脊液基本正常。

（2）脑膜脑炎型　主要表现为脑膜和脑实质损害，患者除高热、皮肤瘀点外，严重颅内压增高为本型特征。表现为剧烈头痛，频繁而剧烈的呕吐，反复或持续惊厥，意识障碍加深，迅速昏迷，血压升高，锥体束征阳性，严重者可发生脑疝导致中枢性呼吸衰竭。临床上以枕骨大孔疝多见，系小脑扁桃体嵌入枕骨大孔后压迫延髓，表现为昏迷加深、瞳孔散大、肌张力增高，上肢多呈内旋，下肢呈伸直强直，迅速出现呼吸衰竭，呼吸速率节律异常。也可出现天幕裂孔疝，系颞叶海马回或钩回嵌入天幕裂孔所致，因压迫脑干和动眼神经，表现为昏迷、同侧瞳孔散大及对光反射消失、眼球固定或外展、对侧肢体瘫痪和呼吸衰竭。

（3）混合型　兼有上述两型表现，病情最严重，病死率最高。此型少见。

3. 轻型　多发生在流行后期，仅有轻微上呼吸道感染症状，皮肤少量出血点及脑膜刺激征阳性。脑脊液变化不明显，咽拭子培养可有病原菌。

【实验室及其他检查】

1. 血常规　白细胞总数及中性粒细胞明显升高，并发DIC时血小板显著减少。

2. 脑脊液　是明确诊断的重要方法。典型脑脊液的压力增高，外观混浊或脓样，白细胞数明显增多，常在$1000 \times 10^6/L$以上，以中性粒细胞为主，蛋白质增多，糖、氯化物明显减少。

3. 病原学检查　是确诊的重要依据。可从带菌者的鼻咽部及患者的鼻咽部、血液、脑脊液及皮肤瘀点中检出病原体。标本应及时送检。

4. 其他　可通过免疫学方法检测特异性抗原或抗体。应用PCR法检测脑膜炎奈瑟菌DNA片段是最敏感的方法。

【诊断要点】

1. 流行病学资料　本病以儿童多见，主要在冬春季节流行。

2. 临床表现　突起高热、剧烈头痛、频繁呕吐、皮肤黏膜出现瘀点、瘀斑，脑膜刺激征阳性，严重者可出现感染性休克、意识障碍、惊厥及中枢性呼吸衰竭。

3. 实验室检查　血白细胞总数及中性粒细胞数增高，脑脊液压力增高及化脓性改变，细菌学检查阳性可确诊。

【治疗要点】

1. 普通型

（1）病原治疗　原则是尽早、足量应用细菌敏感并能透过血 - 脑屏障的抗菌药物。至今脑膜炎球菌对青霉素仍高度敏感，成人 20 万 U/（kg·d），儿童 20 万 ~ 40 万 U/（kg·d），分 4 ~ 6 次加入生理盐水 100ml 中快速静脉滴注，疗程 5 ~ 7 天。亦可选用磺胺类、氯霉素、头孢菌素类等抗生素。

（2）对症治疗　高热时可用药物降温及使用退热药物。重点是减轻脑水肿、防止脑疝和呼吸衰竭。颅内压增高者，给予 20% 甘露醇 1 ~ 2g/kg，每间隔 4 ~ 6h 一次，快速静脉滴注。如症状严重，可交替加用 50% 葡萄糖 40 ~ 60ml 静脉注射，直到颅高压症状好转。呼吸衰竭者给予中枢性呼吸兴奋剂如山梗菜碱、尼可刹米等。

2. 暴发型

（1）休克型　主要措施有：①尽早使用有效抗菌药物，常用青霉素、氯霉素或头孢菌素；②迅速纠正休克；③短期应用糖皮质激素，常用氢化可的松；④防治 DIC，酌情应用肝素治疗；⑤使用强心剂；⑥纠正酸中毒。

（2）脑膜脑炎型　其主要措施有：①针对病原治疗；②减轻脑水肿及防止脑疝的发生；③应用糖皮质激素减轻脑水肿及降低颅内压，常用地塞米松；④防治呼吸衰竭；⑤控制高热及惊厥。

【预防】

（一）管理传染源

及时发现患者，隔离治疗至症状消失后 3 天，一般不少于 7 天。对密切接触者给予医学观察 7 天。

（二）切断传播途径

搞好环境和个人卫生，保持室内通风。流行期间应减少集会，尽量避免到人多拥挤的公共场所，外出戴口罩。

（三）保护易感人群

流行季节前 1 个月对 15 岁以下的易感儿童接种脑膜炎球菌 A 群多糖体菌苗（剂量为 0.5ml 皮下注射一次），每年加强 1 次，保护率达 90% 以上。对密切接触者可用复方磺胺甲噁唑进行药物预防，成人每日 2g，儿童 50 ~ 100mg/（kg·d），连用 3 天。

【常见护理诊断】

1. 体温过高　与脑膜炎球菌感染有关。

2. 组织灌注量改变　与内毒素导致微循环障碍有关。

3. 皮肤完整性受损 与血管壁炎症损害有关。

4. 焦虑 与感受疾病的威胁有关。

5. 潜在并发症 脑疝、呼吸衰竭。

【护理措施】

（一）一般护理

1. 隔离与消毒 对患者实行呼吸道隔离。室内保持空气新鲜、流通，定期进行紫外线空气消毒。患者的呕吐物、呼吸道分泌物及污染物品可用 0.5% ~ 1% 漂白粉澄清液或 0.5% 次氯酸钠液进行消毒。

2. 休息与活动 急性期卧床休息，保持室内安静，保证患者的睡眠，昏迷患者头偏向一侧。腰椎穿刺后去枕平卧 6h。症状体征消失后逐渐增加活动量。

3. 饮食与营养 能进食者给予营养丰富、清淡可口、易于消化的流质或半流质饮食，鼓励患者多次少量饮水，保证足够的液体入量。呕吐频繁不能进食者，给予静脉补充水分和营养，保证能量平衡。

4. 日常卫生 保持床铺平整，皮肤清洁干燥，大小便随时清理，勤剪指甲，避免抓伤皮肤。加强口腔护理，应用生理盐水或复方硼砂溶液（朵贝液）含漱，儿童应及时清拭口腔，以保持口腔清洁。

（二）心理护理

由于本病给患者带来痛苦，严重者可能危及生命，加之需隔离治疗，患者可能出现焦虑、孤独、悲观等心理反应。要及时了解患者及家属的心理反应，向患者及家属讲解疾病相关知识，介绍隔离制度，适当解释病情，鼓励树立信心，消除不良情绪。

（三）病情观察

密切观察病情变化。监测体温、脉搏、呼吸、血压、意识、面色、肢体温度、皮肤瘀斑、尿量等。记录 24h 出入液量。一旦发现休克、脑疝的早期征象，及时报告医生。在治疗过程中要注意观察治疗的效果和药物毒副反应，定期查血、尿常规，注意有无皮疹。应用青霉素时，应详细询问过敏史，在皮试阴性后使用。

（四）对症护理

1. 高热的护理 保持室温 18 ~ 22℃，湿度 50% ~ 60%。体温超过 39℃者予以额部冷敷或头枕冷水袋，如有畏寒者给予温水抹洗。必要时遵医嘱给予解热镇静剂。伴有烦躁不安者，应加床档或适当约束，遵医嘱给予镇静剂。呕吐时取低头侧卧位，防止呕吐物吸入气道。

2. 休克的护理 患者置平卧位或休克体位，设专人护理，注意保暖、给氧、迅速建立并维护好静脉通道，保证输液通畅和药物及时使用，积极配合医生进行抢救。密切观察病情变化、治疗效果。在扩容输液中密切观察心功能，及时调整输液速度和量。

3. 皮肤护理 ①保持床褥清洁、平整，内衣最好是棉质的。观察全身皮肤瘀点、瘀斑的部位、大小、进展情况。②重点保护瘀点、瘀斑部位，瘀斑部位要避免受压和磨擦。③瘀斑如有破溃，先用生理盐水洗净局部，涂以抗生素软膏后用消毒纱布覆盖。④保持床单、衣物清洁柔软。⑤昏迷患者勤翻身，按摩受压部位，避免褥疮的发生。

4. 颅高压的护理 ①密切观察病情如生命体征。意识障碍情况、瞳孔大小改变、抽搐等。②绝对卧床休息，禁忌搬动，保持呼吸道通畅、吸痰、给氧，头部放置冰袋，准备好抢救物品和药品。③遵医嘱使用脱水剂、糖皮质激素等减轻脑水肿。④做好气管切开和人工呼吸机的准备工作。⑤一旦发生脑疝，要及时进行抢救。

（五）诊疗护理

（1）根据医嘱准确及时的用药，注意药物的不良反应，用青霉素可发生过敏反应；在服用磺胺药物时应注意给予等量碳酸氢钠，鼓励多饮水，保持尿量 >1000ml/d；暴发型流脑并发 DIC 时常用肝素治疗，观察有无自发性出血。

（2）根据医嘱及时正确的采集标本。

（3）注意观察治疗效果。

（六）健康教育

向患者、家属及社区广泛宣传流行性脑脊髓膜炎的有关知识，重点介绍早期表现，流行过程，预防措施和预后等，教育患者及时就医和呼吸道隔离，入院后积极配合治疗和护理。在流脑流行期间，开展多种形式的卫生宣传教育，减少集会，保持室内空气新鲜、流通，必要时进行空气消毒；尽量避免携带儿童到人口密集的公共场所。对接触者给予预防服药。

第六节 百日咳

百日咳（whooping cough，pertussis）是由百日咳杆菌引起的小儿急性呼吸道传染病。临床上以阵发性痉挛性咳嗽，伴有间断性鸡鸣样吸气吼声为特征。病程长达 2～3 个月，故称为"百日咳"。

【病原学及发病机制】

百日咳杆菌属于鲍特菌属，呈短杆状，革兰染色阴性。百日咳杆菌具有下列抗原组分和毒素：凝集原、丝状血凝素、组胺致敏因子、淋巴细胞促进因子、胰岛素激活蛋白、内毒素、气管细胞毒素等。该菌抵抗力弱，对紫外线、一般消毒剂及干燥敏感，56℃ 30min 或干燥数小时即可杀灭。

百日咳杆菌的发病机制尚未完全阐明，认为该菌侵入呼吸道后，通过丝状血凝素和菌毛凝集原等附着于咽喉至细支气管黏膜的纤毛上皮细胞表面。该菌在纤毛上繁殖并产生多种毒素，使纤毛麻痹，上皮细胞坏死、脱落及全身反应。同时纤毛麻痹，分泌物排出受阻，潴留的分泌物不断刺激呼吸道神经末梢，经咳嗽中枢引起痉挛性咳嗽（简称痉咳）。当吸入大量空气，气流急速通过紧张的声门，发出高音调鸡鸣样吼声。由于长期咳嗽，刺激咳嗽中枢形成持续的兴奋灶，每遇某些刺激因素如冷风、烟雾、进食等，即可引起痉咳发作。

【流行病学】

（一）传染源

患者及非典型患者是传染源，潜伏期末就能从呼吸道排菌，发病 1~3 周尤其以第一周传染性最强。

（二）传播途径

主要经飞沫传播，以家庭内传播较多见。

（三）易感人群

普遍易感，5 岁以下幼儿常见，尤以新生儿及 6 个月以下婴儿发病率高。这是由于胎儿不能从母体获得足够的保护性抗体所致。病后可获较持久的免疫力。

（四）流行特征

本病全球均有发病，多见于温带和寒带地区，多为散发，在托幼机构内偶可引起暴发流行，冬春季发病率高。

【临床表现】

潜伏期 3~21 天，一般 7~10 天。典型临床过程可分为三期：

1. 卡他期　从起病到出现阵发性痉咳。表现为咳嗽、喷嚏、流涕、低热等感冒症状，伴头晕、全身不适。2~3 天后热退，但咳嗽逐日加重，以夜间为甚。此期可持续 7~10 天，传染性最强。

2. 痉咳期　主要表现为阵发性痉挛性咳嗽，其特征为 10~30 声短促咳嗽后，紧接深长吸气，发出鸡鸣样吼声，以后反复出现咳嗽，吸气出现吼声，直至咳出大量黏痰或吐出胃内容物，咳嗽暂停。痉挛性咳嗽发作前常喉痒和胸闷，发作时往往表情痛苦，面红耳赤，颈静脉怒张，口唇青紫，泪涕交流，弯腰捧腹，舌伸齿外等。多次发作后出现眼睑浮肿，结膜出血、舌系带溃疡等，但肺部无阳性体征。每天发作数次至数十次，白轻夜重。痉咳多为自发，亦可因进食、烟熏、劳累、受寒、情绪波动或检查咽部而诱发。此期约 2~4 周或更长。

新生儿及幼婴因咳嗽无力，气道狭小，易被黏痰阻塞，因此，发作时无痉挛性咳嗽，无鸡鸣样吼声，表现为阵发性青紫、屏气、窒息甚至惊厥而死亡。

年长儿和成人可无典型痉挛性咳嗽。

3. 恢复期　痉挛性咳嗽次数逐渐减少，鸡鸣样吸气声消失，咳嗽终止时不伴呕吐。此期持续 2~3 周，有并发症者可迁延数周。

支气管肺炎是最常见的并发症。患儿常持续高热、呼吸浅快、肺部可闻湿啰音。其他可有肺不张、肺气肿、百日咳脑病、营养不良、腹外疝、脱肛等。

【实验室及其他检查】

血白细胞总数升高，可达（20~40）×10^9/L，淋巴细胞达 60%~70%。采用咳痰法、病原体检查中鼻咽吸出物培养优于鼻咽拭子法。鼻咽拭子免疫荧光抗体染色，检测百日咳杆菌；ELISA 法验测血清百日咳杆菌特异性 IgM 抗体，有早期诊断价值。

【诊断要点】

1. 流行病学资料　本病好发于冬春季节，以儿童发病多见。

2. 临床表现　当咳嗽、喷嚏、流涕、低热等感冒症状消失后，出现逐渐加重的夜间阵发性痉挛性咳嗽。

3. 实验室检查　血白细胞总数及淋巴细胞增高；细菌学或血清学检查可明确诊断。

【治疗要点】

1. 病原治疗　抗生素应用越早越好，可缩短病程，减轻咳嗽症状。首选红霉素，每日 30～50mg/kg；亦可选用氯霉素、氨苄西林等，疗程 2～3 周。

2. 对症治疗　①痉咳剧烈者、脑病或惊厥者可使用镇静剂，苯巴比妥钠 5mg/kg，也可用地西泮（安定）或异丙嗪，亦可应用祛痰止咳剂。②重症幼婴儿可用强的松，1～2mg/kg，疗程 3～5 天。③呼吸困难者给予氧气吸入，必要时应用纤维支气管镜排除堵塞的分泌物。

【预防】

（一）管理传染源

早期隔离治疗患者，隔离至发病日起 40 天，或隔离至痉咳后 30 天。密切接触者医学观察 14～21 天。

（二）切断传播途径

保持室内空气流畅、清新，必要时室内用紫外线空气消毒。对患者呼吸道分泌物随时消毒处理。

（三）保护易感人群

按预防接种程序对易感者进行百白破三联制剂预防接种。有本病流行时可提前至出生后 1 个月接种。对于易感者有本病接触史者可预防性应用红霉素或复方磺胺甲噁唑。

【常见护理诊断】

1. 清理呼吸道无效　与呼吸道纤毛受损、黏稠痰液积聚有关。

2. 营养失调　低于机体需要量，与进食障碍、痉咳时呕吐有关。

3. 有窒息的危险　与新生儿咳嗽无力、声带痉挛有关。

4. 有感染的危险　与抵抗力降低并发支气管肺炎有关。

【护理措施】

（一）一般护理

1. 隔离与消毒 按呼吸道传染病进行隔离，病室空气流通、新鲜，每天用紫外线空气消毒 1 次。患者呼吸道分泌物、呕吐物及污染物品应随时消毒处理。常用 0.5% 次氯酸钠溶液或 0.1% 新洁而灭溶液，衣服、被褥等可置于天光下曝晒 1~2h。

2. 休息与活动 病室保持安静、清洁、温暖、避免冷风、烟熏、情绪激动等刺激因素，保证患儿得到充分休息。治疗和护理操作要尽量简化，集中进行，白天可适当安排游戏，分散注意力，保持心情舒畅，夜间要保证充足的睡眠。

3. 饮食与营养 选择富有营养、易消化、较黏稠，不需长时间咀嚼，而且在胃内停留时间不久的食物，如稠米粥、面条、菜泥、肉糊、蒸鸡蛋等，少量多餐，喂时不能过急。

4. 日常卫生 要注意保持口腔皮肤的清洁，呕吐后要及时漱口，如发现舌系带溃疡，可用双氧水或 2% 硼酸液洗净溃疡面，再涂以 1% 甲紫或冰硼酸，饮食饮水不宜过热。

（二）心理护理

患儿痉挛性咳嗽剧烈，白轻夜重，病程较长，患者及家长得不到较好的休息，可能产生焦虑不安、烦躁等心理反应。要及时了解患者及家属的心理变化，调整心态，适当安排游戏活动，分散注意力。耐心解释病情，树立信心，消除不良情绪。

（三）病情观察

①痉咳的次数，发作时的表现和严重程度，发作时的诱发因素。抵抗力下降，可出现多种并发症，要注意观察病情变化，及早发现并发症。②呕吐的次数、量，有无脱水体征。③在病程中如出现发热、烦躁不安、呼吸急促、原有痉挛性咳嗽性质改变，肺部出现啰音等提示并发了支气管肺炎。④如出现剧烈头痛，躁动不安、惊厥、昏迷等提示百日咳脑病。⑤同时要注意是否并发有腹外疝及直肠脱垂等。

（四）对症护理

1. 痉咳的护理 ①密切观察痉咳的情况，避免诱因，分散患者的注意力，保证充足的休息。②痰液黏稠者可遵医嘱应用 α-糜蛋白酶、祛痰剂及普鲁卡因等配成雾化液进行超声雾化吸入。③必要时遵医嘱给予镇静剂。

2. 防止窒息 ①对新生儿及幼婴患者需有专人守护。②密切观察病情，注意有无屏气、发绀、窒息等情况，一旦发生，立即通知医生，立即排痰、给氧。可选择体位排痰、吸痰等方法，必要时进行人工呼吸。③积极配合医生进行抢救。

（五）诊疗护理

（1）根据医嘱准确、及时的用药，注意药物的胃肠道反应。

（2）密切观察病情，防止并发症的发生。

（3）注意观察治疗效果。

（六）健康教育

向社区广泛宣传百日咳有关知识，加强儿童预防接种，有本病流行时，小儿应尽量避免去人口密集区，不去有患儿的家玩。发病后要及时治疗，加强护理，防止并发症。尽量避免诱发因素，减少发作次数。

第七节　白　喉

白喉（diphtheria）是由白喉棒状杆菌引起的急性呼吸道传染病。临床上以局部灰白色假膜形成和全身毒血症状为特征。重型患者可并发心肌炎和神经瘫痪。

【病原学及发病机制】

白喉棒状杆菌为细长稍弯曲的革兰阳性菌，一端或两端膨大，内有异染颗粒称为极体，需氧或兼性厌氧，不能运动，无芽孢。该菌分泌毒性很强的外毒素，是致病的主要因素。外毒素为不耐热的单链多肽，有 A、B 两个片段。A 片段在 B 片段的携带下进入细胞内，抑制细胞内蛋白质合成，导致细胞死亡。白喉外毒素很不隐定，用 0.3%～0.5% 甲醛处理成为类毒素，可用于预防接种或制备抗毒血清。该菌对冷冻、干燥抵抗力较强。在干性假膜中可存活 3 个月。在玩具、衣物上可存活数天，对湿热及常用化学消毒剂敏感，煮沸 1min 死亡，0.5% 次氯酸钠、0.5% 过氧乙酸等物将其杀灭。

白喉棒状杆菌随飞沫侵入上呼吸道黏膜，因侵袭力较弱，仅在黏膜表层生长繁殖，而引起局部炎症，致局部充血水肿，纤维蛋白渗出。分泌的白喉外毒素引起黏膜上皮细胞变性坏死。坏死脱落的上皮细胞与大量渗出的纤维蛋白、细菌、炎症细胞混合凝结形成特征性的白喉假膜，多为灰白色，边缘整齐，初较薄，渐增厚。混合感染时呈黄色，有出血时呈黑色。假膜覆盖于病变表面，与底部组织黏着较紧，不易脱落，强行剥脱易出血。假膜脱落可引起窒息。假膜周围及底部组织水肿明显。白喉杆菌外毒素吸收入血，形成毒血症，出现全身中毒症状。假膜范围越大，病程越长，毒素吸收就越多，毒血症状越重。病理变化以中毒性心肌炎和白喉性神经炎最显著。心脏扩大，心肌变性，心肌纤维断裂并可累及传导系统，出现心律失常、心力衰竭。末梢神经炎以运动神经为主，出现髓鞘变性、神经轴肿胀，而坏死少见，多能恢复。

【流行病学】

1. 传染源　患者和带菌者是传染源。不典型患者、轻型患者和健康带菌者，因未能早期诊断和隔离治疗，是重要的传染源。

2. 传播途径　主要经呼吸道飞沫传播为主，亦可经食物、玩具及物品间接传，或通过污染的牛奶和食物引起暴发流行，偶可因接触侵入破损皮肤或黏膜而感染。

3. 易患人群　人群普通易感。不同年龄组易感性有明显差异，新生儿从母体获得的免疫力，出生 3 个月后明显下降，发病率逐渐增高。患病后可获终身免疫。

4. 流行特征 发病者以儿童多见，冬春季多发。普遍进行预防接种后，儿童发病率明显下降，发病年龄推迟。

【临床表现】

潜伏期 1~7 天，大多为 2~4 天。根据病变部位不同，可分为四型：

(一) 咽白喉

占 80%，是最常见的类型。按假膜范围大小及病情轻重可分为四型：

1. 普通型 起病缓慢，中度发热、咽痛、全身不适、乏力、食欲不振。婴幼儿可有流涎、不活泼、易哭闹等。咽部充血，扁桃体中度肿大，大约在病后 24h 有片状假膜形成，并逐渐增厚扩大。可有颌下或颈部淋巴结肿大压痛。

2. 轻型 仅低热、轻微咽痛，扁桃体轻度红肿，假膜呈点状或小片状，多限于扁桃体上，全身症状轻。

3. 重型 全身中毒症状重，高热、乏力、面色苍白、恶心、呕吐、厌食。咽痛明显，口臭，咽部高度充血，扁桃体显著肿大，假膜范围广而厚，整个咽部可见，色灰黄色或灰黑色。颈部淋巴结肿大、软组织水肿。常有中毒性心肌炎和周围神经麻痹。

4. 极重型 假膜较重型范围更广，呈污黑色，扁桃体及咽部明显肿胀，腐败口臭味，颈部淋巴结明显肿大，软组织高度水肿，使颈部似"牛颈"。全身症状极为严重，高热、呼吸急促、烦躁不安、血压下降、口唇发绀。常有心脏扩大、心律失常、心力衰竭等。抢救不及时易死亡。

(二) 喉白喉

约 25% 表现为原发性喉白喉，其余多为咽白喉延续而成。主要表现为"犬吠样"咳嗽，声音嘶哑或失声，吸气性呼吸困难等。因喉梗阻出现"三凹"现象、口唇发绀、鼻翼扇动、恐惧等。假膜延至气管、支气管或假膜脱落，可窒息死亡。

(三) 鼻白喉

原发性鼻白喉少见，多来自咽白喉。主要表现为鼻塞、浆液血性鼻涕，鼻孔周围皮肤受分泌物作用而发红、糜烂，甚至形成浅溃疡、结痂。鼻前庭可有假膜。全身症状轻，因鼻塞可出现张口呼吸、进食困难。

(四) 其他部位白喉

较少见。皮肤白喉多见于热带。伤口白喉、眼结膜白喉及耳、口腔、新生儿脐带、外阴等部位白喉，仅在局部形成假膜，而全身症状轻。

白喉并发症中最常见的是中毒性心肌炎，其次为周围神经麻痹，以软腭麻痹多见，亦可出现颜面肌、眼肌、四肢肌麻痹等。

【实验室及其他检查】

1. 血常规 白细胞总数增高，常达（10~20）×10^9/L，中性粒细胞增高，多超过

80%，严重时可出现中毒颗粒。

2. 细菌学检查 取假膜边缘组织涂片或细菌培养，注意与非致病的类白喉棒状杆菌进行鉴别。荧光标记特异性抗体染色查白喉棒状杆菌阳性率和特异性较高，有助于早期诊断。

【诊断要点】

1. 流行病学资料 发病者以儿童多见，好发于冬春季节，当地有流行或有接触史。

2. 临床表现 有发热及全身中毒症状，尤其是在扁桃体、咽部见到假膜。

3. 实验室检查 假膜取材培养出白喉杆菌并且毒力实验阳性可明确诊断。

【治疗要点】

（一）病原治疗

早期使用抗毒素和抗生素是治疗成功的关键。

1. 抗毒素 不能中和进入细胞内的外毒素，因此宜尽早使用。用量按假膜部位、中毒症状、治疗早晚而定，不受年龄、体重的限制。一次足量给予，轻中型 3 万~5 万 U，重型 6 万~10 万 U，治疗晚者要加大剂量，喉白喉适当减量。轻型肌内注射，重症及治疗晚者，先用一半肌内注射，另一半在 0.5h 后稀释于 100~200ml 葡萄糖注射液中缓慢静脉注射。注射前先做皮肤过敏试验，过敏者进行脱敏疗法。病后 3~4 天为治疗早晚的分界。

2. 抗生素 能抑制白喉棒状杆菌的生长，缩短病程和带菌时间。首选青霉素，80 万~160 万 U/d，分 2~4 次肌内注射。青霉素过敏者可选用红霉素、头孢菌素类，疗程 7~10 天。

（二）对症治疗

1. 心肌炎 绝对卧床休息，给予维生素类、ATP、辅酶 A、细胞色素及 10% 氯化钾等营养素治疗，必要时选用肾上腺皮质激素及镇痛剂。

2. 周围神经麻痹 给予维生素 B_1、B_{12}，咽肌麻痹者鼻饲、呼吸肌麻痹者使用人工呼吸机辅助治疗。

3. 喉梗阻 及时清理呼吸道分泌物和脱落假膜，吸氧，应用糖皮质激素。必要时气管切开或喉镜取膜。

【预防】

（一）管理传染源

及早隔离治疗白喉患者和带菌者，治愈后 2 次（隔天 1 次）咽拭子培养阴性方可解除隔离。密切接触者检疫 7 天，带菌者隔离 7 天，并用青霉素或红霉素治疗。

（二）切断传播途径

对患者鼻咽分泌物及所用物品进行严格消毒。

（三）保护易感人群

对易感儿童按计划免疫程序接种百白破混合制剂。对密切接触的易感儿童可肌内注射精制白喉抗毒素进行被动免疫，有效期为2～3周。

【常用护理诊断】

1. 疼痛 与白喉杆菌所致局部炎症有关。

2. 体温过高 与白喉棒状杆菌感染有关。

3. 有窒息的危险 与喉梗阻有关。

4. 潜在并发症 中毒性心肌炎。

【护理措施】

（一）一般护理

1. 隔离与消毒 呼吸道隔离。对患者的鼻咽分泌物及其污染物品进行严格消毒处理，可选用0.5%～1%漂白粉澄清液、0.5%过氧乙酸溶液、0.5%次氯酸钠溶液进行浸泡或擦拭消毒，鼻咽分泌物可将其收集于纸盒内进行焚化，不宜浸泡的物品可置于强日光下曝晒。

2. 休息与活动 轻者绝对卧床休息2～4周，重者4～6周。病情好转后，逐渐恢复正常生活，但应避免劳累。因卧床休息对改善患者的预后非常重要，合并心肌炎者，即使白喉局部病变好转，未继续卧床仍有猝死的可能。严重病例在1年内禁止剧烈活动。病室环境保持通风，60%的相对湿度为宜。

3. 饮食与营养 保证患者足够的营养，急性期给予高热量富含维生素，易消化的流质饮食。进食困难者鼻饲，进食不足者给予静脉营养。病情好转后，根据食欲及吞咽情况，逐渐改为半流质、软食、普食，恢复期增加蛋白质和热量的供给。

4. 日常卫生 注意口腔清洁，防止口腔继发感染。每次进食后用温水或双氧水清洗口腔。婴幼儿及病情较重者，口腔护理2～3次/日，动作要轻柔。咽部或口腔内的假膜不能擦抹或强行剥脱。采用雾化蒸气吸入2～3次/日，有助于缓解咽痛，同时注意皮肤的清洁卫生。

（二）心理护理

该病由于病情重，严重者可危及生命，给患者及家属带来较严重的心理负担，可出现烦躁、焦虑、孤独等心理反应。要及时掌握患者和家属的心理变化，耐心做好解释工作，鼓励患者树立战胜疾病的信心。关心体贴患者，动员社会支持系统，从经济上、精神上给予支持。

（三）观察病情

①密切观察生命体征、中毒症状的变化、假膜的增减情况，及早发现并发症。②如假膜脱落引起窒息，表现为惊恐不安、大汗淋漓、挣扎、全身发绀、昏迷等，必须紧急处理。③中毒性心肌炎多发生在病程2～3周，表现为面色苍白、全身乏力、心音

低钝、奔马律、心律不齐，严重者出现心力衰竭，心电图示 ST 段和 T 波改变，或有传导阻滞、心律失常等。④周围神经麻痹多见于病程 3～4 周，软腭麻痹者出现鼻音重、进食呛咳、腭垂反向消失。

（四）对症护理

1. 高热的护理 监测体温，高热者每 4h 测体温 1 次，以物理降温为主，辅以药物降温。常用冷敷冰敷或乙醇擦浴。伴烦躁不安者可给予地西泮、苯巴比妥钠等镇静治疗。

2. 窒息的护理 对于有喉梗阻的患者，应设专人护理，加强巡视，密切观察呼吸困难的进展情况。患者置于半卧位，间断或持续氧气吸入，做好气管切开术的准备工作。一旦呼吸困难加重有明显缺氧者，及时行气管切开术，并做好气管切开术后的护理。

3. 心肌炎的护理 患者绝对卧床休息，加强日常生活护理，坚持床上大小便，排便时不可过度用力。密切观察病情，注意呼吸、心率、血压、面色、精神状态等变化，有无下肢浮肿。加强心电监护，配合医生积极治疗。

（五）诊疗护理

（1）根据医嘱准确、及时用药，注射抗毒素前询问过敏史、做过敏实验；注射抗毒素后密切观察假膜脱落情况。

（2）根据医嘱及时正确的采集咽试子标本，沿假膜边缘采集阳性率高。

（3）注意观察治疗效果。

（六）健康教育

向社区广泛宣传白喉的有关知识，特别是白喉流行时，重点宣传白喉的早期表现、预防措施，以利早期发现患者，讲解隔离的重要性，控制其流行。加强对易患人群的预防接种工作。对患者及家属进行健康指导，重点是隔离消毒制度、卧床休息的意义，如何配合医院做好生活护理等。强调并发症与预后的关系，患者出院后对其营养和活动安排给予具体指导。如并发心肌炎应特别强调卧床休息的重要性，并定期复查。

第八节 炭 疽

炭疽（anthracnosis）是由炭疽杆菌引起的急性动物源性传染病。主要是草食动物（以牛、羊为主）发病，人类因接触患病动物及其产品或食用病畜肉类，经皮肤、呼吸道、胃肠道感染。临床表现主要为局部皮肤坏死及特异的黑痂形成，或表现为肺部、肠道和脑膜的急性感染，有时可伴有炭疽败血症。

【病原学及发病机制】

炭疽杆菌属需氧或兼性厌氧、无鞭毛的粗大杆菌杆菌，革兰染色阳性。在宿主体内形成荚膜并具有较强致病性，无毒菌株不产生荚膜。炭疽杆菌的抗原组成有荚膜抗原、菌体抗原、保护性抗原和芽孢抗原 4 种。荚膜抗原与细菌的侵袭力有关，菌体抗原无毒性，有特异性，保护性抗原具有很强的免疫原性，芽孢抗原有免疫原性及血清学诊断价值。菌体抵抗力较弱，加热 75℃ 1min，常用浓度消毒剂均能迅速杀灭。如形成芽孢则抵抗力极强，一般消毒方法均不能将其杀死。在自然条件下能存活 20 年以上；但煮沸半小时、110℃ 高压蒸气下 5 ~ 10min、干热 120 ~ 140℃ 3h 可将芽孢杀死、2% ~ 5% 高锰酸钾溶液 24h、20% 漂白粉溶液 24 ~ 48h 可以杀灭芽孢，对碘较敏感，1∶2500 碘液 10min 可破坏芽孢。

一定量的炭疽杆菌从受损的皮肤黏膜进入，吞入胃肠道或吸入呼吸道，如人抵抗力减弱，病原菌借其荚膜的保护，首先在局部繁殖，产生大量的毒素，导致组织发生出血性浸润、坏死和严重水肿，形成原发性皮肤炭疽、肠炭疽和肺炭疽。当机体抵抗力降低时，病原菌迅速沿淋巴管和血循环进行全身播散，形成炭疽败血症和继发性脑膜炎。

【病理特征】

炭疽的特征性病理改变是受侵袭组织和脏器的出血、坏死和水肿。皮肤炭疽呈痈样病灶，肉眼可见皮肤边界明显的红色浸润，中央隆起呈炭块样黑色痂皮，四周为凝固性坏死。镜下见皮下组织呈急性浆液性出血性炎症，间质高度水肿。肠炭疽的病变主要在回盲部，呈局限性痈样病灶和弥漫性出血浸润。肺炭疽为出血性支气管肺炎。

【流行病学】

（一）传染源

主要是患病的草食类动物，如牛、羊、马和骆驼等。患者的痰、粪便和病灶渗出物具有传染性，也是传染源。

（二）传播途径

多通过直接或间接接触病畜、染菌的附属品或半成品引起皮肤感染；吸入带芽孢的尘埃引起肺炭疽。进食炭疽芽孢杆菌污染的食物引起肠炭疽。

（三）易感人群

普遍易感，多发生于牧民、农民、兽医、屠宰及皮毛加工工厂等特定职业人群，主要取决于接触病菌的程度和频率。感染后获持久免疫力。

炭疽在发展中国家仍有流行，多为散发病例，在牧区呈地方流行性。

【临床表现】

潜伏期因侵入途径不同而有差异，一般为 1 ~ 5 天，也有短至 12h，长至 2 周。

1. 皮肤炭疽　潜伏期 1 ~ 5 天。是最常见的临床类型，占炭疽病例 95% 以上。多发生于面、颈、手、脚等易接触到污染物的裸露部位。初为斑疹或丘疹，次日肿胀加重出现水疱，第 3 ~ 4 天中心区呈出血性坏死而稍下陷，周围有成群小水疱，水肿区继续扩大，第5天后溃疡形成，血性渗出物结成黑色似炭块状的焦痂，痂下有肉芽组织（即炭疽痈）。局部肿胀显著，但无疼痛，压痛不明显，不化脓，稍有痒感。此后水肿消退，1~2周内黑痂脱落，形成瘢痕。病程中有轻至中度发热、头痛、全身不适等中毒症状。

2. 肺炭疽 又称为"吸入性炭疽"，很少见，通常是致死性的，诊断极为困难。潜伏期1~5天，可短至12h。起病急骤，病初有短期"流感样"表现，少有体征；2~4天后表现为严重的呼吸困难、高热、喘鸣、发绀、咳嗽、咳血性痰、胸痛和大汗。体查可闻及少许湿啰音、哮鸣音和胸膜摩擦音。X线检查有纵隔增宽、胸腔积液或支气管肺炎征象。常并发败血症和脑膜炎，若不及时诊断和治疗，常在急性症状出现后24~48h因呼吸循环衰竭而死亡。

3. 肠炭疽 极罕见。潜伏期12~18h。可表现为急性胃肠炎型或急腹症型。急性胃肠炎型表现为突然高热、恶心、呕吐、腹痛、腹泻，多于数天内恢复。急腹症型全身中毒症状严重，呕吐频繁，呕血、黑便、腹胀、腹痛，体查腹部有明显的压痛、反跳痛、腹肌紧张，易并发败血症。

4. 败血症型炭疽 多继发于肺、肠炭疽和严重皮肤炭疽。除原发部位表现外，全身毒血症状严重，寒战、高热、头痛、呕吐、感染性休克、DIC等，病情迅速恶化而死亡。

【实验室及其他检查】

1. 血常规 周围血白细胞计数增高，一般为（10~20）×10^9，中性粒细胞显著增多。

2. 细菌学检查 取患者病灶分泌物、水疱液、痰液、粪便、血液和脑脊液等标本进行涂片或培养，可发现病原菌，是确诊依据。

3. 血清学检查 采用荧光抗体检测，PA外毒素抗体和抗荚膜抗体的免疫印迹试验有较高的特异性和敏感性。

4. 动物接种 将取自患者的分泌物等标本接种于豚鼠或小白鼠皮下、局部出现肿胀、出血等阳性反应，接种动物多于48h内死亡。

【诊断要点】

1. 流行病学资料 患者的职业和新近有无接触病畜及相关制成品。

2. 临床表现 无痛性非凹陷性水肿、黑色焦痂溃疡对皮肤炭疽的诊断有较大的特异性。肺炭疽的出血性肺炎和纵隔影增宽，肠炭疽的出血性肠炎。

3. 实验室检查 确诊依靠临床标本直接涂片或直接培养分离炭疽杆菌。

【治疗要点】

1. 病原治疗 首选青霉素，目前尚未发现炭疽芽孢杆菌对青霉素有耐药性。皮肤炭疽者用青霉素 200 万 U，每 6h 1 次，静脉注射，疗程 7～10 天。对其他型炭疽，青霉素 400 万～800 万 U/d，每 6h 1 次，静脉注射。并同时合用庆大霉素或阿米卡星，疗程延至 2 周以上。

2. 对症治疗　对呕吐、腹泻或进食不足者适量静脉补液。皮肤炭疽局部可用 1:2000 高锰酸钾溶液温敷。皮肤弥漫性水肿者和重症患者可应用肾上腺皮质激素。头痛、烦躁不安者酌情应用镇静剂。

【预防】

（一）管理传染源

控制动物炭疽是预防的关键环节。在疫区要加强对草食动物的管理，病畜要及时隔离治疗至痊愈，死畜进行焚烧后深埋在地面 2m 以下，坑内撒布大量生石灰。要加强动物检疫。

（二）切断传播途径

加强对患者的分泌物、排泄物及其污染物品的消毒。加强乳、肉品卫生管理，严禁剥食和出售炭疽病畜的肉和皮毛，对可疑污染的皮毛原料应消毒后再加工。

（三）保护易患人群

对从事畜牧业和畜产品收购、加工等从业人员，以及兽医和疫区人群、食草动物给予炭疽芽孢杆菌减毒活菌苗接种，对相关劳动者要加强劳动保护。

【常见护理诊断】

1. 皮肤完整性受损　与皮肤炭疽有关。

2. 体温过高　与炭疽芽孢杆菌感染及外毒素侵入血流有关。

3. 气体交换受损　与肺炭疽有关。

4. 疼痛　与肠壁局限性痈样病灶有关。

5. 焦虑　与病情严重，危及生命有关。

【护理措施】

（一）一般护理

1. 隔离与消毒　对患者实行严密隔离措施，隔离至治疗痊愈，分泌物及排泄物培养（1 次/5 天）连续 2 次阴性为止。必须采取严格的消毒措施。患者居室及室内物品可用 0.5% 过氧乙酸、0.5% 次氯酸钠等进行消毒，及早杀灭繁殖体。食具及剩余食物可加 2% 碳酸氢钠煮沸 30min。衣被等可用环氧乙烷或甲醛溶液（福尔马林）熏蒸消毒。包扎创口的敷料及室内垃圾进行焚烧处理。有皮肤破损者禁止护理患者。

2. 休息与活动　患者需卧床休息，应注意保持适当体位，必要时给予约束固定，避免创口被压。待全身症状消失，局部病灶基本痊愈可开始下床活动，根据病情逐渐增加活动量。

3. 饮食与营养　注意保持机体能量平衡，多饮水及给以流质或半流质。对呕吐、腹泻或进食不足的患者，应给予静脉补充。当一般情况好转、食欲恢复者，应尽早给予高热量、高蛋白、高维生素、清淡、少渣、易消化的流质或半流质为宜。因丰富的蛋白质供给，有利于组织细胞的新生，促进病变的修复。要多选用牛奶、鸡蛋、鱼、鸡、肉、豆制品等食物。要避免易产气和刺激肠蠕动的食物。

4. 日常卫生　注意加强口腔和皮肤的清洁护理。餐后用清水或复方硼砂溶液（多贝液）含漱。床铺平整、干燥、清洁。及时更换被污染的衣被，用温水及时擦洗正常皮肤。

（二）心理护理

由于炭疽的传染性较强，病情较重，可并发严重炭疽败血症和脑膜炎，危及生命。特别是肺炭疽起病急、进展快、死亡率高。患者需要进行严密隔离。因此，患者及其家属可能会出现孤独、焦虑、恐惧等心理反应，家属及社区有可能出现支持力度不够。要注意评估患者及家属既往的心理特点、患病后的心理变化及应对方式、社会支持系统等。耐心解释，解除不良心理反应，帮助患者树立战胜疾病的信心。

（三）病情观察

病程中注意监测生命体征，密切观察病情变化。注意皮肤创面的变化。记录出入液量。在病程中，如体温逐渐升高等应考虑并发败血症。如出现头痛加重、呕吐加剧、神志改变等应考虑并发炭疽脑膜炎。

（四）对症护理

1. 皮肤创口护理　皮肤炭疽病灶严禁挤压、切开、引流，以免扩散发生败血症。病灶处如有水疱，先用碘酒、乙醇消毒后，用无菌空针抽尽水疱液，再用剪刀剪除疱皮。创面可用1∶2000高锰酸钾溶液温敷，或冲洗干净后涂以红霉素软膏加以包扎，创面的坏死组织和焦痂不能剪除，注意保持创口的清洁。创面处理时要严格遵循无菌操作原则、隔离消毒原则。每次换药时，注意观察并记录创面分泌物的多少、坏死范围、有无新发水疱、周围组织水肿程度等。对于病灶较大的肢体，应适当抬高、固定。

2. 高热的护理　单纯皮肤炭疽一般为轻、中度发热，不需特殊处理，但要监测体温变化。如并发炭疽败血症、肺炭疽、肠道炭疽，患者可出现高热，有必要采取适当降温措施，以物理降温为主，辅以药物降温，中毒症状严重者用糖皮质激素。

（五）诊疗护理

（1）根据医嘱准确、及时地用药，用青霉素或头孢类药物之前询问过敏史，无过敏者必须做过敏实验，如对青霉素过敏者用四环素或氯霉素治疗，要向患者说明有胃肠道反应，可饭后服用。

（2）根据医嘱及时正确的采集标本。

（3）注意观察治疗效果。

（六）健康教育

根据健康教育对象不同，采取不同的健康教育方式和内容。向患者及家属主要介绍炭疽病的疾病过程，如何配合治疗护理，如何做好隔离消毒等措施。在恢复期及出院后注意休息，避免劳累，逐渐恢复体力。在社区对重点人群，如牧民、兽医、屠宰工人及皮毛加工人员等，重点宣传炭疽病的流行过程、临床表现和预防，加强预防接种，病畜应及时焚毁后深埋。

第九节 鼠 疫

鼠疫（plague）是鼠疫耶尔森菌引起的烈性传染病，主要流行于啮齿动物间的一种自然疫源性疾病。临床上表现为发热、严重毒血症症状、淋巴结肿大、肺炎、出血倾向等。主要以带菌的鼠蚤叮咬，或经呼吸道传播。鼠疫在世界历史上曾有多次大流行，传染性强，病死率极高。属国际检疫的传染病，在我国列为法定传染病甲类之首。

我国鼠疫疫源地分布在17个省（自治区）、216县，对该病的控制卓有成效，但部分地区偶有病例发生，防治鼠疫的工作仍非常重要。

【病原学及发病机制】

鼠疫耶尔森菌又称鼠疫杆菌，属肠杆菌科耶尔森菌属，革兰染色阴性兼性需氧菌，有荚膜、无鞭毛，不形成芽孢，不活动。在动物体内或弱酸性含血的湿润培养基上能形成荚膜，普通培养基上生长缓慢。鼠疫耶尔森菌能产生内毒素性质的 V 和 W 抗原，V 抗原刺激机体产生保护性抗体，W 抗原为脂蛋白，不能刺激机体产生保护力。V/W 抗原结合物有促使产生荚膜，抑制吞噬作用，能在细胞内保护细菌生长繁殖，并与细菌的侵袭力相关。鼠疫杆菌产生两种毒素：一是鼠毒素或外毒素；二是内毒素，且较其他革兰阴性菌毒力强，能导致发热、DIC、组织器官内溶血、中毒休克、局部及全身 Shwartzman 反应。

该菌对外界抵抗力较弱，特别是对热、干燥、和一般消毒剂敏感。在脓液、痰中和蚤粪、土壤中能分别存活 10 ~ 20 天，细菌于煮沸后 1 ~ 2min、100℃ 1min、5% 甲酚皂溶液等均可致死亡。

鼠疫耶尔森菌经皮肤侵入人体后，经淋巴管至局部淋巴结引起剧烈的出血性、坏死性炎症反应，此即"腺鼠疫"。鼠疫耶尔森菌沿血循环进入肺组织而引起继发性肺鼠疫。由呼吸道排出的鼠疫耶尔森菌通过空气飞沫传入他人体内，引起原发性肺鼠疫。鼠疫耶尔森菌的组织破坏性和抗吞噬作用使其易进入血循环，形成败血症。大量的代谢产物和内毒素导致严重的败血症症状。各型鼠疫均可发生败血症，由以肺鼠疫最易发生。

基本病变为淋巴管、血管内皮细胞损害和急性出血坏死性炎症。腺鼠疫表现为淋巴结出血性炎症和凝固性坏死。肺鼠疫的病变以肺充血、水肿、出血为主，肺门淋巴结肿大，支气管与肺泡内充满稀释的血性渗出物。病灶和渗出液中含有大量的鼠疫耶尔森菌。鼠疫败血症则全身各组织、器官都可有充血、水肿、出血和坏死性改变，出现多浆膜腔血性渗出物。

【流行病学】

（一）传染源

主要为鼠类和其他啮齿动物，其中以黄鼠属、旱獭属等尤为重要，借鼠蚤传播。肺鼠疫患者是人传人的传染源。各型患者均为传染源，以肺鼠疫患者最为重要。败血症型鼠疫早期的血液有传染性。腺鼠疫仅在脓肿破溃后或被蚤叮咬时才起传染源作用。

（二）传播途径

鼠蚤为媒介，主要传播方式为"啮齿动物→鼠蚤→啮齿动物或人"，鼠蚤叮咬是主要的传播途径，即鼠蚤吸吮病鼠的血液后，再叮咬人，将鼠疫杆菌注入人体。剥食患病啮齿动物的皮、肉或直接接触患者的脓血或痰，经皮肤伤口传播。肺鼠疫患者痰中含有大量鼠疫杆菌，可以通过飞沫形成"人→人"间传播，这是人间鼠疫大流行的重要原因。

（三）易感人群

人群对鼠疫普遍易感，有一定数量的隐性感染者存在，预防接种可获一定的免疫力，患病后可获持久免疫力。

（四）流行特征

近几十年间鼠疫未发生大流行，但局部有暴发流行。亚洲、非洲发病最多，我国主要发生在云南、青藏高原地区。流行季节与鼠类活动和鼠蚤繁殖有关，多发生在夏秋季节。

【临床表现】

潜伏期平均为 2~5 天；腺鼠疫或败血症型鼠疫 2~7 天；原发性肺鼠疫 1~3 天，最短仅数小时；曾经预防接种者可长达 12 天。临床上可分为腺型鼠疫、肺型鼠疫以及败血症型鼠疫。

（一）全身症状

起病急骤，寒战、高热，体温可达 39℃ 以上，伴恶心、呕吐、剧烈头痛和全身酸痛、皮肤及黏膜出血等，随后可出现烦燥不安、意识模糊、极度衰竭、腔道出血、血压下降，

（二）不同类型鼠疫的临床特征

1. 腺鼠疫 最常见，多发生于鼠疫流行初期，主要表现为急性出血性、坏死性淋巴结炎和严重的出血表现。常见腹股沟、腋窝、颈部及下颌等处一侧的淋巴结肿大，伴疼痛、红、肿、疼痛，局部皮肤红肿，与周围组织粘连。由于疼痛剧烈，患者往往采取被动体位。若治疗及时，肿大的淋巴结可逐渐消退；若治疗不及时，1 周后淋巴结很快化脓、破溃，可发展为败血症或肺鼠疫。

2. 肺鼠疫 可分为原发性和继发性两种。前者是鼠疫杆菌从呼吸道侵入引起的；后者是继发于腺鼠疫引起的败血症。原发鼠疫起病急、寒战、高热、剧烈胸痛、咳嗽、

发绀、咯大量泡沫样血痰，痰中含大量鼠疫杆菌。肺部仅可闻及散在的湿啰音或轻微的胸膜摩擦音，肺部体征与严重的全身症状不相符。X 线检查示支气管肺炎样改变。常因休克或呼吸衰竭而死亡。

3. 败血型鼠疫　常继发于肺鼠疫或腺鼠疫，为鼠疫中最凶险的一型。表现为寒战、高热、谵妄、昏迷、呼吸急促和血压下降，很快发生感染性休克及 DIC 的发生。病情发展异常迅猛，往往 1~3 天内死亡，病死率高达 75%。

（四）其他少见类型

有皮肤鼠疫、眼鼠疫、扁桃体鼠疫、肠鼠疫、脑膜型鼠疫等。均少见。

【辅助检查】

1. 常规检查　白细胞总数增多，可达 30×10^9，以中性粒细胞数增多为主。可有蛋白尿及血尿，肠鼠疫的大便呈血样或黏液血样。

2. 病原学检查　根据不同临床类型选择血、脓、痰、脑脊液等涂片及送培养。必要时动物接种等，操作时遵循严格规程和隔离设施。

3. 血清学检查　用特异性免疫血清，采用 ELISA 法检测特异性抗原，可达到快速诊断的目的。

【诊断要点】

1. 流行病学资料　起病前 10 天曾到过鼠疫流行地区，与可疑鼠疫动物或患者接触。

2. 临床表现　突然发病，全身的中毒症状严重，早期衰竭、出血倾向，有淋巴结肿大，肺部受累或出现败血症等。

3. 实验室检查　从标本中检出鼠疫耶尔森菌，血清学、病原学检测阳性。

【治疗要点】

（一）病原治疗

早期应用抗生素治疗是降低病死率的关键，采取联合治疗措施可以获得较好的效果。

1. 腺鼠疫　常用链霉素和磺胺类药。链霉素常用 0.5g，每 6h 一次，肌内注射。病情好转后改为 0.5g，每 12h 1 次，连用 7~10 天。联合磺胺嘧啶或磺胺甲噁唑能获得更好的疗效。

2. 肺鼠疫和败血症型鼠疫　常用链霉素和阿米卡星联合四环素治疗。链霉素用法和腺鼠疫相同。阿米卡星可肌内注射或静脉滴注，8 万 U，每 8h 1 次，疗程 7~10 天。

（二）对症治疗

烦躁不安、局部淋巴结疼痛者，给予镇静止痛药。呼吸困难者给氧，出现休克、DIC、心力衰竭等作相应处理。对严重血毒症患者可短期应用肾上腺皮质激素。

（三）局部处理

肿大淋巴结可用0.1%依沙吖啶（雷佛奴尔）等药物外敷，早期在周围组织内注入链霉素0.5～1.0g。已软化者可切开排脓，宜在应用足量抗菌药物24h以上方可进行。眼鼠疫可用四环素、氯霉素眼药水滴眼。皮肤鼠疫可用0.5%～1.0%链霉素软膏或四环素软膏。

【预防】

（一）管理传染源

灭鼠、灭蚤和检测控制鼠间鼠疫，严格隔离患者，对疑似患者和确诊患者应分别隔离。腺鼠疫应隔离至肿大淋巴结完全消失后再观察数日；肺鼠疫隔离至痰培养连续6次阴性。接触者应医学观察9天，曾预防接种者应检疫12天，患者的分泌物和排泄物应彻底消毒或焚烧，死于鼠疫的尸体要用尸体袋严密封包后焚烧。

（二）切断传播途径

加强国际检疫，加强从流行区到非流行区的检疫工作，对来自疫区的运输工具和货物进行检疫，灭鼠、灭蚤。对可疑旅客要检疫隔离。

（三）保护易感人群

1. 加强个人防护 参与治疗或进入疫区的医护人员必须穿防护服、高筒靴，戴面罩、厚口罩、防护眼镜和橡皮手套等。

2. 预防性服药 接触鼠疫患者后，可口服四环素，每日4次，每次0.5g；或磺胺嘧啶（SD），每日2次，每次1g。以上药物均连服6日。

3. 预防接种 对疫区和其周围人员，以及在疫区和隔离病房工作的医务人员。可采用皮下注射1次鼠疫菌苗，6岁以下0.3ml，7～14岁0.5ml，15岁以上1ml。也可用划痕法，在上臂外侧划痕法滴上菌苗：6岁以下1滴，7～14岁2滴，15岁以上3滴，滴间距2～3cm，在每滴菌苗上划"#"字痕。一般于接种后10天产生抗体，1个月后达高峰，免疫期为1年，每年需加强接种1次。

【常见护理诊断】

1. 体温过高 与鼠疫杆菌感染有关。

2. 疼痛 与淋巴结急性出血性炎症有关。

3. 潜在并发症 出血，感染，感染中毒性休克等。

4. 社交孤立 与严密隔离有关。

【护理措施】

（一）一般护理

1. 隔离与消毒 严密隔离，做到病区和病室没有鼠、蚤。患者的分泌物和排泄物应彻底消毒和焚烧。

2. 休息与活动 严格卧床休息，当病情好转后可逐步起床活动。

3. 饮食与营养 给予高热量、易消化、营养丰富的流质或半流质饮食，注意补充液体。

4. 日常卫生 患者要注意皮肤、口腔黏膜的清洁护理

（二）心理护理

患者因病情严重，严密隔离与外界隔绝，不能与亲人、朋友交流，内心产生孤独、恐惧等心理反应。护理人员在与患者接触时要做到：积极主动关心患者，向患者解释病情，说明隔离的重要性，取得患者的理解和配合。向患者说明采取的消毒、隔离措施的具体要求、目的和必要性，并能配合隔离消毒的要求，做好个人卫生，向患者说明医护人员穿隔离衣是为了保护自己和他人免受鼠疫杆菌的感染。细致地做好患者的思想工作，解除其不良情绪，保持积极乐观态度，鼓励患者树立信心；帮助患者解决困难，尽量满足患者的需求；向家属介绍本病的发生、发展及防治知识，消除对疾病的错误认识及焦虑、恐惧情绪，做好个人及家庭防护。

（三）病情观察

1. 疾病经过的病情变化 重点观察局部淋巴结病变及程度，有无支气管肺炎的表现，有无皮肤黏膜和腔道出血，记录24h出入液量等。

2. 生命体征的观察 注意观察体温、脉搏、呼吸、血压、神志等。

（四）对症护理

1. 淋巴结炎 ①患者因局部淋巴剧烈疼痛，往往采取强迫体位，应给予软垫或毛毯等适当衬护垫，加以保护。②局部予以热敷或鱼石脂乙醇外敷，能缓解疼痛。③切忌挤压淋巴结。④淋巴结化脓后应切开引流，如破溃要及时清创，并做好创口护理、消毒和隔离处理。

2. 肺鼠疫 ①注意保持呼吸道通畅，及时清除口咽部的分泌物及痰液，必要时行气管切开术。②呼吸困难者可取半坐位或坐位，并吸氧。

（五）诊疗护理

（1）根据医嘱准确及时的用药，注意使用链霉素后有无耳鸣及听力下降，若出现耳鸣，应立即停药及报告医生。氯霉素可引起粒细胞减少，需检测血常规。

（2）根据不同临床类型选择血、脓、痰、脑脊液等标本，操作时遵循严格规程和隔离设施。

（3）注意观察治疗效果。

（六）健康教育

大力宣传鼠疫的防治措施，说明鼠疫是烈性传染病，传染性强、病死率高，曾对人类构成极大威胁。目前全世界鼠疫疫情有所控制，但世界上包括我国还存在许多鼠疫的自然疫源地，仍有可能发生流行，必须对鼠疫的防治工作引起重视。

做好鼠疫的相关知识教育，对患者采取严密隔离措施，以免疫情扩散。讲述各种消毒隔离措施的要求及重要性。

（周兰英）

第四章

螺旋体病和朊毒体病

螺旋体在自然界中广泛存在，种类繁多，对人类致病的主要有钩端螺旋体（引起钩体病）、伯氏疏螺旋体（引起莱姆病）、回归热螺旋体（引起回归热）、梅毒螺旋体（引起梅毒）等。朊病毒是近年逐步认识的一种不同于其他微生物而缺乏核酸的、能自我复制的侵染性蛋白质，可引起人类和动物的朊毒体病。人类以克雅病和库鲁病较常见。库鲁病流行于大洋洲的某些部落，随着社会的进步，逐步废除了在祭奠死者时，亲属将死者脑浆涂抹在面部或捧食的习俗，库鲁病逐渐被消灭。本章按照现代护理理论，主要介绍钩体病和朊毒体病患者的整体护理。

第一节 钩端螺旋体病

钩端螺旋体病（leptospirosis）简称钩体病，是由致病性的钩端螺旋体引起的自然疫源性疾病。鼠和猪是主要传染源。临床表现主要为高热、全身酸痛、软弱无力、结膜充血、淋巴结肿大、出血倾向和肝肾功能损害。

【病原学及发病机制】

钩端螺旋体（简称钩体）呈细长丝状，两端或一端常弯曲成钩状，运动活泼，革兰染色阴性，但不易着色，常用镀银染色。在适宜的温度（28～30℃）和酸碱度（pH 7～7.5）的水或潮湿土壤中，可生存1～3个月，在低温下可存活。对日光、干燥、常用消毒剂（漂白粉、酚类、乙醇）均极敏感。

钩体有很多型别，全世界已发现致病型钩体有23个血清群，200多个血清型。我国已知有19个群和74个血清型，较常见的有黄疸出血群、犬群、秋季群、澳洲群、波摩拿群、七日热群及流感伤寒群等。不同型别的钩体对人和动物的毒力和致病性不同。钩体的分型对流行中的病原确定和预防有重要意义。

钩体经皮肤和黏膜侵入人体后，迅速经淋巴管或血管进入血液循环，在血流中繁殖，形成钩体败血症，并侵入全身各脏器。大多数钩体病除全身中毒反应外，常无明显的脏器损害表现，少数严重者可出现肺出血、黄疸、肾损害、脑膜脑炎等表现。本病的基本病变是全身毛细血管中毒性损伤，严重者可出现脏器损害的病理改变，双肺可呈弥漫性出血病变；肝细胞呈退行性病变及坏死、炎性细胞浸润导致黄疸、出血倾向及肝功能损害；肾脏肿大，肾小管呈退行性病变和坏死，肾间质内有炎性细胞浸润；骨骼肌（特别是腓肠肌）肿胀，肌纤维变性、坏死、间质出血；心肌呈出血和退行性病变，脑膜及脑实质充血，有出血灶和炎性细胞浸润。

【流行病学】

1. 传染源 鼠类和猪是主要的储存宿主和传染源，钩体存在于感染动物的肾小管，可达数月至数年而不发病。鼠类是南方的主要传染源，而猪是北方的主要传染源，人做为传染源意义不大。

2. 传播途径 ①疫水传播：是最主要的传播方式。人们由于生活、劳动等原因与疫水接触，钩体经皮肤（特别破损的皮肤）而感染。②消化道传播：因进食被污染的食物或水，经口腔和食管黏膜而感染。③直接接触传播：因直接接触受感染动物及其排泄物、血液、脏器而受感染。

3. 人群易感性 普遍易感，病后对同型钩体可获得较强的免疫力，疫区人群经隐性感染或轻型感染大多有一定免疫力，而新进入疫区的人容易感染。

4. 流行特征 我国已有26个省、市、自治区发现本病的存在和流行，以南方、西南各省较严重，多见于青壮年，以农民、渔民、屠宰工人和野外工作者发病率较高。本病主要流行于夏秋季节，以6~11月份发病最多，散发病例终年可见。其流行类型有稻田型、洪水型、雨水型和散发型。其主要特征见表4-1。

表4-1 钩体病主要流行类型及其特点

	稻田型	雨水型	洪水型
主要传染源	鼠类	猪与犬	猪
主要菌群	黄疸出血群	波摩那群	波摩那群
传播因素	鼠尿污染	暴雨积水	洪水淹没
感染地区	稻田、水塘	地势低洼村落	洪水泛滥区
发病情况	较集中	分散	较集中
国内地区	南方水稻耕作区	北方和南方	北方和南方
临床类型	流感伤寒型	流感伤寒型	流感伤寒型
	黄疸出血型		少数脑膜脑炎型
	肺出血型		

【临床表现】

潜伏期2~20天，一般为10天左右。

起病多急骤，无明显前驱期，病情轻重悬殊，轻者似上呼吸道感染，重者可表现为黄疸、肺出血、肝肾功能衰竭等。本病整个病程可分为三个时期。

1. 早期（钩体败血症期） 一般在起病 3 天内，有感染中毒症状，发热伴有畏寒或寒战，体温短期内上升至 39℃ 左右，多为稽留热。全身酸痛，尤以头痛、小腿及腰背肌疼痛明显，腓肠肌有压痛。乏力、腿软，甚至行动困难或不能站立，体热不高者亦常如此。发病第一天即可出现眼结膜充血，至热退后数天始消失，一般无分泌物、疼痛或畏光。淋巴结肿大，以腹股沟淋巴结最多见，质软，有压痛，局部无红肿。亦可出现咽部充血、咽痛、扁桃体肿大、恶心、呕吐、腹泻等。

2. 中期（器官损伤期） 一般是起病后 3 ~ 10 天，按不同临床表现特征可分为：

（1）单纯型（流感伤寒型） 流行期间以本型多见。无明显的器官损害，是早期表现的继续，自然病程一般 5 ~ 10 天。轻型病例较多，体温常在 38℃ 左右，中毒症状不明显，其临床表现与感冒或轻型流感相似，除个别有鼻出血外，基本上无出血倾向。重型有较明显的出血现象，或有低血压、休克的表现，伴少尿，神志恍惚或昏迷，肝、脾可有轻度肿大，并有不同程度的胃肠道症状，如恶心、呕吐、腹泻等。

（2）肺出血型 在钩体血症基础上，出现咳嗽、血痰或咯血。根据胸部 X 线片病变的程度和广度，以及心肺功能表现，临床上可分为普通肺出血型和肺弥漫出血型。

1）普通肺出血型：主要出现痰中带血或咯血，肺部无明显体征或有少许啰音，X 线胸片可见肺纹理增多，经及时治疗很快痊愈。

2）肺弥漫性出血型：原称肺大出血型。病情在毒血症状的基础上突然恶化，进展迅猛，是无黄疸钩体病的常见死因。根据其进展表现可分为 3 期。①先兆期：患者出现面色苍白、心慌、烦躁、呼吸及心率进行性加快，肺部呼吸音增粗，有干、湿性啰音，并逐渐增多。X 线胸片可见肺纹理增多，散在点片状阴影。②出血期：在先兆期如果未得到及时有效的治疗，数小时内面色极度苍白或青灰，唇指发绀，心慌、烦躁加重，有窒息和恐惧感，呼吸、心率显著加快，第一心音低钝，出现奔马律，双肺布满啰音，有不同程度的咯血。X 线胸片见双肺广泛点片状阴影，甚至大片融合。③垂危期：如上述病情未得到及时控制，病情则迅速加剧，出现极度烦躁，意识模糊甚至昏迷，呼吸极度困难，咯血增多，严重者口鼻大量涌血，心率减慢，最后呼吸停止。以上三个时期有时难以截然划分，短则数小时，长则 12 ~ 24h。

引起肺弥漫性出血的原因有：①病原体毒力强，多为黄疸出血群；②缺乏特异性免疫力，如外来人口，青少年、孕妇；③病后未及时休息、治疗；④青霉素治疗后发生加重反应。

（3）黄疸出血型 在病程第 4 ~ 5 天或热退后，出现黄疸，出血和肾损害，病情较发热时更为严重。①肝损害：食欲明显减退，恶心、呕吐，黄疸逐渐加深，肝脏肿大，有压痛，血清丙氨酸氨基转移酶升高，严重者出现肝性脑病。②出血：出血现象渐趋严重，常有皮肤、黏膜出血，以及咯血、尿血、呕血等。严重者发生消化道大出血致休克或死亡。③肾损害：病程中表现有轻重不等的肾脏损害，严重者发生急性肾功能衰竭，是此型的主要死亡原因。

（4）脑膜脑炎型　一般在起病数天后出现头痛加剧、呕吐频繁、烦躁不安、脑膜刺激征阳性等脑膜炎表现，以及意识模糊、谵妄、昏迷、抽搐等脑炎表现，严重者发生脑水肿、脑疝和呼吸衰竭。脑脊液检查压力增高，蛋白稍增加，白细胞计数一般在 $500 \times 10^6/L$ 以下，以淋巴细胞为主，糖正常或略减少，氯化物多正常。

3. 恢复期　多数患者于热退后逐渐痊愈，约需数天至数月不等。少数患者可再次出现症状和体征，称"后发症"。较常见的有后发热、眼并发症（如虹膜睫状体炎、脉络膜炎或葡萄膜炎）及闭塞性脑动脉炎等。

【实验室及其他检查】

1. 血常规　白细胞总数和中性粒细胞轻度增高或正常，多数患者血小板减少。

2. 尿常规　尿中常出现蛋白、管型、红细胞及白细胞等。

3. 病原体分离　从早期患者的血液、脑脊液或尿中可检出病原体。在第 1 周抽血接种于柯氏培养基，需培养 1～8 周，对急性期诊断帮助不大。应用 PCR 检测钩体 DNA，具有早期诊断意义。

4. 血清免疫学试验　发病 1 周后，血液中出现特异性抗体，血清免疫学试验较常用者有凝集溶解试验（凝溶试验），第一次血清效价达到或超过 1∶400 以上，或第二次效价比第一次增高 4 倍以上者为阳性。近年国外应用 ELISA 测定血清钩体 IgM 抗体，其特异性和敏感性高。

【治疗要点】

强调"三早一就地"（早诊断、早休息、早治疗和就地治疗）的原则。

1. 病原治疗　早期应用有效的抗生素杀灭病原体是治疗的关键。首选青霉素，剂量不宜过大，每次 40 万 U，每 6～8h 1 次，肌内注射，疗程 5～7 天。为避免赫斯海默反应，有人主张从小剂量开始，首剂 5 万 U，4h 后 10 万 U，渐过渡到每次 40 万 U，或者在应用青霉素首剂的同时静脉滴注氢化可的松 200mg。

赫斯海默反应多发生在首剂青霉素注射后 0.5～4h，突然出现寒战、高热、头痛、全身酸痛、心率和呼吸加快，原有症状加重，部分患者出现低血压、休克，可诱发肺弥漫性出血。一般持续 0.5～1h。

对青霉素过敏的钩体患者，可选用庆大霉素或四环素等。

2. 对症治疗　对较重的钩体患者宜常规给予镇静剂，常用地西泮、异丙嗪或氯丙嗪。必要时 2～4h 重复一次。

（1）赫斯海默反应　患者一旦发生赫斯海默反应，应尽快使用镇静剂和氢化可的松，并给予降温、补液、强心等措施。

（2）肺出血型　尤其是肺弥漫性出血型。及早使用镇静剂，给予大剂量氢化可的松静脉滴注或缓慢静脉注射，注意心脏功能，酌情给予强心药物。

【预防】

灭鼠、圈养猪和预防接种是预防的关键。

1. 控制传染源　加强灭鼠防鼠，开展圈猪积肥，不让畜尿粪外流。对患者进行隔离治疗。

2. 切断传播途径　疫区要保护水源和食物，防止被鼠、畜尿粪污染。收稻前1周放干田中积水。对污染环境进行消毒。流行季节，易感者应尽量减少接触疫水的机会。

3. 保护易患人群　在流行季节前1个月对疫区易患人群进行钩体菌苗的预防接种，每年2次。要根据流行菌株的变化，调整菌苗主要型别的组成。对于高危人群可服用多西环素200mg，每周1次。

【常见护理诊断】

1. 体温过高　与钩体败血症有关。
2. 疲乏　与骨骼肌肌纤维受损有关。
3. 疼痛　与骨骼肌肿胀有关。
4. 气体交换受损　与肺弥漫性出血有关。
5. 潜在并发症　赫斯海默反应。

【护理措施】

（一）一般护理

1. 隔离与消毒　将患者隔离至症状体征消失。哺乳妇女应停止喂乳。在采集患者血、尿、脑脊液标本时应禁止直接接触。对于患者的血、尿及其污染物可选用生石灰、漂白粉、次氯酸钠溶液进行消毒。

2. 休息与活动　患者应早期严格卧床休息，要强调其重要性，对预防心肌炎、休克及肺出血有重要作用，以防病情加重。待症状体征消失后可下床适当活动，活动量视体力恢复情况逐渐增加。

3. 饮食与营养　急性期一般应给予高营养、高维生素、易消化流质饮食，少量多餐，根据患者口味和嗜好调配饮食。如患者有严重的肝肾功能损害，应限制或中止蛋白质饮食。进食不足者给予静脉补充。多饮水，保持尿量每天在1500ml以上，有利于排毒、退热。如肾损害严重应根据病情限制水、盐的摄入。病情好转后，逐渐恢复到正常饮食。

4. 日常卫生　注意皮肤黏膜的卫生情况，保持床铺平整、干净。口腔护理2～3次/d，如有呕吐、腹泻，应及时更换污染衣服和清洗。

（二）心理护理

钩体病大多为单纯型，预后较好，但部分严重患者有生命危险，病情恶化快，患者及其家属可能会出现焦虑、恐惧等心理反应，应随时评估患者及家属的心理状况和应对方式，家庭和社区的支持、照顾能力和程度。及时做好患者和家属的思想工作，耐心解释病情，既要认识到疾病的严重性，更要认识到疾病的可治性，树立战胜疾病的信心，消除不良心理反应。

（三）病情观察

由于钩体病的病情变化较快，必须密切观察病情。①监测病情动态变化，重点监测呼吸、脉搏、血压、神态、面色等。②若患者突然出现烦躁不安，面色苍白，呼吸急促等表现，提示肺弥漫性出血。③如皮肤、巩膜黄染提示肝功能受损。④出现少尿、无尿提示肾功能损害，严格记录24h出入水量。⑤在应用青霉素后要密切观察是否发生赫斯海默反应。⑥在恢复期要注意观察是否出现后发症。

（四）对症护理

1. 高热的护理　监测体温变化，及时进行评估。高热时可采用冷敷或冰敷，必要时酌情应用小剂量退热剂。患者通常在青霉素治疗后，高热和中毒症状能迅速缓解。如中毒症状较严重，常用氢化可的松静脉滴注。

2. 疼痛的护理　评估疼痛程度，采用心理疗法，分散患者注意力可缓解疼痛。肌肉疼痛较剧者，可用局部热敷，15min/次，3～4次/日。同时将肢体置于舒适体位。头痛明显、全身肌痛者，给予镇静剂和糖皮质激素。

（五）诊疗护理

（1）根据医嘱准确、及时地用药，注意青霉素用药后可能会发生赫斯海默反应。

（2）根据医嘱及时、正确地采集血液、脑脊液或尿液标本。

（3）注意观察治疗效果。

（六）健康教育

对患者要耐心介绍钩体病的有关知识，做到积极配合医疗、护理措施，充分认识到严格卧床休息的重要性，病情有变化要及时向医护人员报告。对家庭要介绍钩体病的有关知识外，还要耐心解释病情，介绍照顾患者方法，给患者更多的关爱和详尽的照顾，同时配合做好隔离消毒工作。

对社区重点介绍钩体病的流行过程，了解管理好牲畜和灭鼠的重要性，搞好环境卫生，做好个人防护。流行季节，避免在河塘嬉水游泳。介绍临床表现，发病后要及时就诊，避免劳累。介绍预防接种的重要性，加强钩体菌苗的接种。

第二节　朊毒体病

朊毒体病（prion diseases）是由朊毒体感染所引起的一种传染性海绵状脑病，人类以克雅病和库鲁病较常见。动物中可引起羊瘙痒症和牛海绵状脑病（疯牛病）。

【病原学及发病机制】

朊毒体是一种不同于其他微生物的缺乏核酸的蛋白质传染因子。其分子量为33~35kD，由253个氨基酸组成。朊毒体蛋白（prion protein，Prp）有两种异物体，称为Prpc和PrpSC，Prpc存在于正常组织中，不致病；PrpSC是致病蛋白，只在患病脑组织中存在。朊毒体有不同的株型，形成不同的疾病。由于朊毒体不含有核酸，它是如何复制目前尚不清楚。现已证实，朊毒体是由宿主染色体上一个单拷贝基因编码，人朊毒体基因位于20号染色体的短臂上，因此，朊毒体不仅具有传染性而且具有遗传性。朊毒体具有高度的抵抗力，能使核酸失活的方法对朊毒体没有影响，如煮沸、紫外线、电离轴射、核酸酶、锌离子等。但蛋白质变性剂如尿酸、胍胺、苯酚等可使其灭活。

朊毒体病的发病机制目前尚未明确。朊毒体感染人体后，首先在单核-吞噬细胞系统复制，如脾、淋巴结等，再侵入中枢神经系统，引起弥漫性神经细胞丢失，反应性胶质细胞增生，淀粉样斑块形成和神经细胞空泡形成。在病理切片上，脑组织看似呈海绵样改变，故称为"传染性海绵状脑病"。大体形态改变主要为脑皮质和小脑的萎缩。病变区无炎症反应和免疫反应的变化。

【流行病学】

1. 传染源 感染朊毒体的动物和人是传染源。

2. 传播途径 主要是消化道传播，通过进食感染宿主的组织或其加工产物，尤其是脑组织，可引起感染的传播。因一般的加工过程不能灭活具有高度抵抗力的朊毒体。疯牛病的发生就是健康牛吃了含朊毒体的病畜内脏加工物而感染。人类食用了疯牛病的牛肉可能会引起人类新变异型克雅病。部分克雅病亦可通过医源性途径而感染，如器官移植、脑手术污染的器械等。能否通过输血和血制品传播，有待进一步研究。

3. 易患人群 普遍易感。感染朊毒体后，尚未发现保护性免疫产生。

【临床表现】

人类和动物的慢性、亚急性中枢神经系统的退行性疾病大多与朊毒感染有关（见表4-2）。其特点有：①潜伏期长，可达数年至数十年；②临床表现主要为中枢神经系统症状；③病情进展迅速，可迅速导致死亡。下面主要介绍克雅病。

表 4 - 2　人类和动物的朊毒体病

	人类	动物
散发性朊毒体病	克雅病	自然性羊瘙痒症
遗传性朊毒体病	家族性克雅病	自然性羊瘙痒症
	杰茨曼 – 斯脱司勒 – 史茵克综合征	
	致死性家庭性失眠症	
传染性朊毒体病	库鲁病	牛海绵状脑病
	医源性克雅病	猫海绵状脑病
		传染性水貂脑病
		慢性废墟病
		实验性羊瘙痒症
		自然性羊瘙痒症

克雅病是人类最常见的朊毒体病。潜伏期 15 个月 ~ 10 年，最长可达 40 年。常累及 50 ~ 75 岁人群。典型病程可分为三个阶段。

1. 前驱期　起病缓慢，主要表现为轻微的性格改变和非特异性症状，如头晕、失眠、偏执、糊涂、食欲下降、消瘦、抑郁等。

2. 进展期　神经系统病情呈进行性恶化，以小脑、锥体系和锥体外系表现为主。可表现为肢体僵直、震颤、感觉异常、共济失调、失语等，迅速进展为严重的精神衰退、肌萎缩、半瘫，随之发生惊厥和昏迷。

3. 终末期　患者常死于继发性肺炎或自主神经功能衰竭。发病后的平均存活时间为 6 个月。

1996 年英国发现了 "新变异型克雅病"，其特点有：①发病年龄较轻；②主要表现为行为改变、运动失调和周围感觉障碍；③平均存活期较长，为 12 个月；④无克雅病典型脑电波改变；⑤目前认为与食用疯牛病牛肉有密切关系。

【实验室及其他检查】

1. 脑脊液　仅有蛋白质轻微升高。可检出一种 14 – 3 – 3 蛋白质，其敏感性和特异性在 92% 以上，反映了脑组织的广泛损伤，有较高的诊断价值。

2. 脑电图　可出现特征性的周期性尖锐复合波。

3. 影像学　晚期病例 CT 和 MRI 检查可发现脑皮质萎缩。

4. 其他　运用免疫组织技术和分子生物学技术检测脑组织、脑脊液及外周淋巴组织中的 PrpSC 的存在，有确诊意义。

【诊断要点】

朊毒体病患者绝大部分要在死后经病理检查才能确诊。

（一）流行病学

有植入性电极脑电图或神经外科手术史；使用过垂体来源激素；供体被发现有朊毒体疾病的器官移植者；有朊毒体病家族史者等。

（二）临床表现

朊毒体病是一种中枢神经系统的进行性退行性疾病，有独特的相似的临床表现，如共济失调、肌阵挛、痴呆、锥体系和锥体外系征阳性等。

（三）实验室检查

特征性的脑电图改变和病理学检查有重要的辅助诊断价值。通过免疫组化技术或分子生物学技术证实脑组织中朊毒体蛋白的存在，则可确诊朊毒体病。

【治疗要点】

目前，对朊毒体病缺乏特效治疗措施，该病预后差，均为致死性过程。

【预防】

1. 管理传染源　严格把握器官捐献标准，任何神经系统退行性疾病患者、曾接受垂体来源激素治疗者、有朊毒体病家族史者，均不能做为器官、组织或体液的供体。对朊毒体病家族进行监测，并进行遗传咨询和产前筛查。

2. 切断传播途径　严格执行血液体液传播的消毒隔离措施。严格输血指征。禁止从有疯牛病流行的国家进口牛、牛肉及其制品。禁用牛羊等动物内脏作为饲料喂养牛羊等动物。

3. 保护易患人群　接触朊毒体患者或凝似患者时要加强防护，特别是医务人员，要严格遵循安全程序，手术及病理器械要严格消毒，有皮肤破损者禁止接触。

【常见护理诊断】

1. 慢性意识模糊　与脑组织进行性损害有关。

2. 自理能力缺陷　与脑功能退缩有关。

3. 焦虑　与感受疾病的危险有关。

【护理措施】

（一）一般护理

1. 隔离与消毒　对患者实行血液体液隔离措施。对患者的血流、体液及其污染物进行严格消毒，可用高压蒸气消毒132℃ 1h，1 mol/L 氢氧化钠、次氯酸钠溶液浸泡2h可灭活感染因子。神经外科的手术器械最好为一次性使用器械。

2. 休息与活动　保证患者有足够的睡眠，以休养为主，在活动中应给予帮助，以免摔倒。

3. 饮食与营养　保证患者足够的营养供给，协助进食。以营养丰富易消化饮食为主，补充足够的蛋白质。

4. 日常卫生 患者由于脑功能进行性的退化，日常生活自理能力缺陷，要加强天常生活的护理，保持口腔、皮肤清洁。

（二）病情观察

密切观察病情变化，评估疾病进展状况，及早发现并发症。肺部感染是最常见的并发症，如患者在病程中出发热、咳嗽、呼吸困难、发绀等，要及时给予治疗和护理。

（三）心理护理与健康教育

由于朊毒体病预后差，具有传染性，往往给患者、家属及社区人群带来恐慌、焦虑等心理反应，严重者引起社会恐慌，因此，要加强心理护理和健康教育。对患者要解释病情，鼓励勇气，树立战胜疾病的信心，消除不良心理反应。对家庭和社区要介绍疾病流行过程，加强预防措施的宣传。

（四）对症护理

主要是加强脑功能锻炼，鼓励家庭成员、亲朋好友多与患者沟通。尊重患者，促进交流，沟通时要放慢语速、吐字清楚，不厌其烦地进行，可采用促进个体刺激的各种疗法，如音乐、娱乐疗法、进行感觉、运动训练等。

（王明琼）

第五章

原虫感染性疾病

原虫是单细胞生物，虽然仅由一个细胞构成，却能独立完成全部生命活动。原虫种类繁多，与医学有关的约40余种，本章将介绍阿米巴病、疟疾、弓形虫病等患者的护理。阿米巴病主要经水和食物传播，亦可经苍蝇、蟑螂等媒介节肢动物机械携带传播，具有一定的季节性和地方性，以消化道症状为主要表现，向邻近或远方组织侵蚀和播散，可引起阿米巴肝脓肿等并发症，应做好消化道隔离。疟疾主要经蚊虫吸血传播，具有明显的季节性和地方性，预防应以消灭蚊虫和群防群治为主。弓形虫病为人畜共患病，临床表现复杂严重，是艾滋病的重要机会性感染之一。加强对育龄妇女及孕妇的监测和食品卫生管理是预防的主要措施。

第一节　阿米巴病

溶组织内阿米巴（entamoeba histolytica）及其他阿米巴感染人体所致疾病统称阿米巴病（amoebiasis）。根据临床表现及病变部位可分为：①肠阿米巴病（阿米巴痢疾）；②肠外阿米巴病，表现为肝、肺、脑等各脏器的脓肿，以阿米巴肝脓肿最常见。

阿米巴痢疾

阿米巴痢疾（amebic dysentery）是由溶组织内阿米巴引起的肠道传染病，临床表现轻重悬殊，以腹痛、腹泻、排暗红色带有腥臭味的粪便为特征，全身中毒症状较轻。本病易反复发作转为慢性，可引起阿米巴肝脓肿等并发症。

【病原学及发病机制】

溶组织内阿米巴生活史有滋养体和包囊两期。滋养体按其形态可分为大滋养体和小滋养体。大滋养体为组织致病型滋养体，从被破坏的组织中摄取营养，具有吞噬红细胞的能力，有伪足，其伪足能作定向变形运动侵袭组织，亦可自组织内落入肠腔变成小滋养体，随粪便排出；小滋养体为肠腔共栖型滋养体，不侵袭组织而以宿主肠内容物为营养，伪足不明显，运动缓慢，不吞噬红细胞。小滋养体在一般情况下随食物下移到横结肠后，由于成型粪便增加，肠内营养减少，水分被吸收，小滋养体停止活动，排出内容物，缩成圆形，分泌囊壁形成包囊，随粪便排出体外。但小滋养体在一定条件下，可侵入肠壁组织转变为大滋养体而致病。滋养体在外界抵抗力弱，极易死亡。包囊为感染传播型，透明囊壁具有保护作用，对外界环境抵抗力强，在粪便中能存活 2 周以上，在水中存活 5 周，普通饮水消毒的含氯浓度不能将其杀灭。对热和干燥敏感，加热 50℃ 数分钟即可死亡，在 10% 的碳酸液中 30min 可杀灭，在 50% 乙醇中立即死亡。

包囊被吞食后，下行到小肠下段，经胰蛋白酶作用脱囊而逸出小滋养体，随粪便下行，寄生于结肠腔内，为无症状带虫者。如感染虫株为侵袭型，则小滋养体在机体免疫力下降时侵入肠壁组织并转变为大滋养体，借助伪足及各种水解酶的溶解破坏作用，损伤肠壁，形成黏膜下小脓肿。脓肿溃破后，形成散在而孤立性的烧瓶样溃疡，脓液排出形成暗红色果酱样大便或脓血便。大滋养体进一步深入肌层和浆膜，可引起肠出血和肠穿孔。

病变主要在结肠，以盲肠、升结肠、直肠最明显。典型的初期病变为细小的、散在的浅表糜烂，继而形成较多的孤立小脓肿，破溃后形成边缘散在性的口小底大的烧瓶样溃疡，溃疡腔内充满黄色的坏死组织，溃疡间黏膜正常。慢性期病变组织破坏与修复同时进行，肠壁增厚，肠腔狭窄，黏膜增生形成阿米巴肉芽肿。

【流行病学】

（一）传染源

慢性患者、恢复期患者和无症状包囊携带者为主要传染源。急性期患者，仅排出滋养体，在外界中迅速死亡、传播作用不大。

（二）传播途径

主要通过被包囊污染的水、食物、手等，经口感染，苍蝇和蟑螂也可起传播作用。

（三）易感人群

普遍易感，感染后抗体滴度虽高，但不具保护作用。

（四）流行特征

本病遍及全球，以亚热带地区多见。感染率高低与卫生情况及生活习惯有关。近年来，我国仅个别地区有散发病例。

【临床表现】

潜伏期一般是 3 周，短者 4 天，长者达数年。

1. 轻型　临床症状较轻，出现轻度腹痛、腹泻，粪便中有包囊。肠道病变轻微，当机体抵抗力较低时，可发生痢疾或肝脓肿症状。

2. 普通型　大多缓慢起病，主要表现为腹痛、腹泻，大便每天 10 次左右，量中等，粪便较多，为暗红色果酱样便，有腐败腥臭味，内含大量滋养体。腹痛及压痛多局限于右下腹部，多无里急后重。全身中毒症状轻，多无发热或仅有低热，持续数天后可自行缓解或转为慢性。

3. 重型　多见于体弱及营养不良者。起病急骤，高热，先有较长时间的剧烈肠绞痛，随后排黏液血性或血水样大便，每天大便可达15次以上，腥臭味，里急后重明显。伴有恶心、呕吐，有不同程度失水，酸中毒及电解质紊乱，严重者可出现休克，易并发肠出血，肠穿孔，预后差。

4. 慢性型　多因急性期治疗不当所致。腹痛、腹泻反复发作，或腹泻便秘交替出现，大便每天3~5次，呈黄糊状，带少量黏液及脓血，有腥臭味。多伴脐周及右下腹疼痛。常因饮食不当，受凉，疲劳及情绪变化而诱发。各种症状可持续交替出现至数月或数年。久病者可有贫血、乏力和营养不良，易发生并发症。体检可扪及结肠粗厚及压痛，大便中有滋养体或包囊。

5. 并发症

（1）肠内并发症　可发生肠出血，肠穿孔、结肠性肉芽肿等。

（2）肠外并发症　阿米巴肝脓肿、肺脓肿、脑脓肿等。以阿米巴肝脓肿最常见。

【实验室及其他检查】

1. 血象　白细胞计数及分类正常，暴发型或有继发感染时白细胞和中性粒细胞增高。慢性患者可有轻度贫血。

2. 粪便检查　大便为暗红色果酱样，含血和黏液，有腥臭、粪质较多。镜检可见大量红细胞、少量白细胞及夏-雷结晶。找到活的、吞噬红细胞的阿米巴滋养体有确诊意义。慢性患者可找到包囊，浓缩法可提高阳性率。

3. 乙状结肠镜或纤维结肠镜　可见大小不等的烧瓶样溃疡，呈散在分布，边缘隆起且整齐，周围有红晕，溃疡间黏膜正常。取溃疡边缘部分涂片及活检可查到滋养体。

4. 血清学检查　酶联免疫吸附试验（ELISA）、间接血凝试验（IHA）、间接荧光抗体试验（IFAT）等，检测肠阿米巴病阳性率为80%~90%。

【诊断要点】

1. 流行病学资料　询问发病前是否有不洁食物进食史或与慢性患者密切接触史。

2. 临床表现　起病较缓，有腹痛、腹泻，排暗红色果酱样大便多次，每次粪便量较低，腥臭味浓，但无发热或仅有低热。

3. 粪便镜检　找到吞噬有红细胞的溶组织内阿米巴滋养体或圆形的包囊，可确诊为肠阿米巴病。

【治疗要点】

（一）一般治疗

急性期患者应卧床休息，给流质或少渣软食，慢性期患者应加强营养，注意避免刺激性食物，腹泻严重者，维持水、电解质平衡。

（二）病原治疗

甲硝唑（灭滴灵）对各型阿米巴原虫均有很强的杀灭作用，为首选药物，连服5～7天。慢性患者常选用双碘喹啉或喹碘仿，对碘过敏或有甲状腺疾病者禁用。抗生素主要通过抑制肠道共生菌而影响阿米巴的生长繁殖，可用巴龙霉素或四环素等。

（三）并发症治疗

合并细菌感染时加用敏感的抗生素，肠出血时及时补液，输血，止血。肠穿孔时及时手术治疗，并应用甲硝唑和广谱抗生素。

【预防】

1. 管理传染源 彻底治疗患者及排包囊者，对患者实行消化道隔离。如为餐饮业人员应暂调离工作。

2. 切断传播途径 加强饮食、饮水、粪便管理，防止苍蝇孳生和灭蝇。

3. 保护易患人群 加强个人防护，注意饮食卫生。

【常见护理诊断】

1. 腹泻 与阿米巴原虫所致肠道病变有关。

2. 疼痛 与阿米巴原虫所致肠道病变有关。

3. 营养失调 与腹泻、进食减少及胃肠功能紊乱有关。

4. 潜在并发症 肠出血、肠穿孔，与肠壁组织坏死、溃疡形成有关。

5. 有传播感染的可能 与肠道排出病原体有关。

【护理措施】

（一）一般护理

1. 隔离与消毒 消化道隔离至症状消失或连续3次大便找不到滋养体或包囊。患者的排泄物及其污染物可用20%漂白粉乳剂、0.5%次氯酸钠溶液等进行消毒。

2. 休息与活动 消化道症状明显或有并发症者应卧床休息，轻型患者注意劳逸结合，慢性患者注意休养。

3. 饮食与营养 急性期患者给予易消化饮食，如米汤、稀粥、牛奶、蛋类、米粉、果汁等。避免粗纤维、刺激性、高糖食物。进食不足者，静脉补液。急性发作控制后，逐渐增加热量的供应，可给予高热量、高蛋白质、多量维生素饮食，以防止营养不良、贫血等。保证热量每日供给11 000～13 000kJ，蛋白质每日100～150g。

（二）心理护理

针对患者可能出现的孤独、紧张、焦虑等心理状况，关心体贴患者，帮助消除不良心理反应，使其能积极主动地配合治疗和护理。

（三）病情观察

观察大便次数、性状、量，是否伴有鲜血等肠出血表现，注意观察有无突然发生的腹痛加重，腹肌紧张，腹部压痛等肠穿孔表现，暴发型患者由于腹泻频繁，可致水、电解质丢失甚至发生休克，应密切观察生命体征及脱水表现。发现异常，及时报告医生并作好抢救准备。遵医嘱使用抗阿米巴药物时，应注意观察药物的不良反应，甲硝唑的不良反应轻，以胃肠道反应为主，可有恶心、腹痛、腹泻等，应注意观察。使用喹碘仿时应注观察有无碘过敏反应。

（四）对症护理

1. 腹泻 ①保持肛周皮肤黏膜的清洁，便后以温水清洁肛周皮肤，每天用温水或1:5000 高锰酸钾溶液坐浴，局部涂以植物油或凡士林油膏，以保护局部皮肤，防止溃烂，同时注意保持内裤、床单清洁和干燥。②及时协助粪便标本采集，注意标本应新鲜，不应混有尿液及消毒剂，尽量选取血、黏液部分，及时送检。气温低时应注意保温。大便镜检阴性时需多次反复检查。

2. 明显腹痛者 可进行腹部热敷或遵医嘱给予颠茄合剂或肌内注射阿托品等解痉剂，以缓解疼痛不适。

（五）健康教育

向患者家属及社区广泛宣传阿米巴病的有关知识，如传播途径、主要症状，以及加强饮食管理和注意个人卫生对预防阿米巴病的重要意义。出院后每月复查大便一次，连续留检 3 次，以决定是否需要免重复治疗。

阿米巴肝脓肿

阿米巴肝脓肿（amebie liver abscess）是阿米巴痢疾最常见的肠外并发症。以长期发热、肝区疼痛、肝肿大伴压痛为临床特征。

【病原学及发病机制】

结肠病变中阿米巴大滋养体借助其侵袭力进入肠系膜静脉，经门静脉到达肝脏，亦可通过肠壁直接侵入肝脏，或经淋巴系统到达肝内，并在肝脏内进行繁殖导致微静脉栓塞，使肝组织缺血、坏死。在阿米巴溶组织酶的作用下使组织溶化、坏死扩大而形成肝脓肿。早期以多发性小脓肿较为常见，以后互相融合成单个大脓肿，从原虫侵入肝内到脓肿形成，一般需用 1 个月左右。脓液为液化的肝组织，呈棕褐色或巧克力酱样，有肝腥味，含有溶解坏死的肝细胞，红细胞，白细胞等。滋养体常聚集在脓腔壁，仅1/3 病例可在脓液中找到滋养体。如脓肿继发感染，脓液失去典型特征，转为黄色或黄绿色，并有大量脓细胞，临床上可有明显全身中毒症状。脓肿所在部位深浅不一，以肝右叶顶部单个大脓肿多见。脓肿可向邻近组织及器官破溃，引起各种并发症。

【临床表现】

起病缓慢，以发热起病，常伴畏寒，热型以间歇热、弛张热型多见，多在夜间退热，伴有大汗。肝区疼痛为主要症状，常呈持续性钝痛，深呼吸及体位改变时疼痛加剧。肝区叩痛阳性。脓肿多见于右叶顶部，刺激膈肌引起右肩疼痛，右下肺炎、反应性胸膜炎、右侧胸腔积液等，表现为胸痛、气促、咳嗽、肺部啰音等。若脓肿表浅，可触及局限性压痛点，可见局部凹陷性水肿，约10%脓肿位于肝左叶，可有中上腹或左上腹部疼痛，并向左肩放射。剑突下肝脏肿大，可触及包块。慢性病例发热多不明显，可有消瘦、贫血、浮肿等。少数患者脓肿可向邻近器官或组织穿破或继发感染。

【诊断要点】

1. 流行病学资料　病前有腹泻或排便不规则史。

2. 临床表现　发热、右上腹痛或肝肿大伴压痛、局部扣痛。

3. 实验室检查

（1）血常规　急性期白细胞总数及中性粒细胞增多。慢性期白细胞大多正常，血红蛋白降低。

（2）粪便　少数可找到阿米巴滋养体或包囊。

（3）X线检查　右侧膈肌抬高、运动受限，胸膜反应性炎症及积液，偶可见平片上肝区有不规则透光液－气影。左叶脓肿时可见胃小弯受压及胃体左移现象。

（4）超声波检查　可确定脓肿部位、大小、数目，并可指导穿刺抽脓或手术引流的方向和深度。

（5）肝穿刺抽脓　抽出典型棕褐色浓液，即可确诊。少数可找到阿米巴滋养体。

【治疗要点】

1. 病原治疗　首选甲硝唑（灭滴灵），成人每日3次，每次400～800mg，连服10天。亦可同时使用氯喹，口服完全吸收，肝内浓度高，对阿米巴肝脓肿有较好疗效。若并发细菌感染，应选择敏感抗生素。

2. 肝穿刺引流　对肝脓肿较大且位置表浅者，可作穿刺引流，可每隔3～5天抽脓1次，直至脓腔缩小为止。若有细菌感染，可在抽脓后注入抗生素于脓腔中。

3. 外科治疗　对内科治疗效果不好或已穿破或有穿破危险的阿米巴肝脓肿，可做手术切开引流。

【常见护理诊断】

1. 疼痛　与肝脓肿有关。

2. 体温过高　与肝组织坏死脓肿形成有关。

3. 营养失调　低于机体需要量，与肝脓肿形成，长期低热消耗增多有关。

【护理措施】

（一）一般护理

1. 隔离 对患者实行消化道隔离。

2. 休息 发热及其他症状明显者，应卧床休息，以减少机休消耗。指导患者采取左侧卧位或其他舒适体位，减轻肝包膜张力避免肝区受压，以缓解肝区疼痛。

3. 饮食 应给予高糖、高蛋白、高维生素、易消化饮食，少量多餐。贫血者给予含铁丰富的饮食。

4. 日常卫生 保持皮肤、黏膜清洁，出汗后及时更换衣被。并及时用温水抹洗。

5. 病情观察 观察体温及肝区疼痛症状的变化。如腹痛加剧，并出现腹膜刺激征，应视为脓肿破溃所致腹膜炎的表现，立即报告医生。观察营养状态，定时测量体重。

（二）心理护理

了解患者及家属对本疾病的认识情况及对健康的要求，有无紧张、焦虑等情绪，针对其心理状况，关心体贴患者，帮助其消除不良心理反应，使其能积极主动地配合治疗。

（三）对症护理

1. 高热 监测体温变化，体温过高者采用物理降温和药物降温。

2. 疼痛 注意肝区疼痛的部位、性质、持续时间，指导并协助患者选择舒适的体位，注意分散患者的注意力。若疼痛影响休息，睡眠时，遵医嘱给予镇静剂和止痛剂。协助医生进行肝穿刺抽脓，做好术前准备和术后护理，并及时将脓液标本送检。

（四）健康教育

广泛宣传阿米巴肝脓肿的有关知识，重点包括疾病过程及治疗措施，及时彻底治疗阿米巴痢疾，可预防阿米巴肝脓肿。

第二节 疟 疾

疟疾（malaria）是由疟原虫经蚊叮咬而传播的寄生虫病。临床特征为间歇性发作的寒战、高热、大汗，继之缓解，伴有肝脾肿大和贫血等。

【病原学及发病机制】

寄生于人体的疟原虫有间日疟原虫、三日疟原虫、恶性疟原虫和卵形疟原虫四种。疟原虫的生活史分为两个阶段，即雌蚊体内有性生殖阶段和人体内的无性增殖阶段。四种疟原虫生活史相似。

1. 疟原虫人体内发育阶段

（1）肝细胞内的发育（红细胞外期） 感染性子孢子于雌性按蚊叮咬时，随蚊虫唾液腺分泌物进入人体血液，并迅速进入肝细胞内进行裂体增殖，发育成熟为裂殖体，释放出大量裂殖子进入血循环，一部分被吞噬细胞吞噬而消灭。大部分裂殖子侵入红细胞，成为红细胞内期，引起疟疾初发。间日疟及卵形疟部分子孢子在肝内发育为迟发型裂殖体，这种裂殖体发育缓慢，约经 6~11 个月方能成熟并感染红细胞，成为复发的根源。三日疟及恶性疟无迟发型子孢子，故无复发。疟原虫子孢子多型性假说认为，子孢子里有两个遗传表现型，即速发型和迟发型，速发型先发育成熟（潜伏期短）引起疟疾初发，而迟发型要经过一定休眠状态后才发育成熟（潜伏期长），引起发作，称为复发。

（2）红细胞内期　裂殖子在红细胞内先后发育成小滋养体（环状体）、大滋养体、裂殖子，导致红细胞被胀破释放大量裂殖子及代谢产物，引起临床发作。大部分裂殖子被吞噬细胞消灭，小部分侵入红细胞重复上述裂体增殖，出现周期性发作。间日疟和卵形疟的周期为 48h，三日疟为 72h，恶性疟为 36~48h，部分疟原虫在红细胞内经 3~6 代增殖后发育为雌性及雄性配子体，若被雌性按蚊吸入胃内，则在蚊体内进行有性生殖，其余配子体在人体内被吞噬细胞消灭。

2. 疟原虫蚊体内发育阶段　按蚊吸血时，雌雄配子体被吸入蚊胃内，进行有性生殖形成偶合子，经动合子成熟为囊合子，继续发育成熟为孢子囊，含有数千个感染性的子孢子，当蚊子再次叮咬人时，子孢子进入人体内。

感染初期，疟原虫在肝细胞内和红细胞内增殖时并不引起症状，随着成批红细胞破裂，大量裂殖子及代谢产物进入血流引起异性蛋白反应，产生寒战、高热、大汗等临床症状，部分裂殖子被单核-吞噬细胞系统吞噬消灭，部分侵入其他细胞导致间歇性周期性的发作，各型疟原虫裂殖体成熟时间不同，故发作周期也不同。大量红细胞破坏可致贫血。疟原虫在人体内裂体增殖引起强烈的吞噬反应及单核-巨噬细胞系统增生，导致肝、脾肿大，骨髓也增生。凶险型疟疾发作，多由恶性疟原虫所致，恶性疟原虫能侵犯任何年龄的红细胞，使受染红细胞体积增大成球形，彼此黏附成团，且极易黏附于微血管内皮细胞，引起病理损害，导致微血管堵塞而引起组织细胞缺氧导致脑、肺、肾等重要脏器损害，出现严重的临床表现，如脑型疟疾。在单核-吞噬细胞系统的吞噬细胞中可有明显的疟色素沉着。细胞因子在疟疾发病机制中的作用尚不完全清楚，但已发现肿瘤坏死因子-α（TNF-α）在恶性疟患者的血清中含量明显升高，并与脑型疟疾的发生和死亡相关。干扰素-γ对肝细胞内疟原虫的繁殖有抑制作用，但对红内期疟原虫没有作用（图 5-1）。

【流行病学】

1. 传染源　疟疾患者及无症状带虫者。

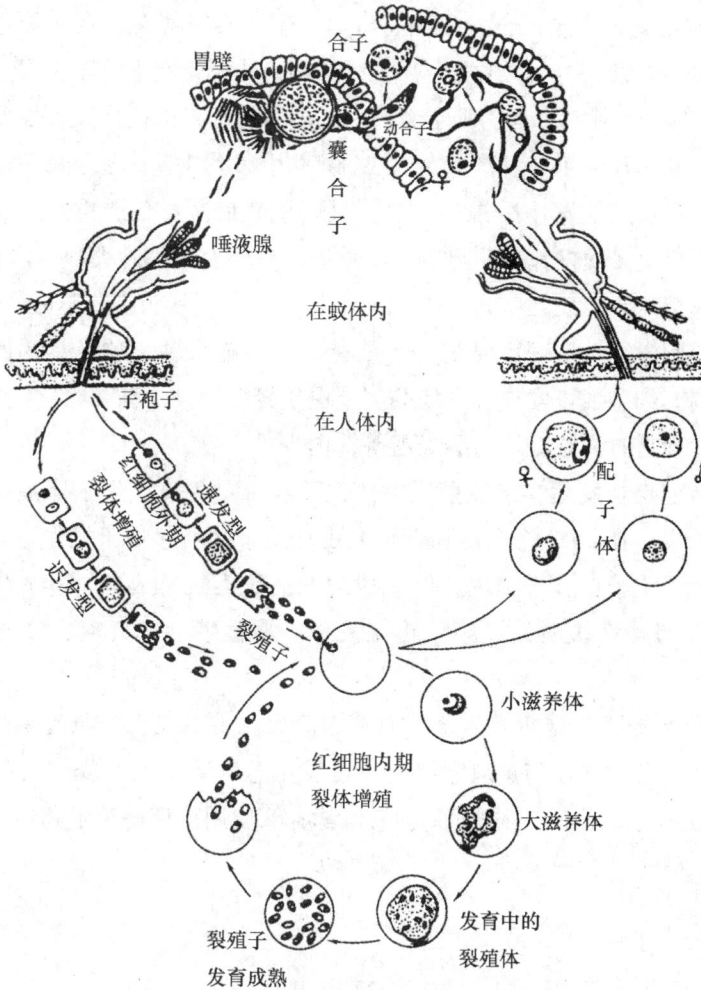

图 5-1　疟原虫生活史示意图

2. 传播途径　主要经蚊虫叮咬传播，雌性按蚊为传播媒介，我国最主要的是中华按蚊，为平原地区间日疟传播的主要媒介。山区多以微小按蚊为主，而丘陵地带主要是雷氏按蚊，海南岛山林地区则为大劣按蚊，极少数可因输入带疟原虫的血液而感染。

3. 人群易患性　普遍易感，经反复发作或重复感染后可获得一定的免疫力，但不持久。在高流行区，成人发病率低，儿童及外来人口发病率较高。

4. 流行特征　疟疾主要流行热带和亚热带，其次为温带。我国除少数地区外，均有疟疾流行。我国除云南、海南、贵州省为间日疟及恶性疟混合流行外，主要以间日疟流行为主，以夏秋季多见。

【临床表现】

潜伏期：间日疟及卵形疟为 10～20 天，三日疟为 24～30 天，恶心疟为 7～12 天。

疟疾的典型症状为突发寒战、高热、大汗，且呈周期性和间歇性。突起畏寒、寒战、面色苍白、唇指发绀、肢体厥冷、鸡皮样皮肤等，持续 10min 至 2h。随后体温迅速上升至 40℃ 或更高，头痛、全身酸痛、口渴、烦躁不安甚至谵妄、面色潮红、皮肤干热、脉搏有力，持续 2~6h。继之全身大汗淋漓，体温迅速下降至正常，自觉症状明显缓解，但仍感疲乏、嗜睡。此期均持续 1~2h。各种疟疾的两次发作之间均都有一定的间歇期间日疟和卵形疟 48h 发作 1 次，三日疟 72h 发作 1 次，恶性疟发热无规律，一般无明显间歇。疟疾反复发作后常有贫血，且以恶性疟贫血最严重。疟疾患者均有脾脏肿大、质软、反复多次发作后明显肿大、质硬，常伴有肝脾肿大和压痛。

脑型疟疾病情严重，死亡率高。表现为急起高热、剧烈头痛、呕吐、谵妄、抽搐、昏迷，出现脑膜刺激征及病理反射征，严重者可发生脑水肿、呼吸衰竭而死亡。脑脊液检查压力增高，细胞数正常或轻度增高，蛋白质轻度增高，糖和氯化物正常。

除脑型外，尚有过高热型、胃肠炎型等，但少见。

近期复发指疟疾初发后，未经彻底治疗，随着带虫免疫产生临床症状消失，血中疟原虫未完全消失，在 2~3 个月后随着疟原虫增殖，又引起临床发作。又称复燃。远期复发指迟发型子孢子在肝细胞内休眠一段时间后延迟发育成熟，释放出裂殖子，侵入红细胞内，在初发症状消失半年后再次发作。恶性疟、三日疟、输血疟疾无远期复发。

4. 并发症　主要为黑尿热，为急性血管内溶血。主要表现为急起寒战、高热、腰痛，排酱油色尿，急性贫血与黄疸，严重者可发生急性肾功能衰竭。可能与以下原因有关：①患者红细胞缺乏 6-磷酸葡萄糖脱氢酶；②使用抗疟药奎宁和伯氨喹；③疟原虫释放的毒素；④人体过敏反应。

【诊断要点】

1. 流行病学资料　发病前是否到过疟疾流行地区，近期有无输血史。

2. 临床表现　典型疟疾的临床表现是间歇发作性寒战、高热、大量出汗，贫血和脾肿大。间歇发作的周期有一定的规律性，疟疾反复发作后常有贫血。

3. 实验室及其他检查

（1）血常规　多次发作后红细胞及血红蛋白下降，白细胞总数正常或减少，大单核细胞增多。

（2）疟原虫检查　可作血涂片及骨髓穿刺涂片染色查疟原虫。

（3）血清学检查　抗疟抗体在感染后 3~4 周出现阳性，一般用于流行病学调查。

【治疗要点】

1. 抗疟治疗　氯喹是最常用和最有效的控制疟疾发作的首选药物，对红细胞内滋养体和裂殖体有迅速杀灭作用，口服吸收快，排泄慢，作用持久。凶险型疟疾可选用氯喹或奎宁缓慢静脉滴注。伯氨喹主要作用于红外期迟发型子孢子和配子体，用于防止疟疾复发和传播。乙胺嘧啶能杀灭各种红外期疟原虫，起预防作用。

2. 对症治疗　高热以物理降温为主。脑型疟疾患者可应用右旋糖酐 - 40，改善脑循环，抽搐应用镇静剂，脑水肿者用甘露醇脱水降颅压。

3. 并发症治疗　黑尿热：停用可能诱发溶血的抗疟药。控制溶血反应：静脉补液，加用肾上腺糖皮质激素，静脉滴注碳酸氢钠碱化尿液，必要时输血，少尿或无尿者按肾衰处理。

【预防】

1. 管理传染源　根治疟疾现症患者和带疟原虫者，采用虫媒隔离至抗疟治疗 3 天后，带虫者可在流行高峰前 1 个月集体抗复发治疗，联合使用乙胺嘧啶加伯氨喹。

2. 切断传播途径　清除按蚊孳生地，杀灭蚊虫。

3. 保护易患人群　有效采取防蚊措施，对高疟区人群及外来人员给予预防性服药，可选用乙胺嘧啶、氯喹或甲氟喹。

【常见护理诊断】

1. 体温过高　与疟原虫引起的异性蛋白反应有关。

2. 疲乏　与疟疾发作或红细胞破坏导致贫血有关。

3. 潜在并发症

（1）颅内高压症　与脑水肿有关。

（2）黑尿热　与患者缺乏 G - 6 - PD、过敏性体质、使用抗疟药有关。

【护理措施】

（一）一般护理

1. 隔离　防止蚊虫叮咬。

2. 休息　发作期患者应卧床休息。

3. 饮食　注意给予营养丰富的饮食。发作期可给予温热流质饮食如糖水、果汁等，有呕吐、不能进食者，给予静脉补液。发作停止后，给予高热量、高蛋白、高维生素、含铁质的食物，以补充消耗，纠正贫血。

（二）心理护理

了解患者和家属对疾病的认识情况，对疟疾的周期性发作有无紧张、焦虑等反应。对患者给予关心、体贴和帮助，使其消除不良心理反应，积极主动地配合治疗和护理，以便早日康复。

（三）病情观察

监测患者的体温变化，观察面色注意有无贫血表现。对恶性疟患者应注意观察生命体征，有无神志改变、头痛、呕吐、脑膜刺激征等表现。注意观察有无突起寒战、高热、腰痛，排酱油样小便等黑尿热表现。在抗疟治疗过程中，应密切观察有无药物反应：对使用氯喹者，应注意观察有无心动过缓，心律失常及血压下降等循环系统的变化。服用伯氨喹者，应注意观察有无溶血反应。

(四) 对症护理

(1) 典型发作　寒战期应注意保暖，如加盖棉被，放置热水袋等。发热期给予降温，采用物理降温或小剂量退热剂。大汗时给予温水擦浴，及时更换衣被，并注意防止受凉。

(2) 黑尿热　立即停用可疑药物，绝对卧床休息，准确记录 24h 出入水量，补充液体每日 3000～4000ml，保证每天尿量在 1500ml 以上，有少尿、无尿等肾功能衰竭者按急性肾衰竭护理。

(3) 对凶险发作有颅内高压症、呼吸衰竭时，护理措施参见第二章第二节"乙脑患者的护理"。

(五) 健康教育

广泛宣传疟疾的有关知识，包括疟疾的传染过程、临床表现、防治要点及容易复发的原因，宣传防蚊、灭蚊及对疟疾高发区人群和流行区的外来人群进行预防性服药的重要性。强调现症患者在控制发作后，必须服用抗复发药，以彻底根治。

第三节　弓形虫病

弓形虫病（toxoplasmosis）是由弓形虫引起的人畜共患病，通过先天性和获得性两种途径传播，人感染后多呈隐性感染，在机体免疫功能低下时隐性感染可变为显性感染，临床表现较复杂，可引起中枢神经系统损害和全身播散性感染，是艾滋病的重要机会性感染之一。先天感染致胎儿畸形，且病死率高。

【病原学及发病机制】

弓形虫生活史分为 5 期：速殖子期（滋养体）、缓殖子期（包囊）、裂殖体期、配子体期、子孢子期。弓形虫具有双宿主生活周期，分两相发育，即弓形虫相和等孢子球虫相。

1. 弓形虫相　为无性繁殖。弓形虫的卵囊、包囊或假包囊被中间宿主或终宿主吞食后，在肠腔内分别释放出子孢子、缓殖子和速殖子，虫体可直接或经淋巴和血液侵入各种有核细胞内进行分裂繁殖。急性期，速殖子快速裂体增殖形成假囊，假囊破裂后，速殖子又侵入新的细胞内增殖。慢性期，随着机体免疫力的产生，弓形虫速殖子在细胞内的增殖速度减慢并发育成包囊，包囊可在宿主体内长期存在。当宿主免疫功能低下时，包囊破裂释放出大量缓殖子，形成弓形虫血症，并可侵入新的宿主细胞进行迅速增殖。

2. 等孢子球虫相　卵囊、包囊或假包囊被终宿主吞食后进入小肠，释放出子孢子、缓殖子或速殖子可直接侵入小肠黏膜上皮细胞内，先进行无性繁殖，产生裂殖体。然后形成配子体进行有性繁殖。雌、雄配子体结合受精成为合子，最后发育成卵囊，卵囊成熟后从上皮细胞脱出进入肠腔，随粪便排出体外，经 2 ~ 3 天发育，成为具有感染性的成熟卵囊。

不同发育期弓形虫的抵抗力明显不同。滋养体对温度和一般消毒剂敏感，外界抵抗力弱。包囊的抵抗力较强，4℃可存活 68 天，胃液内可耐受 3h，但不耐干燥和高温，56℃ 10 ~ 15min 可杀死包囊。卵囊对酸、碱和常用消毒剂抵抗力很强，对热的抵抗力弱，加热 80℃ 1min 即死亡。

弓形虫主要经消化道侵入人体，经局部淋巴结或直接进入血液循环，造成弓形虫血症，经血流播散侵犯各种组织器官，在组织细胞内迅速分裂增殖，引起宿主细胞破裂，逸出的滋养体再进入邻近细胞，如此反复，引起局部组织细胞坏死，形成坏死病灶和以单核细胞浸润为主的急性炎症反应。

弓形虫可侵犯人体任何器官，好发部位有淋巴结、眼、脑、心、肺、肝和肌肉。淋巴结是获得性弓形虫病最常侵犯的部位。

【流行病学】

1. 传染源 主要是动物。弓形虫具有广泛的中间宿主，包括鸟类、鱼类、昆虫类、哺乳类等动物和人。其中猫和猫科动物是终宿主，也是最重要的传染源，其粪便中含有大量卵囊。人只有经胎盘传播或通过输血、器官移植才能作为传染源。

2. 传播途径

（1）胎盘传播 孕妇感染后速殖子通过胎盘使胎儿感染，为先天性感染。

（2）消化道传播 食入生的或半生不熟的肉类、乳汁、蛋类等食物或饮用被污染的水而感染。

（3）接触传播 密切接触动物经破损的皮肤黏膜感染。

（4）输血或器官移植传播。

后三种为后天获得性感染。

3. 人群易患性 人群普遍易感。动物饲养员、屠宰场工作人员、兽医等感染率较高。免疫抑制或免疫缺陷如艾滋病患者易感染。

【临床表现】

多数是无症状的带虫者，仅少数人发病。临床表现复杂。

1. 先天性弓形虫病 弓形虫经胎盘感染胎儿，可引起流产、早产、死胎和各种先天性畸形，包括小脑畸形、脑积水、脊柱裂、无眼、小眼等。也可表现为四联征：脉络膜视网膜炎、大脑发育不良所致精神运动障碍、脑钙化灶和脑积水。此外，还可有发热，多形性皮疹，肺炎，肝脾肿大，黄疸和消化道症状等临床表现。

2. 后天获得性弓形虫病 主要表现为发热、全身不适、夜间出汗、肌肉关节疼痛，咽痛、扁桃体肿大，皮疹，肝、脾肿大，全身淋巴结肿大等。尤以淋巴结肿大最突出。免疫缺陷患者与艾滋病和恶性肿瘤关系密切。常可引起严重感染，表现为高热、肺炎、皮疹、肝脾肿大、心肌炎、睾丸炎，甚至引起脑弓形虫病，而有头痛、偏瘫、癫痫发作、视力障碍、神志不清等症状，而发热及脑膜刺激征少见。

【实验室及其他检查】

1. 血常规 白细胞正常或轻度增多，淋巴细胞和嗜酸粒细胞增高，可见异常淋巴细胞。

2. 病原体检查 取各种体液如脑脊液、痰液、胸腹水，骨髓等涂片，淋巴结印片及组织切片，用常规染色法或免疫细胞化学法检测，可发现弓形虫滋养体或包囊，也可将上述标本接种子小鼠或用组织培养法分离弓形虫。

3. 免疫学检查 染色试验（SFDT）是检测抗体的首选方法，直接凝集试验（DAT）适用于孕妇感染的筛选，间接荧光抗体试验（IFA）检测特异性 IgG 和 IgM，间接血凝试验（IHA），双夹心 ELISA 法检测特异性 IgM、IgA；近年来广泛应用弓形虫特异性抗体检测血清或体液中的弓形虫循环抗原（CAg），阳性可诊断为急性感染。

【诊断要点】

如出现视网膜脉络膜炎、脑积水、小头畸形、眼球过小或脑钙化者，可考虑本病，确诊需找到病原体或血清学阳性反应。

【治疗要点】

目前公认有效的抗弓形虫药物有乙胺嘧啶、磺胺类药、螺旋霉素、克林霉素、阿奇霉素、罗红霉素等。主张采用诱导维持疗法，即在 4～6 周有效的诱导疗法后，继以小剂量药物长期维持治疗，一般采用乙胺嘧啶加磺胺嘧啶。孕妇可用螺旋霉素或克林霉素，3 周为 1 个疗程，间隔 1 周再重复 1 个疗程。

【预防】

1. 管理传染源 加强对育龄妇女及孕妇进行血清学监测，弓形虫急性感染者在妊娠早期建议人工流产，中后期妊娠给予预防性治疗。

2. 切断传播途径 加强食品卫生管理，不进食未熟食物如肉类、蛋类、乳制品等。防止猫粪污染餐具、水源、食物和饲料。加强血制品管理和器官供应者的相关检测，防止血制品和器官移植传播。

3. 保护易患人群 不玩弄猫犬等动物，屠宰场及肉类加工厂和畜牧工作人员应做好个人防护。人工主动免疫尚在研究阶段。

【常见护理诊断】

1. 体温过高 与弓形虫血症和感染有关

2. 皮肤完整性受损 与弓形虫感染有关。

3. 感知改变　与弓形虫感染所致脑部病变有关。

【护理措施】

（一）一般护理

1. 休息与活动　弓形虫患者组织器官损伤严重、病情复杂，应严格卧床休息，以减轻机体消耗和组织损伤。病室应安静、舒适，空气清新。

2. 饮食　给予高热量、高蛋白、高维生素等营养丰富易消化的饮食，不能进食者，给予静脉补液，注意维持水、电解质平衡。

3. 日常卫生　加强口腔皮肤护理，保持床铺清洁干燥，及时更换衣被，防止皮肤、黏膜继发感染。

（二）心理护理

多与患者及家属沟通，了解患者及家属的心理状态，关心、体贴、帮助患者，消除不良心理反应，积极主动地配合治疗和护理。

（三）病情观察

观察患者有无重要脏器损害，如中枢神经系统、心肝肺等脏器损害表现，监测生命体征。应用抗弓形虫药物治疗期间应注意观察血常规及小便变化，有无骨髓抑制及肾毒性反应。同时加服叶酸，孕妇慎用乙胺嘧啶，以防畸胎。

（四）对症护理

1. 高热　监测体温变化，体温过高给予物理降温和药物降温。

2. 感知改变　对有视力障碍，癫痫发作患者应注意保护、防止受伤，对有感觉障碍及瘫痪患者应定期翻身，防止皮肤压疮。

（五）健康教育

向患者、家属及其社区广泛宣传弓形虫病的有关知识，重点包括弓形虫病的流行病学，临床表现，防治要点等内容，提高人群对本病的认识，不吃生的或半生不熟的肉、乳、蛋类食品，不玩弄猫狗，动物饲养员、屠宰场工作人员、兽医等易患人群应作好个人防护并定期体检。妊娠妇女应进行相应的血清学检查。

（周兰英　宋　薇）

第六章

CHAPTER

蠕虫感染性疾病

蠕虫是软体多细胞动物，借肌肉的伸缩而蠕动。能导致人体损害的蠕虫主要包括吸虫病、绦虫病和线虫病三大类。本章将介绍血吸虫病、并殖吸虫病、钩虫病、蛔虫病、蛲虫病等疾病的护理。蠕虫感染性疾病的临床表现与蠕虫感染程度有关，轻者多无明显临床症状，严重感染者常有不同程度的局部症状、全身症状和并发症表现，可重复感染。蠕虫感染与接触机会及卫生习惯有关，感染对象多为农民和儿童，开展社区卫生宣教和家庭护理指导，是预防、控制、消灭这类疾病的关键。

第一节　日本血吸虫病

日本血吸虫病（schistosomiasis japonica）是日本血吸虫寄生于人体门静脉系统引起的疾病。由皮肤接触含有尾蚴的疫水而感染。主要是由虫卵沉积于肝脏和结肠引起的嗜酸性肉芽肿。急性期有发热、肝脏肿大与压痛、腹泻或排脓血便、血中嗜酸粒细胞显著增多，慢性期有腹痛、腹泻、肝脾肿大，晚期则以门静脉纤维病变为主，可发展为门静脉高压、巨脾、腹水和发育障碍。

【病原学及发病机制】

日本血吸虫成虫雌雄异体，常合抱在一起，寄生于人体门静脉系统，主要在肠系膜下静脉。存活时间一般为4~5年，长者达10~20年以上。雌虫在肠壁黏膜下层末梢静脉内产卵，一条雌虫每天可产卵1000个左右。虫卵随患者或病畜粪便排入水中，在适宜温度（25~30℃）下孵化成为毛蚴，毛蚴在水面下作直线运动，遇中间宿主钉螺时，钻入钉螺体内发育繁殖，经母胞蚴和子胞蚴两代发育，约7~8周后发育成具有传染性的尾蚴从螺体逸出，每日数条至数百条不等。当人、畜接触含有尾蚴的疫水时，尾蚴很快（约10s）从皮肤或黏膜处钻入体内，变成童虫并随血流经心肺抵达肝脏门静脉内，约1个月发育为成虫，雌雄合抱，逆血流移行至肠系膜下静脉的末梢静脉内产卵，重复其生活史。在血吸虫生活史中，人是终末宿主，钉螺是惟一中间宿主（图6~1）。

158

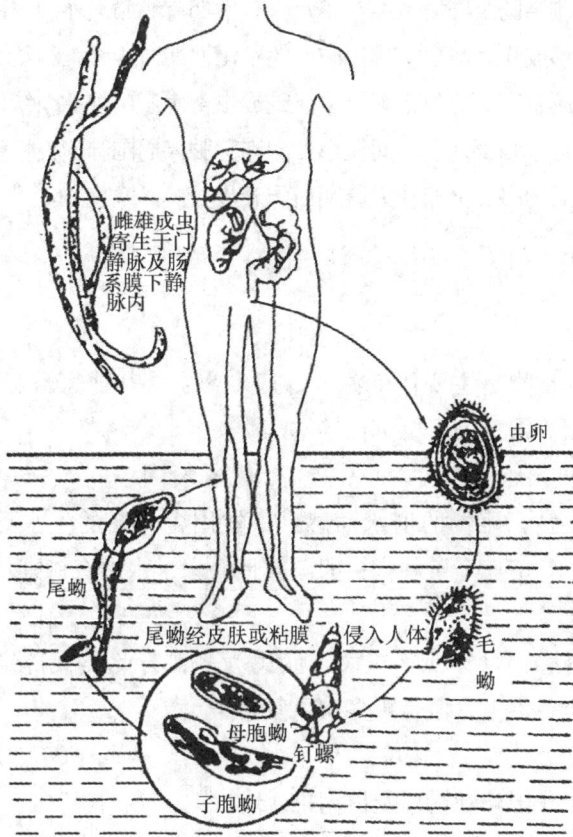

图 6 - 1 日本血吸虫生活史示意图

血吸虫病的病变可由尾蚴、童虫、成虫、虫卵等及其代谢产物所致。虫卵引起的肉芽肿（虫卵结节）为血吸虫病的基本病变。尾蚴侵入皮肤可引起局部毛细血管扩张充血和细胞浸润，皮肤出现红色丘疹，称尾蚴性皮炎。童虫移行至肺时，可导致肺组织点状出血、充血和细胞浸润，引起患者咳嗽、痰中带血等童虫移行症，在感染后 1~2 周内出现，但症状轻，很快消失。成虫的机械性刺激及其代谢产物仅产生轻微的静脉内膜炎、轻度贫血和嗜酸粒细胞增多，对人体不足以引起重大损害。沉积在肝脏与结肠内的虫卵引起肉芽肿病变最为严重。成熟虫卵的毛蚴分泌可溶性抗原（SEA）从卵壳释出，致敏 T 淋巴细胞，SEA 刺激致敏的 T 细胞，特别是辅助性 T 细胞（Th），产生各种淋巴因子，吸引吞噬细胞及嗜酸粒细胞等聚集到虫卵周围形成肉芽肿（虫卵结节），卵内毛蚴衰老或死亡，SEA 的释出量减少，消失后肉芽肿退化和局部纤维化。在虫卵肉芽肿中可检测出虫卵可溶性抗原，急性血吸虫病患者血液中检出免疫复合物与特异性抗体阳性率较高，故急性血吸虫患者主要是体液与细胞免疫的混合表现，而慢性与晚期血吸虫病的免疫病理变化则属于迟发性变态反应。

血吸虫病的病理改变以肝脏与结肠最显著。早期肝脏肿大，表面可见粟粒状黄色虫卵结节；晚期肝脏门静脉分支周围与门静脉区纤维组织增生，形成肝细胞纤维化。门静脉周围纤维化，产生门静脉阻塞，引起门脉高压症、巨脾、脾功能亢进。结肠病变主要在直肠、乙状结肠与降结肠，右侧结肠及阑尾也经常累及。急性期有黏膜充血、水肿，黏膜下层有堆积的虫卵结节，破溃后形成浅表溃疡，排出脓血便；慢性期由于纤维组织增生，肠壁增厚，可引起息肉样增生与结肠狭窄。异位损害指虫卵或成虫寄生于门静脉系统以外的脏器引起的病变，以肺和脑较为多见。肺部病变为间质性虫卵肉芽肿伴周围肺泡炎性浸润。脑部病变以顶叶和颞叶的虫卵肉芽肿为多，分布在大脑灰白质交界处。

【流行病学】

（一）传染源

患者和受感染的动物是主要传染源，以病牛为主，其他家畜和野生类哺乳动物如猫、狗、猪、羊、鼠等被感染后也可传播本病。

（二）传播途径

由皮肤、黏膜接触含尾蚴的疫水而感染，饮用含尾蚴的生水可自口腔黏膜侵入。要实现传播途径必须具备三个条件：虫卵随粪便入水，水中有钉螺孳生，接触疫水。

（三）易患人群

人对本病普遍易感，以青壮年农民、渔民为多，与此类人群经常接触疫水有关，感染后可以获得一定免疫力，但是可多次重复感染。

（四）流行特征

血吸虫病流行于我国长江沿岸及以南的13个省、市、自治区。夏秋季节为感染高峰，流行区与钉螺分布相同。

【临床表现】

血吸虫病的临床表现复杂多样，按病程和主要临床表现分为急性、慢性与晚期血吸虫病和异位损害。

（一）急性血吸虫病

在接触疫水后数小时至2~3天内，尾蚴侵入皮肤处可出现有痒感的红色点状丘疹称尾蚴性皮炎，2~3天自行消退。潜伏期长短不一（23~73天），以1个月左右为最多见，起病较急，多见于初次重度感染者，临床上以发热等全身症状为主。

1. 发热　患者都有发热，热度的高低、期限与感染程度成正比。体温一般在38~40℃之间，热型以间歇热最常见，弛张热及不规则热次之，稽留热较少见。发热期短者仅2周，大多在1个月左右，重者可长达数月之久。一般没有显著毒血症症状，重者可伴有严重贫血、消瘦及浮肿等。

2. 消化道症状　半数以上患者可有腹痛、腹泻，大便每天3~5次，有时腹泻与便秘交替出现。少数（10%左右）可有脓血便。重型患者腹部有压痛与柔韧感，甚至有腹水形成。

3. 过敏反应　以荨麻疹较多见，约占了1/3患者，此外可出现血管神经性水肿，全身淋巴结轻度肿大等。

4. 呼吸系统症状 轻度咳嗽，少数患者痰中带血，但肺部体征不明显。

5. 肝脾肿大 90%以上患者肝脏肿大伴有压痛，尤以肝左叶更显著，黄疸更为少见，50%以上患者有轻度脾大。

（二）慢性血吸虫病

流行区居民由于少量多次重复感染或迁延不愈所致。轻者大多无症状，仅在粪便普查或因其他疾病就诊时被发现，部分患者可有腹痛、腹泻、消瘦、贫血、乏力、劳动力减退等，大便每日 2～3 次，多稀薄，偶尔带血，重者可有脓血便，伴里急后重，常有肝、脾肿大，肝肿大以左叶为著。

（三）晚期血吸虫病

主要指血吸虫性肝硬化及门脉高压，根据其主要临床表现分为以下几种类型：

1. 巨脾型 最为常见，是晚期血吸虫病肝硬化门脉高压的主要表现。脾大显著，下缘可达盆腔，表面光滑，质地坚硬，常伴有脾功能亢进。

2. 腹水型 腹水是晚期血吸虫病肝功能失代偿的表现，约占25%。患者腹部膨隆，感腹胀、乏力，常见腹壁静脉曲张，并伴有贫血、消瘦、下肢浮肿等表现，常因并发消化道出血、肝性脑病、感染而死亡。

3. 侏儒型 自幼反复感染引起生长发育障碍，表现为身材矮小、第二性征缺乏，但智力正常。现已经少见。

4. 异位血吸虫病

（1）肺血吸虫病 多见于急性血吸虫患者。为虫卵沉积引起的肺间质性病变，表现为轻度咳嗽与胸部隐痛，痰少，肺部体征不明显，部分可以闻及干湿啰音。

（2）脑血吸虫病 多见于病程早期，以青壮年为多，急性患者表现为脑膜脑炎症状，如意识障碍、脑膜刺激征、瘫痪、抽搐、锥体束征等。慢性型主要症状为癫痫发作，尤以局限性癫痫为多见。

【实验室及其他检查】

（一）血常规

急性期白细胞总数和嗜酸粒细胞显著增高，白细胞总数多在（10～30）×10^9/L 以上。嗜酸粒细胞一般占20%～40%，最多可达90%以上，而极重型急性血吸虫病患者常不增多，甚至消失，而中性粒细胞增多。慢性血吸虫患者周围血嗜酸粒细胞轻度增多，在20%以内，可有轻度贫血。晚期患者因脾功能亢进引起红细胞、白细胞减少，中性粒细胞常减少，嗜酸粒细胞增多不明显。

（二）肝功能检查

急性血吸虫患者血清中球蛋白明显增高、血清 ALT 也轻度增高。晚期血清白蛋白明显降低，常有白蛋白与球蛋白比例倒置现象。

（三）粪便检查

可从粪便中查到虫卵或孵出毛蚴。一般急性期检出率较高，而慢性期或晚期患者阳性率不高。

（四）免疫学检查

包括血吸虫抗原皮内试验、环卵沉淀试验（COPT）、酶联免疫吸附试验（ELISA）、间接血凝试验（IHA）、间接荧光抗体实验（IFA）等，阳性提示血吸虫感染，但不能区分过去感染与现症患者，并有假阳性、假阴性等。单克隆抗体检测特异性高，可作为疗效判断参考，是目前免疫学诊断发展的动向。

（五）直肠黏膜活检

通过直肠或乙状结肠镜，自病变处取米粒大小黏膜，在显微镜下压片检查虫卵，阳性率较高。

【诊断要点】

（一）流行病学资料

患者生活在流行区或者与疫水有接触史等。

（二）临床表现

急性患者主要表现为发热、肝脏肿大、寻麻疹、血中嗜酸性粒细胞增高等；慢性患者有腹痛、腹泻、浓血便及肝脾肿大等；晚期患者有巨脾、腹水、侏儒症等。

（三）实验室检查

血吸虫病诊断主要依靠实验室检查。包括粪便、肠黏膜活检及免疫血清学的检查等。

【治疗要点】

（一）一般治疗

急性期患者应住院治疗，加强支持疗法，改善全身营养状况。

（二）病原治疗

目前治疗血吸虫病的首选药物是吡喹酮，适用于各期各型血吸虫患者。

1. 急性血吸虫病 成人总剂量为 120mg/kg（儿童 140mg/kg），每天分 2~3 次，服用疗程为 4~6 天。

2. 慢性血吸虫病 成人总剂量为 60mg/kg（儿童 70mg/kg），每天分 2~3 次服用，疗程 2 天。

3. 晚期血吸虫病 肝功能代偿期，按慢性血吸虫病治疗。若肝功能较差、年老体弱或有并发症者，为了避免中毒，可适当减少总剂量，延长疗程。巨脾型者必要时可行手术治疗。

4. 预防性服药 间接血凝试验阳性率超过单位总人数 25% 时，该单位人群应进行集体预防服药，在下疫水前 1~2h 和接触疫水后 4~5 周内，共服药 2 次，每次服药总量为 40mg/kg。

（三）对症治疗

急性期血吸虫病患者高热、中毒症状严重，应给予降温、补液，保证水、电解质平衡；慢性及晚期血吸虫病患者应加强营养，改善体质，采用综合治疗方法，及时治疗并发症；对巨脾型患者，可考虑手术。上消化道出血、腹水、肝性脑病者给予相应治疗。

【预防】

（一）控制传染源

对流行区的人畜每年进行普查、普治，一般选择冬季非流行季节集中进行。

（二）切断传播途径

消灭钉螺是预防的关键因素，采用以改造环境灭螺为主，药物灭螺为辅的原则。保护水源，改善用水。粪便进行无害化处理，防止人畜粪便污染水源。

（三）保护易患人群

尽量避免与疫水接触，流行区应禁止下水游泳、捕捉鱼虾等，早晨和雨后不要赤足在河边草地上行走。下水劳动时，应涂搽防护剂或用药物浸渍衣裤，做好个人防护措施。

【常见护理诊断】

1. 体温过高　与血吸虫感染有关。

2. 腹泻　与虫卵沉积引起急性结肠炎有关。

3. 营养失调　与进食减少、机体营养代谢障碍有关。

4. 体液过多　与血吸虫性肝硬化有关。

5. 潜在并发症

（1）上消化道出血　与门脉高压、食管胃底静脉曲张破裂有关。

（2）肝性脑病　与血吸虫性肝硬化、氨中毒有关。

【护理措施】

（一）一般护理

1. 隔离与消毒　对患者粪便进行无害化处理，防止患者粪便直接入水，做好消毒隔离。

2. 休息　急性期患者及晚期肝硬化伴有腹水患者均需卧床休息，有消化道出血者绝对卧床休息，头偏向一侧，慢性期患者应适当休息。

3. 饮食　急性期患者应给予高热量、高蛋白、高维生素易消化饮食。有腹泻者给予清淡易消化饮食，如稀饭、蒸蛋、菜汤等，避免煎炸、油腻、产气及刺激性食物。慢性患者给予营养丰富易消化食物。若有消瘦、贫血、营养不良性水肿等表现可遵医嘱给予输血、血制品等支持治疗。晚期肝硬化有腹水者应给予低盐饮食。发生肝昏迷者应暂停蛋白饮食。并发消化道出血应暂禁食，出血停止24h后可进食温热流质饮食，逐渐过渡到正常饮食。

（二）病情观察

急性血吸虫病患者主要观察体温，皮疹形态及部位，腹泻次数、大便性状，肝脾大小等。晚期血吸虫病主要表现为肝硬化，应观察腹围、体重、肝脾大小、下肢水肿等表现、肝功能及有无感染、肝性脑病及上消化道出血等并发症表现。如果出现上消化道出血时，应密切观察生命体征，准确记录呕血、便血的时间、出血量、呕泻物的颜色、性状等，记录 24h 出入水量，并做好相应记录。

（三）对症护理

1. 高热　监测患者体温、热型。可采用物理降温，如乙醇擦浴、冰袋冷敷、冰水灌肠等。对持续高热物理降温效果不明显者，遵医嘱用药物降温。

2. 腹泻　观察患者排便次数，每次大便量、性状，颜色等，记录出入水量，评估有无脱水和电解质平衡紊乱表现，肛周皮肤有无破损、疼痛。必要时给予静脉补液及口服补液，注意保持肛周清洁及内裤、床单清洁干燥。

3. 腹水　患者出现腹水时应严格控制钠盐的摄入，给予无盐或低盐饮食，并监督患者进盐情况；定期测量腹围、体重，准确记录患者 24h 出入水量；遵医嘱给予利尿治疗；大量腹水患者应抬高床头，采用半坐卧位，以改善患者呼吸困难。

4. 消化道出血、肝性脑病　其护理措施参考本书"病毒性肝炎"。

（四）心理护理

了解患者及家属对血吸虫病知识的认识程度及心理状况，针对患者及家属的心理，采取各种方法，关心体贴患者，消除不良心理反应，使其能积极主动地配合治疗。

（五）诊疗护理

（1）根据医嘱准确及时的用药，注意药物对机体的损害作用。

（2）根据医嘱及时正确的采集标本。

（3）注意观察药物治疗效果，吡喹酮不良反应小，部分患者有头晕、头痛、恶心、呕吐、腹痛、腹泻、乏力等表现，一般数小时后消失，但是如果剂量过大或过量，可引起严重心律失常，应指导患者按时、按量服用。

（六）健康教育

（1）开展卫生宣教，以查灭钉螺与治疗患者、病畜为预防重点。管理好水源、粪便，防止人、畜粪便污染水源，提倡安全用水。加强个人防护，尽量避免与疫水接触，必须接触时应涂擦防护剂，或用 1% 氯硝柳胺碱性液浸湿衣裤，对尾蚴有预防作用。

（2）向患者及家属讲解血吸虫病的相关知识及预后，鼓励急性患者及早就医，积极、规范治疗，争取彻底治愈。对慢性期及晚期血吸虫患者，应说服其建立治疗信心，正确面对现实，指导和帮助患者、家属注意饮食营养，严格戒除烟酒，合理安排作息时间，掌握肝硬化的一般知识，提高自我护理能力，预防和减少并发症的发生。

第二节　并殖吸虫病

并殖吸虫病（paragonimiasis）是由并殖吸虫寄生于人体引起的自然疫源性疾病。

因生食或半生食含有并殖吸虫囊蚴的蟹或蝲蛄而感染，是人畜共患蠕虫病。临床表现主要有咳嗽、胸痛、咳铁锈色痰及皮下结节等。因为病变部位主要在肺部，故又称为肺吸虫病。

【病原学及发病机制】

并殖吸虫成虫雌雄同体，生殖器官并列，故名并殖吸虫。国内致病的主要有两种，即卫氏并殖吸虫和斯氏并殖吸虫（又名四川并殖吸虫）。卫氏并殖吸虫虫体肥厚，红褐色，口及腹部各有一吸盘。斯氏并殖吸虫虫体狭长，前宽后窄，两端尖。两种并殖吸虫的生活史基本相似。虫卵随终宿主的痰排出或被吞下后随粪便排出入水后，在适宜条件下经3周左右发育成熟，孵出毛蚴，毛蚴钻入第一中间宿主淡水螺（卫氏并殖吸虫为川卷螺，四川并殖吸虫为拟钉螺），经胞蚴、雷蚴等发育阶段，约2~3个月发育成尾蚴再逸出螺体，然后再钻入第二中间宿主石蟹或蝲蛄体内，形成囊蚴，人或动物因食用含有囊蚴的石蟹或蝲蛄而感染。囊蚴在小肠经消化液作用脱囊而出为童虫，穿过肠壁进入腹腔，大部分童虫再穿过膈肌经胸腔而进入肺，发育为成虫产卵（图6~2）。

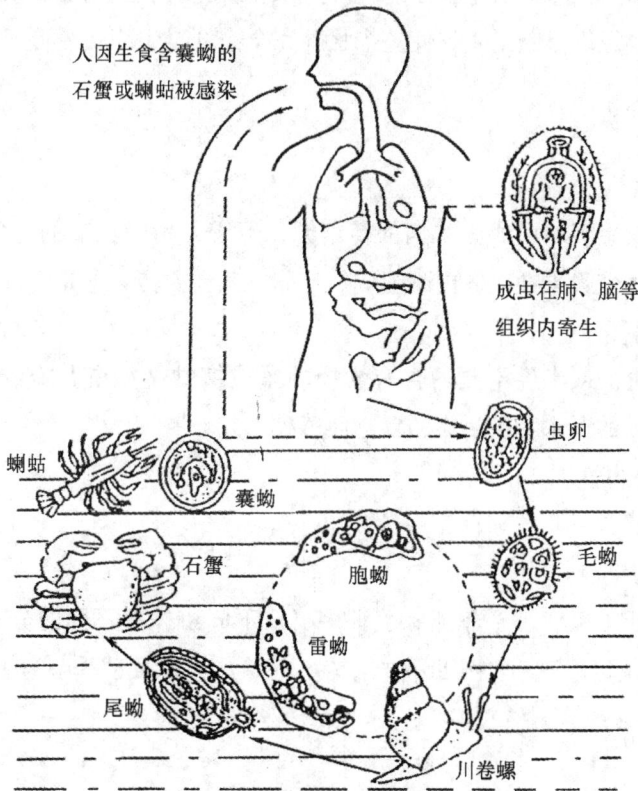

图6-2　并殖吸虫生活史示意图

囊蚴被人吞食后，在小肠内脱囊为童虫，童虫穿过肠壁进入腹腔，引起肠黏膜出血性或脓性窦道，广泛性的的腹部炎症和粘连，大多数童虫穿过膈肌至胸腔产生胸膜炎。童虫在移行过程中逐渐发育为成虫，钻入肺内，形成囊肿。成虫常固定在肺内，但也可以游走移动，波及较多脏器。如虫体从纵隔上移，由颈部大血管周围疏松组织沿颈动脉上升，经裂孔进入颅内，并可在脑内窜行，侵犯脑组织，虫体形成多房性脓肿、囊肿、结节与瘢痕。由于人体不是斯氏并殖吸虫的最适宜的终末宿主，虫体一般不能在人体内发育成熟产卵，囊蚴进入人体后，只能以童虫形式在人体内移行，童虫极少进入肺部形成囊肿，大多数在皮下或其他组织中移行，形成囊肿、游走性包块，或渗出性胸膜炎等病变。

【病理特征】

基本病理改变分为 3 期：

1. 脓肿期 虫体在组织中窜行，引起局部组织出血、坏死，单核细胞，嗜酸粒细胞和中性粒细胞浸润，形成脓肿。

2. 囊肿期 脓肿周围有大量白细胞纤维组织增生，形成纤维状囊壁，囊内有棕褐色黏稠液，其内可见虫卵、夏-雷晶体、嗜酸粒细胞，有时可找到虫体。

3. 纤维瘢痕期 当囊内虫体死亡或移行它处后，囊内容物被排出或吸收，囊肿周围肉芽组织和纤维组织不断增生，使整个囊肿完全由纤维组织代替形成瘢痕。

【流行病学】

（一）传染源

病畜、病兽及患者均可成为本病的传染源，卫氏并殖吸虫病的主要传染源是感染的患者。而斯氏并殖吸虫在人体内不能成熟产卵，其主要传染源是病畜、病兽。

（二）传播途径

主要因食用生的或半生不熟的含有囊蚴的蟹或蝲蛄（如醉、腌或烘烤）而感染，偶可因饮用含囊蚴的溪水和被污染的食物而感染。

（三）人群易患性

人群普遍易感，以儿童和青少年多见。

（四）流行特征

本病分布广泛，以亚洲、非洲和美洲多见，不同虫体有不同的分布区。我国约有 22 个省、市、自治区发现有并殖虫病的存在，感染季节以夏秋季节为主。

【临床表现】

潜伏期大多为 3~6 个月。

起病缓慢，早期及轻度感染者可无症状。中、重度感染者可有多个脏器受累，症状复杂多样。全身表现有低热、畏寒、乏力、消瘦、咳嗽、头痛、胸痛、盗汗等，少数患者有荨麻疹、哮喘发作等。

（一）呼吸系统症状

肺是卫氏并殖吸虫最常寄生的部位，咳嗽、咳痰、咯血为其主要表现，起初为干咳，随病情进展到咳痰，痰中带血或咯血。咳铁锈色痰或烂桃肉样痰为本病最典型的症状。血痰中可找到虫卵。成虫向胸腔游走时，出现胸痛、气促或胸腔积液，胸液常呈草黄色或血性。斯氏并殖吸虫病患者常有胸腔积液，可伴有胸痛，偶有痰中带血，但无典型铁锈色痰，痰液中也找不到虫卵。

（二）腹部症状

以腹痛、腹泻最为常见，伴有恶心、呕吐。腹痛常为阵发性或隐约性下腹部疼痛，但一般无腹肌紧张，偶可扪及结节或包块。囊肿向肠腔溃破时，常排出棕褐色黏稠脓血便，并可找到虫卵。斯氏并殖吸虫患者肝脏损害较为严重，常见肝大和肝功能异常，严重者甚至可发展成肝硬化。

（三）皮下结节及包块

以斯氏并殖吸虫病多见，发生率约为50%～80%，结节多见于腹部、胸部及腰背部皮肤，大小不一，从黄豆至鸭蛋大小不等，初起时发痒隐痛，边缘不清，渐发展为包块，常呈游走性，此起彼伏，包块之间可触及到条索状纤维块，包块中心为灰黄色坏死组织，内含童虫但无虫卵。卫氏并殖吸虫病约有20%的患者有皮下结节，多见于腹部至大腿之间，结节多位于皮下深部肌肉内，需触诊时才能扪及，大者质软有压痛，活动度差，小者质硬无压痛，能活动。

（四）神经系统症状

多见于青少年严重感染者，有脑型和脊髓型两种，脑型多见，脊髓型少见。脑型临床表现早期有头痛、呕吐、视乳头水肿、视力减退等症状，可进一步发展到偏瘫、失语、偏盲、共济失调、癫痫发作，肢体感觉异常。脊髓型受压部位多在第10胸椎水平以下，有运动障碍、感觉缺失、腰痛等，严重者甚至发生瘫痪。

5. 其他 虫体可以侵入眼部、心包及泌尿生殖系统，引起不同的临床表现。

【实验室及其他检查】

（一）一般检查

血常规白细胞总数及嗜酸粒细胞增高。血沉增快，脑脊液、胸水或腹水中嗜酸粒细胞均可增高。

（二）病原检查

卫氏并殖吸虫病患者痰液中、粪便中常可找到虫卵，脑脊液和胸腹水中偶可找到虫卵。皮下结节及包块活检能见到典型的嗜酸性肉芽肿，可找到虫卵、童虫或成虫。斯氏并殖吸虫病患者的痰液与粪便中找不到虫卵。

（三）免疫学检查

（1）皮内试验 取1:2000抗原稀释液0.1ml注入前壁皮内，20min后，如皮丘大于10mm，红晕大于20mm者为阳性反应，敏感性高，特异性低，对华支睾吸虫病、血吸虫病可产生假阳性反应，只用于流行病学调查，而不能确诊。

（2）酶联免疫吸附试验（ELISA）及放射免疫（RIA）试验等敏感性高，特异性强。补体结合试验阳性率可以达到100％。

（四）X线检查

胸部X线片，早期可见明显胸膜反应或胸腔积液，后期可见胸膜粘连、肥厚。肺部见大小不等、边缘不清的类圆形浸润阴影，随后见多个囊性阴影，密度均匀，边界清楚，后期见致密点状或条索状阴影。

【诊断要点】

（一）流行病学资料

居住或者到过流行区，有生食或半生食溪蟹、蝲蛄或饮用疫水史。

（二）临床表现

长期咳嗽、胸痛、咳铁锈色痰，有游走性皮下结节或包块，不明原因的头痛、瘫痪或癫痫等。如出现上述情况应考虑并殖虫病的可能。

（三）实验室检查

痰液、粪便或体液中找到虫卵，结节或包块活检找到虫卵、成虫均可确诊，免疫学检查也有重要的诊断意义。

【治疗要点】

（一）病原治疗

首选吡喹酮。对卫氏、斯氏并殖吸虫病均有良好疗效，每天剂量25mg/kg，3次/天，连服2~3天，脑型患者宜治疗2个疗程，间隔7天。不良反应主要有头晕、恶心、呕吐等，严重者可引起心律失常。此外还可选用阿苯达唑（丙硫咪唑）、硫氯酚（别丁）等，前者对斯氏并殖吸虫效果好，后者主要用于动物并殖吸虫感染。

（二）对症治疗

咳嗽、胸痛、咳血者，给予止咳、镇痛及止血剂，癫痫发作者给予苯妥英钠或地西泮（安定）等抗癫痫药，颅高压者给予脱水降颅压治疗。

（三）手术治疗

有明显肠粘连、肠梗阻或脑脊髓型压迫症状明显，保守治疗无效者可考虑手术治疗。

【预防】

（一）控制传染源

积极治疗患者和受感染的动物，加强水源管理，防止粪便或痰液污染水源或流入溪水。

（二）切断传播途径

饲养鲶鱼与家鸭，捕食第一、二中间宿主以切断传播途径，不饮生溪水，改变吃生的或半生的溪蟹、蝲蛄或醉蟹、腌蟹的习惯。

【常见护理诊断】

1. 清理呼吸道无效　与呼吸道及胸膜炎症有关。

2. 腹泻　与并殖吸虫侵犯肠道有关。

3. 皮肤完整性受损　与并殖吸虫形成的皮下纤维囊肿有关。

4. 潜伏并发症

（1）颅内高压　与脑组织受损有关。

（2）惊厥发作　与并殖吸虫侵犯脑组织有关。

【护理措施】

（一）一般护理

1. 隔离与消毒　对肺吸虫患者的粪便和痰液进行消毒处理，防止其污染水源。

2. 休息　症状明显者需卧床休息，随病情改善而逐渐增加活动量。

3. 饮食　给予易消化无刺激性饮食，合理增加营养。

（二）病情观察

注意观察患者咳嗽情况：如咳嗽次数、咳嗽持续时间、痰液颜色及痰量，如有咯血应记录咯血量，观察有无呼吸道不畅及窒息表现；观察患者消化系统症状：大便次数、性状、量，腹痛部位、性质等；观察患者有无头痛、呕吐等颅高压表现。

（三）对症护理

（1）对咳嗽、咳痰、咯血者，应采用侧卧位并协助翻身、拍背及雾化吸入等措施促进痰液排出；保证充足水分，以利于呼吸道湿润排痰；小量咯血时可遵医嘱给予镇静、止咳剂；对咯血严重者，应注意保持呼吸道通畅，立即采用头低脚高 $45°$ 的俯卧位、拍背，并用吸引器吸出血块；高浓度吸氧；必要时应用呼吸兴奋剂。

（2）癫痫发作时，应注意防止窒息和外伤；颅内高压的患者应用脱水剂时注意做好相应的护理。

（四）心理护理

对患者应该多关心、体贴，做好心理疏导，树立战胜疾病的信心；有咳嗽咯血者，应多安慰患者，保持情绪稳定，避免精神紧张。

（五）诊疗护理

（1）根据医嘱准确及时的用药，注意药物对机体的损害作用。

（2）根据医嘱及时、正确地采集标本。

（3）注意观察治疗效果，应向患者说明药物的名称、剂量、疗程及可能出现的不良反应，如头晕、头痛、乏力等情况都是可逆的。

（六）健康教育

（1）向患者、家属及社区广泛宣传并殖吸虫病的有关知识，包括并发症的预防、药物的治疗及病情预后等。

（2）广泛宣传并殖吸虫病的感染来源、传播途径及预防措施，养成良好的饮食习惯，不吃半生不熟的石蟹和蝲蛄，不随地吐痰，防止水源污染。

第三节　钩虫病

钩虫病（ancylostomiasis）是由钩虫寄生于人体小肠内所引起的一种寄生虫病。临床上以贫血、营养不良、胃肠功能紊乱为主要表现。严重者可导致发育障碍和心功能不全。

【病原学及发病机制】

钩虫病的病原体有十二指肠钩虫和美洲钩虫两种。虫体细长而小似绣花针，呈半透明黄色或淡红色，十二指肠钩虫呈"C"字形，口腔有两对钩状齿，美洲钩虫呈"S"形，口腔有一对角质切板。钩虫成虫寄生于小肠上段，虫卵随宿主粪便排出，在温暖（25～30℃）、潮湿（湿度70%）、疏松的土壤中，约经24～48h发育成幼虫，并破壳而出成杆状蚴，经过两次蜕皮，5～7天后发育成具有感染性的丝状蚴。丝状蚴在外界环境中生活力强，可生存数周，多存在于潮湿泥土中，亦可随雨水或露水爬至植物的茎、叶上，当人体皮肤或黏膜与之接触时，即可迅速钻过皮肤、黏膜，大部分丝状蚴在局部潜留一段时间后，进入皮下毛细血管或淋巴管，随血流经右心至肺，穿破肺微血管进入肺泡，沿支气管上行至咽部，随宿主吞咽活动经食管进入小肠，经过两次蜕皮，约经3～4周发育为成虫，进行交配产卵。自丝状蚴进入皮肤至成虫成熟产卵的时间一般为50天左右。十二指肠钩虫幼虫可因体内发育受阻，处于休眠状态，可长达200～280天。成虫寿命可长达5～7年，大多数在1～2年内被排出体外（图6～3）。

钩虫幼虫可引钩蚴性皮炎：丝状蚴侵入皮肤后数分钟至1h，局部皮肤出现红色丘疹，1～2天内出现充血、水疱、水肿以及细胞浸润的炎症反应。钩蚴虫穿过肺微血管到达肺泡时，可引起肺间质和肺泡点状出血和炎症，当蚴虫沿支气管向上移行至咽部时，可引起支气管炎及哮喘发作。钩虫成虫以口囊咬附在小肠黏膜绒毛上皮以摄取黏膜上皮与血液为食，且经常更换吸血部位，并分泌抗凝物质，致使黏膜伤口渗血，肠黏膜出现许多点状或斑状出血和小溃疡，严重者黏膜下层可出现大片出血性瘀斑，甚至引起消化道大出血。长期慢性失血可导至体内储备铁缺乏，产生缺铁性贫血。长期严重贫血可引起心肌脂肪变性，心脏扩大导致贫血性心脏病，可引起营养不良性水肿，指甲扁平，反甲，毛发干燥脱落和食管与胃黏膜萎缩等，严重感染的儿童可引起生长发育障碍。

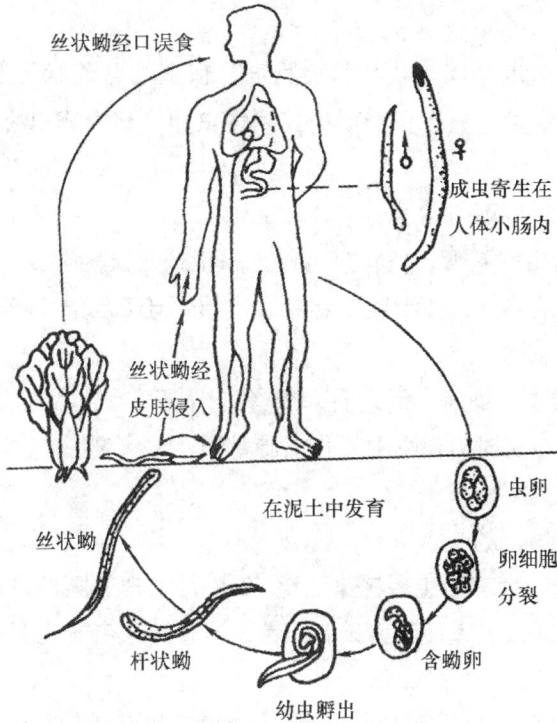

图6-3 钩虫生活史示意图

【流行病学】

（一）传染源

钩虫病患者和带虫者。

（二）传播途径

赤手裸足下地劳动与污染的地面接触，钩蚴经皮肤感染是主要传播途径，也可经生食含钩蚴的蔬菜、水果等经口腔黏膜感染。

（三）人群易感性

普通易感，以青壮年农民感染率为高，感染者多为菜农、桑农、茶农、棉农及矿井工人等，男性高于女性。

（四）流行特征

钩虫感染遍及全球，尤以热带和亚热带地区最为普遍。我国大多数地区有钩虫感染，农民感染率一般在30%～40%，北方以十二指肠钩虫为主，南方则以美洲钩虫为主。钩虫病流行与自然条件、农业生产方式有密切联系，故具有地方性和季节性，南方气候温暖潮湿，土壤疏松肥沃，有利于钩蚴的生长，感染季节长。流行区居民多数种植红薯、玉米、桑、甘蔗及疏菜等农作物。矿井内温度较高，湿度大，如有粪便污染，也可造成流行。

【临床表现】

钩虫感染后是否出现临床症状与感染程度，宿主的营养状况及免疫功能均有关。轻度感染大多无临床症状，只能在粪便中找到钩虫卵，称为钩虫感染者。约 10% 左右感染者出现临床症状。

（一）幼虫引起的症状

1. 钩蚴性皮炎　俗称粪毒，丝状蚴可侵入手指或足趾间等处，出现丘疹，小出血点或疱疹，有奇痒或灼热感，如无继发感染，皮损可于数天内自愈，抓破后易引起细菌感染。

2. 呼吸系统症状　感染后 1 周左右，患者可出现低热、咽喉发痒，声音嘶哑，咳嗽，有时痰中带血丝，有时出现哮喘发作，肺部可闻及干啰音或哮鸣音，一般经数天或 1 个月左右自行消失。

（二）成虫引起的症状

1. 消化系统症状　大多数患者感染后 1～2 个月出现上腹部隐痛不适，食欲减退，腹泻，消瘦，乏力等表现，大便隐血试验阳性，严重感染者常有异嗜癖，如喜食生米、泥土等。

2. 贫血症状　贫血是钩虫病的主要症状。重度感染后 3～5 个月逐渐出现进行性贫血，表现为头晕、眼花、耳鸣、乏力、心悸、气促等。患者表情淡漠，面色蜡黄，毛发枯黄。严重贫血者常伴有低蛋白血症，出现下肢或全身水肿，长期严重贫血可致贫血性心脏病，常有心脏扩大，心前区收缩期杂音，血压偏低，脉压增大，心脏扩大，甚至出现心功能不全。儿童长期患本病可引起生长发育障碍。孕妇可引起流产、早产或死胎等。

【实验室及其他检查】

（一）血常规

常有不同程度贫血，属低色素性小细胞性贫血，网织红细胞数正常或轻度增高。白细胞数大多正常，嗜酸粒细胞略增多，血清铁浓度显著降低，一般在 $9\mu mol/L$ 以下。

（二）骨髓象

显示造血旺盛现象，中幼红细胞显著增多。因骨髓内储存铁减少，游离含铁血黄素减少或消失。

（三）粪便检查

直接涂片或饱和盐水漂浮法可查到钩虫卵，或用钩蚴培养法孵出丝状蚴；虫卵计数法可用于流行病学调查和考核药物疗效。

【诊断要点】

流行地区有赤足下田和"粪毒"病史，有贫血、异食癖等临床表现，应高度怀疑钩虫病，通过粪便查出虫卵或培养法培养出钩虫幼虫均可确诊。

【治疗要点】

（一）病原治疗

钩蚴性皮炎在感染后24h内局部涂擦左旋咪唑涂肤剂，可用15%阿苯达唑软膏涂肤，皮炎广泛者口服阿苯达唑，可起到止痒、消炎及杀死皮内钩蚴的作用。目前常使用阿苯达唑和甲苯达唑类药物驱虫，是广谱驱肠道线虫药，具有杀死成虫和虫卵的作用，但驱虫作用缓慢，阿苯达唑剂量为400mg/次，1次/日，连服2~3天；甲苯达唑为200mg/次，1次/日，连服3天。如果与噻嘧啶合用，可进一步提高驱虫效果，药物不良反应轻微短暂，少数患者可有头晕、恶心等。

（二）对症治疗

补充铁剂以纠正贫血，可口服硫酸铁亚铁或10%枸橼酸胺溶液，如果加服维生素C更有利于铁剂吸收。血常规恢复正常后，再继续服用小量铁剂2~3个月，贫血严重者，可给予小量输血，并补充蛋白质和维生素。

【预防】

（一）控制传染源

在钩虫感染率高的地区开展大规模普查，及时治疗患者及钩虫感染者。

（二）切断传播途径

加强粪便管理，改良施肥与耕作方法，粪便可采用沉淀发酵式粪池，沼气池等措施，尽量采用机械操作耕种。

（三）保护易患人群

加强个人防护，尽量避免赤足与污染土壤密切接触，下地劳动最好穿鞋，或在局部涂搽防护药物如阿苯达唑软膏等，防止钩蚴侵入皮肤。

【常见护理诊断】

1. 营养失调 与钩虫寄生肠道并致慢性失血有关。

2. 活动无耐力 与钩虫所致贫血有关。

3. 皮肤完整性受损 与丝状蚴侵入皮肤有关。

【护理措施】

（一）一般护理

1. 消毒与隔离 根据患者病情做好消毒隔离工作。

2. 休息 贫血严重者需卧床休息，根据病情严重程度决定其活动量。

3. 饮食 给高热量、高蛋白、高维生素、易消化及含铁量丰富的饮食。驱虫期间给半流质软食，忌用油腻及粗纤维食物。

4. 日常卫生 对严重贫血患者，应加强生活护理，注意口腔、皮肤清洁，加强护理以防感染。

（二）病情观察

注意观察患者皮疹及瘙痒情况，有无皮肤破损及继发感染，并观察消化道症状，大便颜色、性状和量，有无明显消化道出血所致黑便等，观察贫血表现及治疗效果。

（三）对症护理

（1）对皮肤瘙痒明显者给予左旋咪唑涂肤剂、阿苯达唑涂肤剂或软膏涂擦，可起到止痒，消炎作用。嘱患者避免搔抓，以防继发感染。如继发感染，可局部涂擦抗生素类软膏。

（2）服用铁剂治疗贫血时，嘱患者严禁饮茶，以免影响铁剂的吸收。注意观察胃肠道反应，嘱饭后 0.5h 后服用药物，以减少铁剂对消化道的刺激，减少胃肠道反应，并告知患者长期（2~3 个月）规量服用铁剂的必要性。

（四）心理护理

对有异嗜癖的患者应关心体贴，不能歧视嘲笑，使患者及家属了解异嗜癖的原因，消除不良心理反应，树立战胜疾病的信心。

（五）诊疗护理

（1）根据医嘱准确、及时地用药，注意药物对机体的损害作用。

（2）根据医嘱及时正确的采集标本。

（3）注意观察治疗效果。

（六）健康教育

（1）向患者、家属及社区广泛宣传钩虫病的有关知识，并宣传普查、普治及加强粪便管理的意义，加强个人防护。

（2）介绍钩虫病的临床表现、贫血原因、用药监督及注意事项等。

（3）驱虫后半个月左右应及时复查大便虫卵，以判断驱虫效果。

第四节 蛔虫病

蛔虫病（ascariasis）是由似蚓蛔线虫寄生于人体所引起的肠道寄生虫病，成人感染多无明显症状，儿童常有腹痛和不同程度的消化道功能紊乱，少数患者可发生胆道蛔虫病与蛔虫性肠梗阻等严重并发症。

【病原学及发病机制】

蛔虫是寄生在人体内的最大的蠕虫，成虫形似蚯蚓，淡红色或乳白色。雌雄异体，雄虫粗短，雌虫较雄虫粗而长，每天产卵约 20 万个，分为受精卵与未受精卵。虫卵在外界环境中抵抗力强，耐干燥与寒冷，一般消毒剂对虫卵无作用，但加热 55℃ 15min 即死亡。受精卵随粪便排出体外后，在外界适宜的温度和湿度下均需 2~3 周后发育为含胚胎虫卵的感染性虫卵，被人吞食后，大部分被胃酸杀死，只有少数进入小肠，卵壳被肠液所消化，幼虫破壳而出，并穿破肠黏膜，进入肠壁末梢静脉内经门静脉或胸导管至右心到肺，在肺内经过2次蜕皮，穿破肺微血管，沿肺泡、支气管、气管上行至会厌部，再被吞咽入消化道，在小肠内发育为成虫。从吞食感染性虫卵至成虫产卵约需60~75天，成虫在人体内存活时间通常为1年左右（图6~4）。

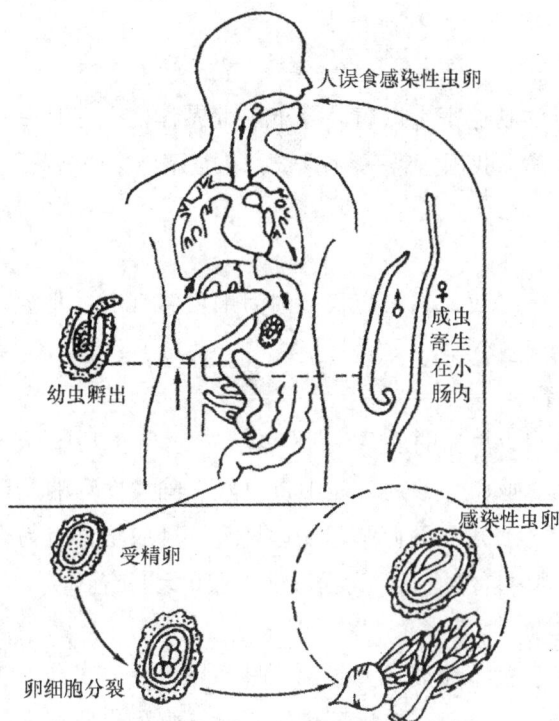

图6-4 蛔虫生活史示意图

蛔虫病的致病作用主要由蛔虫幼虫和成虫引起。蛔虫幼虫经过肺部时其代谢产物或死亡的幼虫均可导致炎症反应，引起局部出血、水肿和细胞浸润。严重感染者肺部病变可融合成斑片状病变，从而形成蛔虫性肺炎，支气管黏膜有炎症细胞浸润、渗出、分泌物增多，导致支气管痉挛。成虫寄生在小肠内，以空肠和回肠上段为主，损伤肠黏膜引起炎症性病变；蛔虫摄取肠内半消化食物为营养，加上成虫机械性刺激，代谢产物及毒素的共同作用，可引起消化吸收障碍，营养不良，有时可出现肠痉挛。严重感染者，肠内大量虫体相互扭结成团引起部分性肠梗阻，梗阻部位以回肠末端或回盲部多见。可并发肠坏死、肠扭转等。蛔虫有钻孔的习性，如进入胆道可引起胆道蛔虫病，钻入阑尾可引起急性阑尾炎、甚至阑尾穿孔；钻入气管可引起呼吸道阻塞、窒息。

【流行病学】

(一) 传染源

患者及蛔虫感染者。

（二）传播途径

感染期虫卵主要经手入口，也可随飞扬的灰尘吸入咽部吞下而感染。

粪-口传播，凡进食被感染性蛔虫卵污染的瓜果、蔬菜等均可引起感染；儿童在地上游戏或爬行，吸吮手指上虫卵而感染。

（三）人群易感性

普遍易感。农村感染率可高达 50% ~ 80%，儿童感染率较成年人高，尤以学龄期及学龄前儿童多见。

（四）流行特征

蛔虫病是最常见的肠道寄生虫病，分布在世界各地，主要在发展中国家，全球每年约 2 万人死于蛔虫病，我国感染率约 47%，儿童感染率明显高于成人。

【临床表现】

人感染蛔虫后，大多数无临床症状，称为蛔虫感染者。儿童、体弱、营养不良或感染严重者会出现明显症状。

（一）蛔蚴虫性肺炎

如短期内吞食大量含虫卵的瓜果、蔬菜等，一般经过 7 ~ 9 天，患者即可出现全身与肺部症状，如低热、咳嗽、咳痰、痰中带血丝、阵发性哮喘及荨麻疹等。肺部听诊有干啰音。胸片 X 线检查可见两侧肺门阴影增深，肺纹增多点与点状，絮状或片状浸润阴影，一般 2 ~ 3 周内自然消失。病程持续 7 ~ 10 天左右。

（二）肠蛔虫病

主要表现为腹痛，位于脐周及上腹部，呈不定时反复发作，按之无压痛、无腹肌紧张。常有厌食、偏食、恶心、消化不良等。偶有腹泻或便秘交替出现，可从口中呕吐出或从粪便中排出蛔虫。儿童严重感染时常有营养不良，智力低下，反应迟钝及发育障碍，有时可出现神经系统症状，如烦燥、易怒、磨牙、惊厥、异食癖等。

【并发症】

蛔虫通常处于安静状态，当受到各种刺激如发热、消化不良等刺激时会引起骚动离开寄生部位，向上下游走。由于其有钻孔的习性可以引起各种并发症。

（一）胆道蛔虫病

在宿主发热、胃肠功能紊乱，饮食或驱虫不当时，可刺激蛔虫乱窜钻入胆道，引起胆道蛔虫病。多见于胆总管，青壮年为多，女性多于男性。临床特点为：上腹部突然发生阵发性剧烈"钻顶样"疼痛，可放射至右侧肩背部，发作时患者坐卧不安，辗转呻吟，面色苍白、全身出汗，伴恶心、呕吐，约半数患者可呕出蛔虫。体检时，腹部体征不明显，与剧烈腹痛症状不相称，没有腹肌紧张，仅在剑突下偏右有局限性压痛点。间歇期安静如常人，大多数患者蛔虫在 24h 内可自行退回。胆道蛔虫可引起急性胆囊炎、胆管炎、胆石症或急性胰腺炎。

（二）蛔虫性肠梗阻

多见于重度感染的儿童患者。大量蛔虫在小肠内缠结成团引起机械性阻塞，多为不完全性肠梗阻。突然发生脐周及下腹部阵发性疼痛，伴频繁呕吐、有明显腹胀，腹部可见肠型及肠蠕动波，可扪及条索状肿块，有活动性绳索感。腹部 X 线检查可见多个液平面与肠充气。因为呕吐与厌食，患者常发生脱水与代谢性酸中毒，如果肠梗阻时间过长，肠壁缺血、坏死，可并发肠穿孔、肠扭转等。

（三）蛔虫性阑尾炎

蛔虫钻入阑尾可引起阑尾炎。

（四）蛔虫性腹膜炎

蛔虫从肠道，或阑尾穿孔进入腹腔形成腹膜炎，腹腔穿刺液中可发现虫卵。临床表现有腹痛、腹胀、腹部压痛，但腹肌痉挛不明显。

【实验室及其他检查】

（一）血常规

幼虫移行期，白细胞及嗜酸粒细胞增多，合并胆道及肠道感染时，白细胞及中性粒细胞明显增多。

（二）大便常规

大便直接涂片或饱和盐水漂浮法都能查到虫卵，后者阳性率更高。

（三）特殊检查

胆道蛔虫者有时可在胆总管内发现虫体，偶可见蛔虫蠕动，内镜逆行胆胰管造影术可以发现并取出虫体，并对胆管进行减压与分流。

【诊断要点】

（一）蛔幼移行症

根据患者近期有生食蔬菜和瓜果史，结合呼吸道症状及胸部 X 线检查，有游走性肺部浸润阴影，血象显示嗜酸粒细胞增高等。

（二）肠道蛔虫病

患者有腹痛，伴有近期吐虫或排虫史，粪便检查发现蛔虫卵或胃肠钡餐检查发现蛔虫阴影都可确诊。

（三）胆道蛔虫

诊断依靠典型胆绞痛发作，常吐出蛔虫，内镜逆行胆胰管造影有重要诊断价值。

【治疗要点】

（一）驱虫治疗

可选用广谱驱虫药阿苯达唑、甲苯达唑、噻嘧啶，还可以选用枸橼酸哌嗪（又名驱蛔灵）或左旋咪唑，治疗效果好，粪检蛔虫阴转率达 80% ~90% 以上。

（二）胆道蛔虫病的治疗

以内科治疗为主，治疗原则为解痉止痛，尽早驱虫，预防和控制感染。可采用阿托品加异丙嗪，如出现急性化脓性胆管炎、肝脓肿与出血坏死性胰腺炎需外科手术治疗。

（三）蛔虫性肠梗阻治疗

内科疗法包括禁食，胃肠减压，解痉止痛，静脉补液，纠正水、电解质紊乱。腹痛缓解后驱虫，服用豆油或花生油有松解蛔虫团的作用。如发展为完全性肠梗阻并发肠坏死、肠穿孔等应及时手术治疗。

【预防】

（一）控制传染源

驱除患者及蛔虫感染者肠道内蛔虫。可选择秋、冬季节集体驱虫，定期驱虫。驱出的蛔虫和粪便应及时无害化处理。

（二）切断传播途径

加强粪便管理，修建卫生厕所，搞好环境卫生。

（三）保护易患人群

培养良好个人卫生习惯，饭前便后洗手，不生吃未洗净的蔬菜、瓜果。重点在幼儿园、中小学开展普查、普治。

【常见护理诊断】

1. 营养失调　与蛔虫感染所致胃肠功能紊乱有关。

2. 疼痛　与蛔虫感染肠黏膜受损及肠壁痉挛有关。

3. 潜在并发症

（1）胆道蛔虫病　与蛔虫阻塞胆总管有关

（2）蛔虫性肠梗阻　与蛔虫缠结成团阻塞肠道有关。

【护理措施】

（一）一般护理

1. 隔离与消毒　根据患者病情做好消毒与隔离工作，尤其注意手的消毒。

2. 休息与活动　嘱患者注意卧床休息，减少机体能量消耗，根据病情改善逐渐增加活动量。

3. 饮食与营养　给予高热量、高蛋白、高维生素易消化的饮食，改善机体的营养状况。

（二）病情观察

蛔虫病患者因并发症住院治疗时，应密切观察病情变化，若患者突然出现上腹部剧烈阵发性钻顶样疼痛，向右侧肩背部放射应考虑胆道蛔虫，可指导患者服用食醋安蛔，并及时报告医生，遵医嘱给予解痉止痛。若患者出现脐周及下腹部阵发性疼痛，频繁呕吐，停止排气排便，腹部见肠型及蠕动波，应考虑肠梗阻，应嘱患者禁食，立即胃肠减压、解痉止痛，并指导患者服用豆油或花生油松解蛔虫团，若患者由不完全性肠梗阻发展到完全性肠梗阻或并发肠坏死、肠穿孔，应立即做好术前准备。

（三）心理护理

细致地做好患者的思想工作，解除其不良情绪，关心体贴患者，保持积极乐观态度；可以举例介绍同类患者的治疗经过和预后情况等方式，鼓励患者树立战胜疾病的信心。

（四）对症护理

根据患者的病情变化，如出现发热、咳嗽及腹痛等要做好相应的对症护理。

（五）诊疗护理

（1）根据医嘱准确、及时地用药，并注意观察药物的不良反应。

（2）根据医嘱及时、正确地采集标本，并做好辅助检查前后的相关护理。

（3）注意观察治疗效果，及时发现异常情况，及时反馈。

（六）健康教育

加强卫生宣传教育，大力宣传蛔虫病的危害性及蛔虫病的传播途径、疾病知识，培养良好的卫生观念与习惯，净化环境，从根本上控制此病的发生和蔓延。

第五节 蛲虫病

蛲虫病（enterobiasis）是人蛲虫寄生于人体盲肠所引起的疾病，患者以儿童多见，主要临床症状为肛门周围和会阴部瘙痒。

【病原学及发病机制】

蛲虫成虫细小，虫体呈乳白色，雌雄异体，雄虫长约 2~5mm，宽 0.1~0.2mm，尾部向腹面卷曲，雌虫长约 8~13mm，中部膨大，最宽处为 0.3~0.5mm，尾部直而尖细。虫卵卵壳无色透明，一侧扁平，一侧稍凸，呈柿核状，卵自虫体排出后，内含一个蝌蚪期幼虫。虫卵在外界抵抗力强，室温下存活 20 天左右。

成虫主要寄生于人体的盲肠、结肠、直肠及回肠下段，雌雄虫交配后，雄虫即死亡，雌虫受精发育成熟后，逐渐下行至直肠，当宿主睡眠后，肛门括约肌松弛，部分雌虫爬出肛门外，受温度、湿度的改变及刺激，在肛周、会阴部附近产卵，每条雌虫每天产卵 10 000 个左右。产卵后雌虫大多死亡。虫卵依靠卵壳的胶质黏附于肛周皮肤上，由于温度（34~36℃），湿度（相对湿度 90%~100%）适宜，卵内胚胎很快发育为幼虫，并在卵内脱皮 1 次，而成为感染期虫卵。感染期虫卵经口感染后在十二指肠内孵出幼虫，向下移行，经过 2 次蜕皮，最后寄生在回盲部发育为成虫。自摄入虫卵到发育为成虫约需 2~6 周，雌虫寿命一般不超过 2 个月。

雌蛲虫在肛周产卵，刺激皮肤，引起瘙痒，长期慢性刺激可产生局部皮损、出血和继发细菌感染，成虫寄生在肠内，虫体头部刺入肠，附着处黏膜受损，出现慢性炎症，小溃疡出血。如果通过会阴部泌尿生殖道开口侵入阴道、子宫、输卵管、卵巢、尿道等异位寄生，引起相应脏器的炎症，产生异位损害（图6-5）。

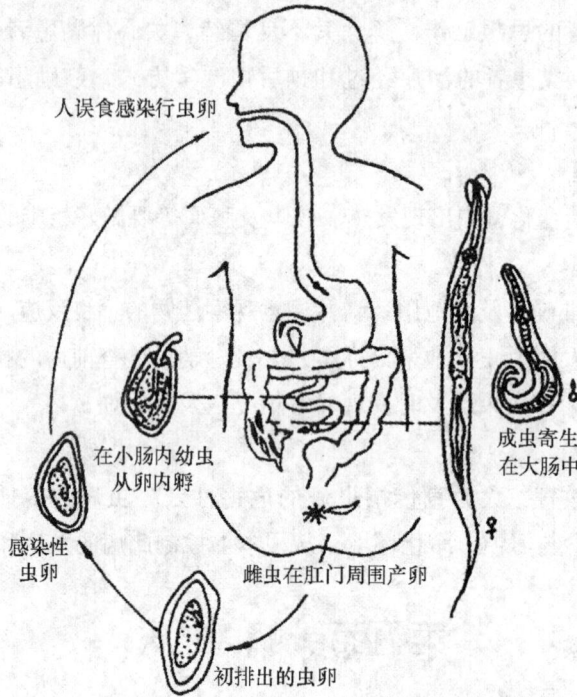

图6-5　蛲虫生活史示意图

【流行病学】

（一）传染源

蛲虫病患者是惟一传染源。

（二）传播途径

蛲虫在阴凉、潮湿、通风差的环境中可以存活数周，居住拥挤、卫生条件差的场所容易引起传播。传播途径有以下四种：

1. 直接感染　虫卵从肛门至手经口感染，在患者的手上及指缝里可发现虫卵。

2. 间接感染　虫卵可以通过内衣裤、被褥、地板、用具或食物等感染。

3. 呼吸道感染　虫卵通过空气中尘埃飞扬经口鼻吸入、咽下而引起感染。

4. 逆行感染　虫卵在肛门附近自孵，幼虫逆行进入肠内而造成感染。

（三）易感人群

普遍易感，以儿童多见，尤以集体生活的儿童感染率为高，儿童在集体环境中感染后，还会在家庭中引起传播。

（四）流行特征

分布于世界各地，温带和寒带地区发病率高于热带，城市高于农村，儿童多于成人，集体儿童机构易于传播和流行。

【临床表现】

大多数蛲虫感染者无明显症状。主要症状为肛门及会阴部皮肤奇痒，并有虫爬行感，尤以夜间为甚，患者熟睡时常不自觉地用手搔抓，出现局部炎症、湿疹、出血，甚至继发感染，引起肿痛。患儿常睡眠不安、夜惊、烦躁、易怒及夜间磨牙等。有时会出现食欲不振、恶心、呕吐、腹痛与腹泻等表现。少数患者因蛲虫进入阴道、尿道而出现异位炎症的表现，如侵入阴道会引起阴道黏液性分泌物增多；如刺激尿道引起尿频、尿急、尿痛等。

【实验室及其他检查】

（一）成虫

患者睡后 1~3h 检查肛周皮肤可发现乳白色的细小雌虫，连续多次检查阳性率较高。

（二）虫卵

1. 透明胶纸粘卵法 用小块透明胶纸贴于患者肛周皮肤皱褶处，然后将胶纸平贴于载玻片上，为了使虫卵清晰可见，检查时加入 1 滴二甲苯。

2. 棉签拭子法 将脱脂棉签用生理盐水浸湿后，在患者肛周擦拭，再涂于载玻片上镜检，或采用饱和盐水漂浮法或加水沉淀法检查。检查应在清晨未排大便或清洗肛门之前，连续 3~5 天，检查率几乎 100%。

【诊断要点】

参照患者的流行病学资料及临床表现，结合实验室检查结果，较容易做出诊断。

【治疗要点】

（一）驱虫治疗

可选用广谱驱虫药阿苯达唑 400mg，一次顿服；或甲苯达唑 800mg 一次顿服，虫卵转阴率达到 90% 以上，2 周后再服一次，以防止复发。亦可选用噻嘧啶，其对未成熟蛲虫无明显驱虫作用，其效果不及阿苯达唑。

（二）局部用药

每晚睡前与大便后可用 10% 的氧化锌软膏或 2% 白降汞软膏涂擦肛门周围，有杀虫止痒作用。

【预防】

（一）管理传染源

对学校及托幼机构的儿童进行普查普治，以控制传染源。

（二）切断传播途径

患儿每晚用肥皂与温水清洗肛门周围，衣服、被单、毛巾，尤其是内裤洗前先用开水烫煮，便于杀死虫卵。养成良好的习惯，饭前便后要洗手，不吸吮手指，睡觉时穿满裆裤，防止因瘙痒抓挠而污染手指后经口传播。玩具常消毒，用具、桌椅、地板应常擦洗，清扫时勿使灰尘飞扬，。

（三）保护易感人群

健康儿童应暂时与患病儿童隔离，并加强个人与环境卫生，增强机体的抗病力。

【常见护理诊断】

1. 皮肤完整性受损 与皮肤奇痒搔抓、继发感染有关。

2. 有传播感染的可能 与雌虫在肛门周围排卵有关。

3. 潜在并发症 异位损害，与雌虫进入泌尿生殖道有关。

【护理措施】

（一）一般护理

1. 隔离与消毒 根据患者病情做好相应的消毒与隔离工作。

2. 休息与活动 根据病情决定适当休息与活动。

3. 饮食与营养 合理的饮食可以改善患者的营养状况，给予患者清淡、易消化、适合口味的饮食，避免辛辣、刺激性食物。

4. 皮肤护理 勤剪指甲，防止瘙痒抓破皮肤，睡前便后清洗肛周皮肤，局部涂擦0.5%的碘液消毒皮肤，既能杀死虫卵又防止感染，肛周涂擦蛲虫膏、2%白降汞软膏，杀虫止痒。

（二）病情观察

密切观察患者的临床表现，包括胃肠道、神经系统和局部症状，注意肛周皮肤有无破损及蛲虫造成的异位损害。

（三）对症护理

注意观察患者的临床表现及有无并发症，瘙痒等情况应给予相应处理，若出现阴道痒痛、分泌物增多应考虑阴道炎症，如出现尿频、尿急和尿痛等应考虑尿路感染，应分别给予相应护理。

（四）心理护理

受疾病影响患者会出现睡眠差、烦躁等情况，加之瘙痒难忍，会严重影响患者情绪，因此要关心、体贴、安慰患者，消除心理疑虑，保持积极乐观态度，鼓励患者树立战胜疾病的信心。

（五）诊疗护理

（1）根据医嘱及时、准确地给予药物治疗，并注意观察药物的疗效及不良反应等。

（2）做好各种标本的采集，并做好各项辅助检查前后的准备及护理工作。

（六）健康教育

加强卫生宣传教育，使患者及家属及时了解疾病有关的知识、传播方式及防治方法等，注意个人清洁卫生及环境卫生，防止疾病的发生和传播。

（秦召敏）

实 习 指 导

实习一 隔离与消毒

【实习目的及要求】

1. 能够辨别传染科病房的清洁区、污染区和半污染区。
2. 能够配制常用消毒液。
3. 能熟练、正确地使用隔离衣。

【实习方式】

示教、练习、临床见习。

【实习内容】

1. 观看"隔离消毒"录像或参观病房，将病房按清洁区、污染区和半污染区进行区域划分，以及各区域隔离要求。
2. 隔离种类与方法。
3. 隔离衣的穿脱方法（详见《基础护理学》）。
4. 配制常用消毒液

（1）1%漂白粉澄清液的配制 称取含有有效氯25%漂白粉10g放入小烧杯中，加水少许调成糊状，再倒入容器中，并将烧杯内漂白粉全部洗净并倒入，然后加清水至1000ml，搅拌均匀后即1%漂白粉液，静置一夜后取澄清液用。

（2）0.5%过氧乙酸液的配制 取冰醋酸30g，加入96%硫酸0.9g混匀，再加3%过氧化氢溶液50g，不断搅拌后静置过夜即配成5%过氧乙酸，使用时再稀释成0.5%过氧乙酸。

（3）强力消毒液（84消毒液）的配制 临床上一般用0.2%~0.5%的稀释液进行消毒。取市售强力消毒液5ml倒入容器中，加清水1000ml，即配成0.5%强力消毒液。

5. 熟悉常用消毒的方法，消毒机制

（1）物理消毒法 ①热力灭菌法：煮沸消毒、高压蒸汽灭菌、预真空型压力蒸汽灭菌、巴氏消毒法。②辐射灭菌法：非电离辐射（红外线、紫外线和微波）。

（2）化学消毒法 ①含氯消毒剂：包括漂白粉、次氯酸钠等。这类制剂在水中产生次氯酸，可对细胞壁起作用，也可侵入细胞内与菌体蛋白或酶发生氧化作用而使微生物死亡。②氧化消毒剂：过氧乙酸、过氧化氢、臭氧、高锰酸钾等，主要靠其强大

184

的氧化能力来灭菌。③醛类消毒剂：甲醛、戊二醛，戊二醛可以封闭微生物的细胞壁，阻碍微生物对营养的吸收和废物的排出，最终导致其死亡。④碘类消毒剂：常用的有2.5%碘酊和0.5%碘仿。⑤醇类消毒剂：主要有75%乙醇。

6. 消毒常规

（1）预防性消毒 ① 诊疗室、治疗室、内走廊、呼吸道病区、污染更衣室、消毒间，空气消毒，1次/天。② 病室、病室卫生间、工作区物体表面、地面等，视传播途径、传染性及污染程度酌情定期消毒。③ 备用的氧气管道等每月消毒一次，使用中的氧气管道、湿化瓶消毒1次/天。

（2）随时消毒 尿、粪便、痰和脓液、生活污水、盛食、垃圾、被服类、毛毯棉胎床垫等、体温计、注射器、压舌板、药杯、听诊器、血压计。

（3）终末消毒 ①患者出院时应先淋浴，换上以消毒清洗的衣服，随身物件经消毒处理后再携出。② 室内一切用物均须彻底消毒，严密隔离室及抢救室须密封后用甲醛溶液（福尔马林）和过氧乙酸熏蒸消毒。呼吸道隔离病房可用紫外线消毒。③ 尸体用0.5%过氧乙酸擦拭全身，按一般尸体料理常规处理后，以大单包裹后送停尸房。④ 患者的废弃物，应装袋、标记后送出焚毁。

【实习时间】

3（2）学时。

实习二 预防接种

【实习目的及要求】

1. 能识别各种预防接种制剂。
2. 掌握预防接种的具体方法。具体方法见附录。
3. 能对预防接种各种反应具有初步处理能力。

【实习方式】

1. 示教常用预防接种制剂，如各种菌苗、疫苗、类毒素、免疫血清等。
2. 观看"预防接种"录像。
3. 患者角色扮演：进行预防接种的宣教、实施及反应的处理。由3位同学分别扮演护士、母亲、儿童。扮演后全班同学进行评论。

【实施步骤、方法及注意点】

1. 登记受接种者的姓名、性别、职别、疫苗名称、批号、计量、次数及接种日期。对于干部、家属、儿童，最好建立预防接种卡，记录简要病史、体检所见、历次接种

185

种类、计量、方法、日期、反应等。

2. 对注射非常恐惧、紧张以及饥饿的人,接种时可能发生休克,应事先解释及抚慰,待紧张状态平复后再行注射。

3. 暴露接种部位,常规皮肤消毒(接种痘苗、卡介苗及麻疹疫苗只用乙醇消毒,禁用碘酊消毒,以免杀死活疫菌苗),在乙醇干后方可接种。接种用具在使用前必须严密消毒。

4. 接种后,应将装盛活疫(菌)苗空瓶及残余疫(菌)苗煮沸5min焚毁。

5. 嘱受接种者在接种当日及次日适当休息,禁止饮酒及剧烈运动。

6. 在接种当日及次日组织检查受接种的反应情况并登记。有较重反应者应予适当治疗,严重反应者须入院治疗。

【实习时间】

3(2)学时。

实习三 传染病患者的护理评估

【实习目的】

1. 能够叙述健康资料采集内容,并在临床护理实践中熟炼的运用健康评估方法和沟通技巧,进行护理健康资料采集。

2. 将收集到的资料进行分析整理,列出2~3个主要护理诊断。

3.《传染科患者入院评估表》书写规范、正确。

【实习方式】

1. 患者角色扮演:每5~8名同学为一组,按病史采集顺序和内容要求,由一名同学扮演某一疾病患者,练习护理病史采集。

2. 在带教老师指导下,进入病房,对患者进行病史资料的采集。

【实习准备】

1. 分组:每5~8名同学为一组。

2. 带教老师选好病例,联系患者。

3. 护生穿着整齐、举止端庄、态度和蔼,能注意爱护和尊重患者,理解、同情患者疾苦,表现出良好的职业素质和道德品质。

4. 备纸、笔,做好记录

【实习内容】

1. 在老师指导下,学生对患者进行系统的观察和详细询问,收集主观资料。

2. 在老师带领下为患者进行详细的身体评估,收集客观资料。

3. 在老师的帮助下，查阅有关资料，如医疗病历、各种检查报告单、文献等。

4. 以组为单位分析和整理资料，找出患者存在的健康问题。

5. 认真填写《传染科患者入院评估表》。

【实习时间】

3（2）学时。

实习四　经血液、体液传播疾病患者的护理

【实习目的】

1. 能对乙型肝炎、丙型肝炎、钩端螺旋体病、艾滋病等疾病患者进行评估。

2. 能为上述疾病的患者作出护理诊断，拟定护理计划。

3. 能为患者正确实施血液、体液隔离消毒措施。

4. 根据病原体的特点及实验室检查要求，正确采集标本。

【实习方式】

1. 医院临床见习

2. 观看电视录像。

【实习内容】

1. 通过临床见习、病例讨论或观看录像，评估患者的身心状态和实验室检查结果。

2. 分析整理资料，为患者作出主要护理诊断。

3. 为患者制定护理计划，熟悉血液、体液隔离消毒的措施和方法。

【注意事项】

1. 血液、体液可能污染工作时，应穿隔离衣。接触血液、体液时，应戴手套，必要时戴口罩、护目镜。

2. 手被血液、体液污染或可能污染后，应立即洗手，必要时用消毒液洗手。

3. 工作中严防被注射针头等利器刺伤，患者用过的针头和注射器，应放入防水、耐刺并有标记的容器内。

4. 被血液、体液污染的敷料应装袋标记，送出消毒或焚毁。被血液、体液污染处，应立即以0.5%次氯酸钠消毒。

【实习时间】

3（2）学时。

实习五　经呼吸道传播疾病患者的护理

【实习目的】

1. 能对流行性感冒、麻疹、水痘、流行性腮腺炎、流行性脑脊髓膜炎等疾病患者进行评估。
2. 能为上述疾病的患者作出护理诊断，拟定护理计划。
3. 能为患者正确实施血液、体液隔离消毒措施。
4. 根据病原体的特点及实验室检查要求，正确采集标本。

【实习方式】

1. 医院临床见习
2. 观看电视录像。

【实习内容】

1. 通过临床见习、病例讨论或观看录像，评估患者的身心状态和实验室检查结果。
2. 分析整理资料，为患者作出主要护理诊断。
3. 为患者制定护理计划，熟悉呼吸道隔离消毒的措施和方法。

【注意事项】

1. 进入病室者应戴口罩，必要时穿隔离衣。
2. 接触患者或可能污染物品后护理下一名患者前应洗手。
3. 患者所用食具、痰杯等应予隔离，每天消毒，呼吸道分泌物应予消毒后废弃。
4. 病室空气消毒 1~2 次/天。
5. 患者有必要离开病室时，必须戴口罩。

【实习时间】

3（2）学时。

实习六　经消化道传播疾病患者的护理

【实习目的】

1. 能对甲型肝炎、戊型肝炎、伤寒、细菌性痢疾、霍乱等疾病患者进行评估。
2. 能为上述疾病的患者作出护理诊断，拟定护理计划。

3. 能为患者正确实施消化道隔离消毒措施。

4. 根据病原体的特点及实验室检查要求，正确采集标本。

【实习方式】

1. 医院临床见习。

2. 观看电视录像。

【实习内容】

1. 通过临床见习、病例讨论或观看录像，评估患者的身心状态和实验室检查结果。

2. 分析整理资料，为患者作出主要护理诊断。

3. 为患者制定护理计划，熟悉呼吸道隔离消毒的措施和方法。

【注意事项】

1. 病室内无蝇、无蟑螂。病室地面消毒、物体表面消毒 1～2 次/天。

2. 密切接触患者时，应穿隔离衣、戴口罩，接触污染物时需戴手套，不同病种应更换隔离衣。

3. 接触患者及污物后，护理下一名患者前应严格洗手。

4. 患者的用品、食具、便器、排泄物、呕吐物等，均需消毒。

5. 指导患者饭前便后洗手。

【实习时间】

3（2）学时。

实习七 病案分析

【实习方式】

由各校自行选择护理病案进行讨论。

【实习时间】

3（2）学时。

实习八 机 动

【实习方式】

由各校自行安排。

【实习时间】

3（2）学时。

（周兰英　蒋乐龙）

附　　录

一、急性传染病的潜伏期、隔离期及接触者观察（检疫）期

| 病名 | 潜伏期 | | 隔离期 | 接触者观察（检疫）期 |
	一般	最短至最长		
病毒性肝炎甲型		15～45 天	甲型：自发病天起隔离 3 周	医学观察 40 天，托幼机构出现肝炎患者，在 30 天内不接收新儿童
乙型	6 周～6 个月	30～180 天	乙型：病情稳定即可出院。饮食业和托幼机构工作人员应待病愈后观察半年，无临床症状，且肝功能 3 次均正常者恢复工作	
丙型	7 周	2～26 周	同乙型	
戊型	40 天	14～56 天	自发病之天起 3 周	
流行性乙型脑炎	10～14 天	4～21 天	至体温正常	不检疫
狂犬病	20～90 天	15～19 年以上	病程中隔离	不检疫
流行性感冒	1～3 天	数小时～4 天	退热后 48h	医学观察 3 天，大流行时集体单位应检疫
麻疹	10～16 天	6～18 天	出疹后 5 天，有并发症时延至出疹后 10 天	医学观察 21 天，接受被动免疫者延长至 28 天
水痘	14 天	10～24 天	至皮疹全部结痂或不少于发病后 2 周	医学观察 21 天
流行性腮腺炎	7～14 天	4～46 天	直至腮腺消肿	一般不检疫，集体、儿童医学观察 21 天
流行性出血热	7～14 天	4～46 天 、	急性症状消失（一般至病后 10 天）	不检疫
获得性免疫缺陷综合征	2～10 年	9～10 年以上	隔离至病愈	性接触者医学观察 2 年

（续表）

| 病名 | 潜伏期 | | 隔离期 | 接触者观察（检疫）期 |
	一般	最短至最长		
伤寒副伤寒	8～10 天	7～23 天	症状消失后 5 天起，连续 2 次（间隔 3～5 天）粪尿培养阴性。出院后随访 1 年	伤寒医学观察 23 天，副伤寒 15 天。饮食业及保育人员应作 1 次粪便培养
细菌性痢疾	1～3 天	数小时～7 天	临床症状消失后 1 周，或大便正常后连续粪便培养 2 次（1 次/隔天）阴性。出院后随访半年	医学观察 7 天
霍乱	1～3 天	数小时～7 天	症状消失后，连续粪便培养 3 次（1 次/隔天）阴性	留验 5 天，粪便培养连续 3 次（1 次/天）阴性后解除隔离
百日咳	7～10 天	2～20 天	发病后 40 天或出现痉挛性咳嗽后 30 天	医学观察 21 天
猩红热	2～3 天	1～7 天	自发病天起隔离 7 天或咽峡炎消失，鼻咽拭子培养 3 次阴性	医学观察 7～12 天
流行性脑脊髓膜炎	2～3 天	1～10 天	自发病起隔离 7 天或症状消失后 3 天	医学观察 7 天
钩端螺旋体病	7～13 天	2～20 天	隔离至症状消失	不检疫，但有疫水接触者医学观察 2 周
脊髓灰质炎	5～14 天	3～35 天	自发病之天起隔离 40 天，第 1 周为呼吸道和消化道隔离，第 2 周以后为消化道隔离	医学观察 20 天
阿米巴痢疾	7～14 天	4 天～1 年	症状消失后连续 3 次粪检阴性	医学观察 8 天
炭疽	1～5 天	12 小时～12 天	皮肤炭疽隔离至创口痊愈，痂皮脱落	医学观察 7 天
白喉	2～4 天	1～7 天	至症状消失后连续 2 次鼻咽分泌物培养阴性	不检疫
风疹	18 天	14～21 天	出疹后 5 天	不检疫

二、预防接种

附表 2　预防接种

	接种对象	接种剂量与方法	免疫期与复种	保存与有效期
麻疹活疫苗	主要为年龄 > 8 个月的易感儿童	三角肌附着处皮下注射 0.2ml。注射丙种球蛋白后，至少 1~3 个月才能注射	免疫期 4~6 年，7 岁加强 1 次	2~10℃暗处保存，冻于疫苗有效期 1 年，液体疫苗 2 个月，启封后 1h 内用完
脊髓灰质炎糖丸活疫苗	3 个月~4 岁的儿童	生后 3 个月始口服三联混合疫苗，连服 3 次，间隔 1 个月，冬春季服苗，温开水送服	免疫期 3~5 年，4 岁加强 1 次	−20℃保存，有效期 1 年，2~10℃保存 5 个月，20~22℃保存 12 天，30~32℃保存 2 天
甲型肝炎灭毒活疫苗（H2 灭毒株）	> 1 岁儿童及易感者	上臂皮下注射，1ml/次。注射过丙种球蛋白者，需 8 周后注射		2~8℃暗处保存，有效期 3 个月，< −20℃有效期 1 年
乙型肝炎疫苗（重组酵母疫苗）	新生儿及易感者	全程免疫：5μg 按 0、1、6 个月各肌内注射 1 次，新生儿首次应在生后 24h 内注射，部位以三角肌为宜。HBsAg、HBeAg 均阳性母亲的新生儿首次须 10μg，并可先注射 HBIG 2~4 周后再开始按 0、1、6 方案注射	全程免疫后抗体生成不好者，可再加强免疫 1 次 10μg，免疫期 5~9 年，每 3~5 年加强注射 1 次	2~8℃暗处保存，有效期 2 年，严防冻结
甲型流感疫苗	主要为健康成人	疫苗按 1:5 生理盐水稀释后，每侧鼻孔喷入 0.25ml，稀释后 4 小时内用完	免疫期 6~10 个月	2~10℃暗处保存，有效期 1 年，冻干疫苗有效期 1 年，液体疫苗为 3 个月
流行性乙型脑炎疫苗	6 个月~10 岁	皮下注射 2 次，间隔 7~10 天，6~12 个月龄 0.25ml/次，1~6 岁 0.5ml/次，7~15 岁 1.0ml/次，>16 岁 2.0ml/次	免疫期 1 年，以后每年加强注射 1 次	2~10℃暗处保存，有效期 1 年，< 25℃有效期 1 个月
人用狂犬病疫苗（地鼠肾组织培养人用疫苗）	被狂犬或其他患狂犬病动物咬、抓伤及被患者唾液污染伤口者	于咬伤当天和第 3、7、14、30 天各肌内注射 2ml/次，< 5 岁 1ml/次，< 2 岁 0.5ml/次，严重咬伤者可在注射疫苗前，先注射抗狂犬病血清	免疫期 3 个月，全程免疫后 3~6 个月再次被咬伤需加强注射 2 次，间隔 1 周，剂量同左，若超过 6 个月再被咬伤则需全程免疫	2~10℃暗处保存，有效期液体疫苗 6 个月，冻干疫苗 1 年
卡介苗	初生儿及结核菌素试验阴性的儿童	初种：于出生后 24~48h 内皮内注射 0.1ml	免疫期 5~10 年，城市 7 岁，农村 7 岁、12 岁加强注射一次	2~10℃液体疫苗有效期 6 个月，冻干疫苗有效期 1 年

（续表）

	接种对象	接种剂量与方法	免疫期与复种	保存与有效期
水痘减毒活疫苗	1~2岁儿童及免疫功能低下的高危人群	上臂皮下注射0.5ml/次，可与其他疫苗同时使用，但应在不同部位注射。>15岁间隔6~10周2次注射	随接种后时间的延长而抗体滴度下降	2~8℃保存，有效期2年
风疹减毒活疫菌	1~14岁及少女、育龄期妇女，接种3个月内避免妊娠	三角肌处皮下注射0.5ml，可与其他儿童期疫苗同时使用，但应在不同部位注射	10~20天产生抗体，维持10~20年	2~8℃或<0℃保存，有效期1.5年
腮腺炎减毒疫苗	>8个月龄的易感者	三角肌皮下注射0.5ml	免疫期10年	2~10℃或<0℃保存，有效期1.5年
霍乱菌苗	根据疫情，重点为水陆口岸人员，环境卫生、饮食业、医务、防疫人员及水上居民	皮下注射2次，间隔7~10天，<6岁0.2ml，7~14岁0.3ml，>15岁0.5ml，第2针分别为初次的倍量，应在流行前1个月完成	免疫期3~6个月，以后每年加强注射1次，剂量同第2针	2~10℃暗处保存，有效期3年
伤寒、副伤寒甲、乙三联菌苗	重点用于水陆口岸及部队、环卫、饮食服务人员	皮下注射3次，间隔7~10天，1~6岁0.2、0.3、0.3ml，7~14岁0.3、0.5、0.5ml，>15岁0.5、1.0、1.0ml	免疫期1年，以后每年加强注射1次，剂量同第3针	2~10℃暗处保存，有效期1年
流脑A群多糖菌苗	15岁以下儿童及少年，流行区成人	皮下注射1次25~50μg	免疫期0.5~1年	2~10℃保存，有效期1年
布氏杆菌菌苗	畜牧、兽医、屠宰、皮毛加工、疫区防疫及有关实验人员	儿童：上臂外侧皮肤上滴1滴菌苗，其上皮肤划成"井"字痕，划痕长1cm，成人划2个"井"字、间距2~3cm，严禁注射	免疫期1年，每年接种1次	2~10℃保存，有效期1年
鼠疫菌苗	重点用于流行区的人群，非流行区人群接种10天才可进入疫区	皮下法：一次注射，>15岁1ml，7~14岁0.5ml，<6岁0.3ml；划痕法：（菌液浓度与上不同）>15岁3滴，7~14岁2滴，<6岁1滴，在每滴处各划一个"井"字，两滴之间相隔2~3cm。皮下法难以形成对空气感染的免疫	免疫期1年，每年接种1次	2~10℃保存，有效期1年

（续表）

	接种对象	接种剂量与方法	免疫期与复种	保存与有效期
炭疽菌苗	牧民、屠宰、兽医和皮毛加工人员	皮肤划痕法：滴2滴菌苗于上臂外侧，间距3~4cm，在每滴上划"井"字，痕长1~1.5cm，严禁注射	免疫期1年，需每年接种1次	2~10℃暗处保存，有效期2年，25℃以下有效期1年
吸附精制白喉类毒素	6个月~12岁	皮下注射2次，0.5ml/次，间距4~8周	免疫期3~5年，第2年加强注射1次0.5ml，以后每3~5年注射1次0.5ml	<25℃暗处保存，有效期3年，不可冻结
吸附精制破伤风类毒素	发生创伤机会较多的人群	全程免疫：第1年肌内注射2次，间隔4~8周，第2年1次，剂量均为0.5ml	免疫期5~10年，每10年加强注射1次0.5ml	<25℃暗处保存，有效期3年，不可冻结
百、白、破混合制剂（百日咳菌苗、白喉、破伤风类毒素）	3个月~7岁	全程免疫：第1年肌内注射3次，0.25ml、0.5ml、0.5ml/次，每次间隔4~6周，第2年1次0.5ml	免疫期同单价制品，全程免疫后不再用百白破混合制剂，加强免疫用白破或百白二联制剂	2~25℃保存，有效期1.5年
钩端螺旋体菌苗	流行区>7岁人群及进入该区者	皮下注射2次，相隔7~10天分别注射1ml及2ml，7~13岁者减半	免疫期1年	2~10℃保存，有效期2年
精制白喉抗毒素	白喉患者，密切接触又未受过白喉类毒素免疫者	治疗：依病情决定，3万~10万U肌内或静脉（滴）注射；预防：皮下或肌内注射1次1000~2000U，亦可同时与白喉类毒素0.5ml分两处注射	免疫期3周	2~10℃保存，液状制品有效期2~3年，冻干制品3~5年
精制破伤风抗毒素	破伤风患者及创伤后有患破伤风危险的人	治疗：新生儿24h内1次或分次肌内注射2万~10万U，余者不分年龄均为5万~20万U，肌内或静脉注射，以后视病情决定追加用量及间隔时间 预防：不分年龄均为1500~3000U 1次皮下或肌内注射，伤势严重者剂量加倍	免疫期3周	2~10℃暗处保存，液状制品有效期3~4年，冻干制品5年
多价精制气性坏疽抗毒素	受伤后有发生气性坏疽的可能者及气性坏疽病者	预防：皮下或肌内注射1万U 治疗：3万~5万U静脉注射，同时，适量注于伤口周围组织内，以后依病情而定	免疫期3周	2~10℃暗处保存，液状制品有效期3~4年，冻干制品5年

（续表）

	接种对象	接种剂量与方法	免疫期与复种	保存与有效期
精制肉毒抗毒素	肉毒中毒或可疑有肉毒中毒者	治疗：1万~2万U肌内或静脉注射，以后视病情决定；预防：1000~2000U皮下或肌内注射1次	免疫期3周	2~10℃暗处保存，液状制品有效期3~4年，冻干制品5年
精制抗狂犬病血清	被患狂犬病的动物咬伤者	成人0.5~1.0ml/kg，儿童0.5~1.5ml/kg，半量肌内注射，半量伤口局部注射，愈早应用愈好	免疫期3周	2~10℃暗处保存，液状制品有效期3~4年，冻干制品5年
乙型肝炎免疫球蛋白（HBIG）	HBsAg阳性母亲（尤其HbeAg阳性）所产新生儿，医源性或意外受HBsAg（+）血污染者	新生儿生后24h内和2个月龄各肌内注射1次，1ml（100U）/次，医源性污染后立即肌内注射5ml	免疫期2个月	2~10℃有效期2年
人丙种球蛋白	丙种球蛋白缺乏症患者，麻疹或甲型肝炎密切接触者	治疗：丙种球蛋白缺乏症，肌内注射0.15ml/（kg·次）；预防麻疹：0.05~1.5ml/kg 1次肌内注射（不超过6ml）；预防甲型病毒性肝炎：儿童0.05~0.1ml/kg，1次肌内注射，成人3ml/次	免疫期3周	2~10℃有效期2年

三、儿童计划免疫

附表3　儿童计划免疫

初种		复种	
初种月龄	疫苗种类	复种年龄	疫苗种类
出生24h内	乙型肝炎疫苗第1针	1周岁	流行性脑脊髓膜炎菌苗
出生24~48h内	卡介苗	2周岁	百白破菌苗
1个月	乙型肝炎疫苗第2针	4周岁	脊髓灰质炎三型混合疫苗
3个月	脊髓灰质炎三型混合疫苗 百白破菌苗第1针	小学一年级	百白破菌苗 麻疹疫苗 卡介苗
4个月	脊髓灰质炎三型混合疫苗 百白破菌苗第2针	2、4周岁 小学一年级、三年级	乙型脑炎疫苗
5个月	脊髓灰质炎三型混合疫苗 百白破菌苗第3针	2、4周岁 小学一年级	流行性脑脊髓膜炎菌苗
6个月	流行性乙型脑炎疫苗※ 乙型肝炎疫苗第3针		
8个月	麻疹疫苗	乡村初中一年级	卡介苗

　　注：※目前未列入计划免疫内容，城市儿童普遍接种。

四、病毒性肝炎患者用物的消毒方法

附表4　病毒性肝炎患者用药的消毒方法

消毒对象	消毒方法	备注
房屋门、窗、地、家具、玩具、运送工具	0.5%二氯异氰脲酸钠喷雾 3%氯胺丁喷雾 2%过氧乙酸喷雾	取原药0.5g,加水至100ml 取原药3g,加水至100ml 取原药2g,加水至98ml
呕吐物、排泄物	较稠吐排物1份加10%~20%漂白粉乳剂2份;较稀吐排泄物加漂白干粉1/5搅拌,置2h	消毒液与粪便必须充分搅拌
厕所、垃圾、便具	2%次氯酸钠溶液喷雾 3%漂白粉上清液喷雾便具用药液浸泡1h	取原药2ml,加水98ml 取漂白粉3g(加少量水调匀) 加水至100ml,待澄清后取上清液使用
食具、护理用具	0.5%二氯异氰脲酸钠、3%氯胺丁、2%过氧乙酸、2%次氯酸钠或3%漂白粉浸泡1h,煮沸10~20min	
残余食物	煮沸10~20min	如为废弃物也应煮沸后倒掉
手	0.2%过氧乙酸溶液浸泡2min 0.2%二氯异氰脲酸钠洗手	
衣服、被褥、书籍、化验单、病历、人民币	环氧乙烷0.4kg/m³或甲醛溶液100ml/m³熏蒸,密闭12~24h	应在密闭的专用消毒器内进行
医疗器械 　耐热类	高压蒸气1~1.2kg/cm²,15~30min 干热160C 小时,煮沸20min	取戊二醛3ml(原药含量为25%)加0.3%碳酸氢钠和水至100ml,使pH为7.7~8.3
不耐热类	环氧乙烷或甲醛溶液熏蒸,密闭12~24h,2%戊二醛浸泡1~2h	
饮用水	余氯保持在0.3~1mg/L,最好煮沸	

五、各种物品常用消毒方法

附表5　各种物品常用消毒方法

名称	性质	消毒剂	剂型与浓度	用量	时间	备注
衣服、被单等	棉织品	煮沸	加(或不加)0.5%~1%碱或肥皂	15L/kg	30min	芽孢消毒时间≥1h

197

（续表）

消毒对象		消毒剂	消毒方法		时间	备注
名称	性质		剂型与浓度	用量		
		高压蒸气	压力1~1.2kg/cm²		15~30min	
		湿热空气	平压，相对湿度80%~100%，温度100℃		30分钟	可用蒸笼代替
		84消毒液（有效氯≥5%）	0.5%浸泡	配成0.5%溶液	30min	
	丝织品	甲醛溶液	加热蒸发甲醛溶液消毒室	12.5~20ml/m³ 繁殖型75ml/m³ 芽孢型200ml/m³	10~24h 15~20h	需求温度>15℃
		环氧乙烷	蒸发	0.5~0.7l/m³	24~48h	排气时注意通风
食具	瓷器及搪瓷类	煮沸	加（或不加）1%~2%的碱	完全淹没消毒物品	15min	金属食具不用漂白粉，玻璃及塑料食具不宜蒸煮
		漂白粉	0.2%~1%澄清液	完全淹没消毒物品	30min	
		湿热空气	100℃	完全淹没消毒物品	15min	
		苯扎溴铵	0.1%	完全淹没消毒物品	15min	
		84消毒液	0.2%	完全淹没消毒物品	30min	
		聚维酮碘	有效碘含量2~8mg/L	完全淹没消毒物品	10~20min	
医疗器械	橡校、手术器械、敷料、玻璃类		高压蒸气	压力1~1.2mg/cm²	15~30min	
	胃镜、膀胱镜、纤支镜	戊二醛	2%	完全淹没消毒物品	4~20min	确诊或可疑分枝杆菌感染，60min
	体温计压舌板及其他张口器	乙醇	70%	完全淹没消毒物品	10min	

（续表）

消毒对象		消毒剂	消毒方法		时间	备注
名称	性质		剂型与浓度	用量		
居家及日常用品	家具	漂白粉	0.2%~1%澄清液	200ml/m³ 喷洒或湿抹	1h	金属或油漆家具不用漂白粉，肝炎病房或病家消毒可用戊二醛，水果、鸡蛋、体温表亦可用过氧乙酸消毒
		甲酚	3%~5%	200ml/m² 喷洒或湿抹	1h	
		氯胺T等	0.2%~0.5%	200ml/m³ 喷洒或湿抹	1h	
		戊二醛	2%	200ml/m² 喷洒或湿抹	1h	
	塑料制品	过氧乙酸	0.5%	完全淹没消毒制品	15min	
	书籍	福尔马林环氧乙烷	加热蒸发蒸发	12.5~50 ml/m³ 0.5~0.7 kg/m³	10~24h 24~48h	
	地面	漂白粉及氯胺T	与家具同	与家具同	与家具同	
	墙壁	84消毒液	0.5%	200~300 ml/m³ 喷洒	干燥后	
	空气	人工紫外线乳液	270mm 左右熏蒸		30min 30min	
粪便	稀	漂白粉	干粉	2~4ml/100m³ 200g/L	2h	完全搅匀，成形便可用20%漂白粉乳剂
		氯胺T等石灰	3% 20%乳剂	完全淹没粪便 完全淹没粪便	2h 2h	
尿		漂白粉	干粉	2g/L	2h	
痰和脓		漂白粉	干粉	5g/h	2h	
便盆、尿壶等	搪瓷	漂白粉	0.2%~0.5%澄清液	浸泡	30min	
	木器	氯胺T等	0.2%~0.5%	浸泡	30min	
残余食物	固体	漂白粉	10%~20%乳剂	完全淹没消毒物品	30min	亦可煮沸消毒
皮肤	手或其他污染部位	氯己定 苯扎溴铵 甲酚 过氧乙酸 84消毒液	0.2%~0.5% 0.1% 3%~5% 0.5% 0.3%~0.5%	浸泡洗手 浸泡洗手 浸泡 浸泡 浸泡	5~10min 5~10min 5~10min 5~10min 5~10min	
皮毛	可疑污染的生皮毛	盐酸加食盐	2.5%盐酸加热至25~30℃加15%食盐	500~1000ml/m² 喷洒、浸泡	40h	
		环氧乙酸	蒸发	0.5~0.7kg/m²	24~48h	

（蒋乐龙）

六、中华人民共和国传染病防治法

第一章 总 则

第一条 为了预防、控制和消除传染病的发生与流行，保障人体健康和公共卫生，制定本法。

第二条 国家对传染病防治实行预防为主的方针，防治结合、分类管理、依靠科学、依靠群众。

第三条 本法规定的传染病分为甲类、乙类和丙类。

甲类传染病是指：鼠疫、霍乱。

乙类传染病是指：传染性非典型肺炎、艾滋病、病毒性肝炎、脊髓灰质炎、人感染高致病性禽流感、麻疹、流行性出血热、狂犬病、流行性乙型脑炎、登革热、炭疽、细菌性和阿米巴性痢疾、肺结核、伤寒和副伤寒、流行性脑脊髓膜炎、百日咳、白喉、新生儿破伤风、猩红热、布鲁氏菌病、淋病、梅毒、钩端螺旋体病、血吸虫病、疟疾。

丙类传染病是指：流行性感冒、流行性腮腺炎、风疹、急性出血性结膜炎、麻风病、流行性和地方性斑疹伤寒、黑热病、包虫病、丝虫病，除霍乱、细菌性和阿米巴性痢疾、伤寒和副伤寒以外的感染性腹泻病。

上述规定以外的其他传染病，根据其暴发、流行情况和危害程度，需要列入乙类、丙类传染病的，由国务院卫生行政部门决定并予以公布。

第四条 对乙类传染病中传染性非典型肺炎、炭疽中的肺炭疽和人感染高致病性禽流感，采取本法所称甲类传染病的预防、控制措施。其他乙类传染病和突发原因不明的传染病需要采取本法所称甲类传染病的预防、控制措施的，由国务院卫生行政部门及时报经国务院批准后予以公布、实施。

省、自治区、直辖市人民政府对本行政区域内常见、多发的其他地方性传染病，可以根据情况决定按照乙类或者丙类传染病管理并予以公布，报国务院卫生行政部门备案。

第五条 各级人民政府领导传染病防治工作。

县级以上人民政府制定传染病防治规划并组织实施，建立健全传染病防治的疾病预防控制、医疗救治和监督管理体系。

第六条 国务院卫生行政部门主管全国传染病防治及其监督管理工作。县级以上地方人民政府卫生行政部门负责本行政区域内的传染病防治及其监督管理工作。

县级以上人民政府其他部门在各自的职责范围内负责传染病防治工作。

军队的传染病防治工作，依照本法和国家有关规定办理，由中国人民解放军卫生主管部门实施监督管理。

第七条 各级疾病预防控制机构承担传染病监测、预测、流行病学调查、疫情报告以及其他预防、控制工作。

医疗机构承担与医疗救治有关的传染病防治工作和责任区域内的传染病预防工作。城市社区和农村基层医疗机构在疾病预防控制机构的指导下，承担城市社区、农村基层相应的传染病防治工作。

第八条　国家发展现代医学和中医药等传统医学，支持和鼓励开展传染病防治的科学研究，提高传染病防治的科学技术水平。

国家支持和鼓励开展传染病防治的国际合作。

第九条　国家支持和鼓励单位和个人参与传染病防治工作。各级人民政府应当完善有关制度，方便单位和个人参与防治传染病的宣传教育、疫情报告、志愿服务和捐赠活动。

居民委员会、村民委员会应当组织居民、村民参与社区、农村的传染病预防与控制活动。

第十条　国家开展预防传染病的健康教育。新闻媒体应当无偿开展传染病防治和公共卫生教育的公益宣传。

各级各类学校应当对学生进行健康知识和传染病预防知识的教育。

医学院校应当加强预防医学教育和科学研究，对在校学生以及其他与传染病防治相关人员进行预防医学教育和培训，为传染病防治工作提供技术支持。

疾病预防控制机构、医疗机构应当定期对其工作人员进行传染病防治知识、技能的培训。

第十一条　对在传染病防治工作中做出显著成绩和贡献的单位和个人，给予表彰和奖励。

对因参与传染病防治工作致病、致残、死亡的人员，按照有关规定给予补助、抚恤。

第十二条　在中华人民共和国领域内的一切单位和个人，必须接受疾病预防控制机构、医疗机构有关传染病的调查、检验、采集样本、隔离治疗等预防、控制措施，如实提供有关情况。疾病预防控制机构、医疗机构不得泄露涉及个人隐私的有关信息、资料。

卫生行政部门以及其他有关部门、疾病预防控制机构和医疗机构因违法实施行政管理或者预防、控制措施，侵犯单位和个人合法权益的，有关单位和个人可以依法申请行政复议或者提起诉讼。

第二章　传染病预防

第十三条　各级人民政府组织开展群众性卫生活动，进行预防传染病的健康教育，倡导文明健康的生活方式，提高公众对传染病的防治意识和应对能力，加强环境卫生建设，消除鼠害和蚊、蝇等病媒生物的危害。

各级人民政府农业、水利、林业行政部门按照职责分工负责指导和组织消除农田、湖区、河流、牧场、林区的鼠害与血吸虫危害，以及其他传播传染病的动物和病媒生物的危害。

铁路、交通、民用航空行政部门负责组织消除交通工具以及相关场所的鼠害和蚊、蝇等病媒生物的危害。

第十四条 地方各级人民政府应当有计划地建设和改造公共卫生设施，改善饮用水卫生条件，对污水、污物、粪便进行无害化处置。

第十五条 国家实行有计划的预防接种制度。国务院卫生行政部门和省、自治区、直辖市人民政府卫生行政部门，根据传染病预防、控制的需要，制定传染病预防接种规划并组织实施。用于预防接种的疫苗必须符合国家质量标准。

国家对儿童实行预防接种证制度。国家免疫规划项目的预防接种实行免费。医疗机构、疾病预防控制机构与儿童的监护人应当相互配合，保证儿童及时接受预防接种。具体办法由国务院制定。

第十六条 国家和社会应当关心、帮助传染病病人、病原携带者和疑似传染病病人，使其得到及时救治。任何单位和个人不得歧视传染病病人、病原携带者和疑似传染病病人。

传染病病人、病原携带者和疑似传染病病人，在治愈前或者在排除传染病嫌疑前，不得从事法律、行政法规和国务院卫生行政部门规定禁止从事的易使该传染病扩散的工作。

第十七条 国家建立传染病监测制度。

国务院卫生行政部门制定国家传染病监测规划和方案。省、自治区、直辖市人民政府卫生行政部门根据国家传染病监测规划和方案，制定本行政区域的传染病监测计划和工作方案。

各级疾病预防控制机构对传染病的发生、流行以及影响其发生、流行的因素，进行监测；对国外发生、国内尚未发生的传染病或者国内新发生的传染病，进行监测。

第十八条 各级疾病预防控制机构在传染病预防控制中履行下列职责：

（一）实施传染病预防控制规划、计划和方案；

（二）收集、分析和报告传染病监测信息，预测传染病的发生、流行趋势；

（三）开展对传染病疫情和突发公共卫生事件的流行病学调查、现场处理及其效果评价；

（四）开展传染病实验室检测、诊断、病原学鉴定；

（五）实施免疫规划，负责预防性生物制品的使用管理；

（六）开展健康教育、咨询，普及传染病防治知识；

（七）指导、培训下级疾病预防控制机构及其工作人员开展传染病监测工作；

（八）开展传染病防治应用性研究和卫生评价，提供技术咨询。

国家、省级疾病预防控制机构负责对传染病发生、流行以及分布进行监测，对重大传染病流行趋势进行预测，提出预防控制对策，参与并指导对暴发的疫情进行调查处理，开展传染病病原学鉴定，建立检测质量控制体系，开展应用性研究和卫生评价。

设区的市和县级疾病预防控制机构负责传染病预防控制规划、方案的落实，组织实施免疫、消毒、控制病媒生物的危害，普及传染病防治知识，负责本地区疫情和突发公共卫生事件监测、报告，开展流行病学调查和常见病原微生物检测。

第十九条 国家建立传染病预警制度。

国务院卫生行政部门和省、自治区、直辖市人民政府根据传染病发生、流行趋势的预测，及时发出传染病预警，根据情况予以公布。

第二十条 县级以上地方人民政府应当制定传染病预防、控制预案，报上一级人民政府备案。

传染病预防、控制预案应当包括以下主要内容：

（一）传染病预防控制指挥部的组成和相关部门的职责；

（二）传染病的监测、信息收集、分析、报告、通报制度；

（三）疾病预防控制机构、医疗机构在发生传染病疫情时的任务与职责；

（四）传染病暴发、流行情况的分级以及相应的应急工作方案；

（五）传染病预防、疫点疫区现场控制，应急设施、设备、救治药品和医疗器械以及其他物资和技术的储备与调用。

地方人民政府和疾病预防控制机构接到国务院卫生行政部门或者省、自治区、直辖市人民政府发出的传染病预警后，应当按照传染病预防、控制预案，采取相应的预防、控制措施。

第二十一条 医疗机构必须严格执行国务院卫生行政部门规定的管理制度、操作规范，防止传染病的医源性感染和医院感染。

医疗机构应当确定专门的部门或者人员，承担传染病疫情报告、本单位的传染病预防、控制以及责任区域内的传染病预防工作；承担医疗活动中与医院感染有关的危险因素监测、安全防护、消毒、隔离和医疗废物处置工作。

疾病预防控制机构应当指定专门人员负责对医疗机构内传染病预防工作进行指导、考核，开展流行病学调查。

第二十二条 疾病预防控制机构、医疗机构的实验室和从事病原微生物实验的单位，应当符合国家规定的条件和技术标准，建立严格的监督管理制度，对传染病病原体样本按照规定的措施实行严格监督管理，严防传染病病原体的实验室感染和病原微生物的扩散。

第二十三条 采供血机构、生物制品生产单位必须严格执行国家有关规定，保证血液、血液制品的质量。禁止非法采集血液或者组织他人出卖血液。

疾病预防控制机构、医疗机构使用血液和血液制品，必须遵守国家有关规定，防止因输入血液、使用血液制品引起经血液传播疾病的发生。

第二十四条 各级人民政府应当加强艾滋病的防治工作，采取预防、控制措施，防止艾滋病的传播。具体办法由国务院制定。

第二十五条　县级以上人民政府农业、林业行政部门以及其他有关部门，依据各自的职责负责与人畜共患传染病有关的动物传染病的防治管理工作。

与人畜共患传染病有关的野生动物、家畜家禽，经检疫合格后，方可出售、运输。

第二十六条　国家建立传染病菌种、毒种库。

对传染病菌种、毒种和传染病检测样本的采集、保藏、携带、运输和使用实行分类管理，建立健全严格的管理制度。

对可能导致甲类传染病传播的以及国务院卫生行政部门规定的菌种、毒种和传染病检测样本，确需采集、保藏、携带、运输和使用的，须经省级以上人民政府卫生行政部门批准。具体办法由国务院制定。

第二十七条　对被传染病病原体污染的污水、污物、场所和物品，有关单位和个人必须在疾病预防控制机构的指导下或者按照其提出的卫生要求，进行严格消毒处理；拒绝消毒处理的，由当地卫生行政部门或者疾病预防控制机构进行强制消毒处理。

第二十八条　在国家确认的自然疫源地计划兴建水利、交通、旅游、能源等大型建设项目的，应当事先由省级以上疾病预防控制机构对施工环境进行卫生调查。建设单位应当根据疾病预防控制机构的意见，采取必要的传染病预防、控制措施。施工期间，建设单位应当设专人负责工地上的卫生防疫工作。工程竣工后，疾病预防控制机构应当对可能发生的传染病进行监测。

第二十九条　用于传染病防治的消毒产品、饮用水供水单位供应的饮用水和涉及饮用水卫生安全的产品，应当符合国家卫生标准和卫生规范。

饮用水供水单位从事生产或者供应活动，应当依法取得卫生许可证。

生产用于传染病防治的消毒产品的单位和生产用于传染病防治的消毒产品，应当经省级以上人民政府卫生行政部门审批。具体办法由国务院制定。

第三章　疫情报告、通报和公布

第三十条　疾病预防控制机构、医疗机构和采供血机构及其执行职务的人员发现本法规定的传染病疫情或者发现其他传染病暴发、流行以及突发原因不明的传染病时，应当遵循疫情报告属地管理原则，按照国务院规定的或者国务院卫生行政部门规定的内容、程序、方式和时限报告。

军队医疗机构向社会公众提供医疗服务，发现前款规定的传染病疫情时，应当按照国务院卫生行政部门的规定报告。

第三十一条　任何单位和个人发现传染病病人或者疑似传染病病人时，应当及时向附近的疾病预防控制机构或者医疗机构报告。

第三十二条　港口、机场、铁路疾病预防控制机构以及国境卫生检疫机关发现甲类传染病病人、病原携带者、疑似传染病病人时，应当按照国家有关规定立即向国境口岸所在地的疾病预防控制机构或者所在地县级以上地方人民政府卫生行政部门报告并互相通报。

第三十三条　疾病预防控制机构应当主动收集、分析、调查、核实传染病疫情信息。接到甲类、乙类传染病疫情报告或者发现传染病暴发、流行时，应当立即报告当地卫生行政部门，由当地卫生行政部门立即报告当地人民政府，同时报告上级卫生行政部门和国务院卫生行政部门。

疾病预防控制机构应当设立或者指定专门的部门、人员负责传染病疫情信息管理工作，及时对疫情报告进行核实、分析。

第三十四条　县级以上地方人民政府卫生行政部门应当及时向本行政区域内的疾病预防控制机构和医疗机构通报传染病疫情以及监测、预警的相关信息。接到通报的疾病预防控制机构和医疗机构应当及时告知本单位的有关人员。

第三十五条　国务院卫生行政部门应当及时向国务院其他有关部门和各省、自治区、直辖市人民政府卫生行政部门通报全国传染病疫情以及监测、预警的相关信息。

毗邻的以及相关的地方人民政府卫生行政部门，应当及时互相通报本行政区域的传染病疫情以及监测、预警的相关信息。

县级以上人民政府有关部门发现传染病疫情时，应当及时向同级人民政府卫生行政部门通报。

中国人民解放军卫生主管部门发现传染病疫情时，应当向国务院卫生行政部门通报。

第三十六条　动物防疫机构和疾病预防控制机构，应当及时互相通报动物间和人间发生的人畜共患传染病疫情以及相关信息。

第三十七条　依照本法的规定负有传染病疫情报告职责的人民政府有关部门、疾病预防控制机构、医疗机构、采供血机构及其工作人员，不得隐瞒、谎报、缓报传染病疫情。

第三十八条　国家建立传染病疫情信息公布制度。

国务院卫生行政部门定期公布全国传染病疫情信息。省、自治区、直辖市人民政府卫生行政部门定期公布本行政区域的传染病疫情信息。

传染病暴发、流行时，国务院卫生行政部门负责向社会公布传染病疫情信息，并可以授权省、自治区、直辖市人民政府卫生行政部门向社会公布本行政区域的传染病疫情信息。

公布传染病疫情信息应当及时、准确。

第四章　疫情控制

第三十九条　医疗机构发现甲类传染病时，应当及时采取下列措施：

（一）对病人、病原携带者，予以隔离治疗，隔离期限根据医学检查结果确定；

（二）对疑似病人，确诊前在指定场所单独隔离治疗；

（三）对医疗机构内的病人、病原携带者、疑似病人的密切接触者，在指定场所进行医学观察和采取其他必要的预防措施。

拒绝隔离治疗或者隔离期未满擅自脱离隔离治疗的，可以由公安机关协助医疗机构采取强制隔离治疗措施。

医疗机构发现乙类或者丙类传染病病人，应当根据病情采取必要的治疗和控制传播措施。

医疗机构对本单位内被传染病病原体污染的场所、物品以及医疗废物，必须依照法律、法规的规定实施消毒和无害化处置。

第四十条 疾病预防控制机构发现传染病疫情或者接到传染病疫情报告时，应当及时采取下列措施：

（一）对传染病疫情进行流行病学调查，根据调查情况提出划定疫点、疫区的建议，对被污染的场所进行卫生处理，对密切接触者，在指定场所进行医学观察和采取其他必要的预防措施，并向卫生行政部门提出疫情控制方案；

（二）传染病暴发、流行时，对疫点、疫区进行卫生处理，向卫生行政部门提出疫情控制方案，并按照卫生行政部门的要求采取措施；

（三）指导下级疾病预防控制机构实施传染病预防、控制措施，组织、指导有关单位对传染病疫情的处理。

第四十一条 对已经发生甲类传染病病例的场所或者该场所内的特定区域的人员，所在地的县级以上地方人民政府可以实施隔离措施，并同时向上一级人民政府报告；接到报告的上级人民政府应当即时作出是否批准的决定。上级人民政府作出不予批准决定的，实施隔离措施的人民政府应当立即解除隔离措施。

在隔离期间，实施隔离措施的人民政府应当对被隔离人员提供生活保障；被隔离人员有工作单位的，所在单位不得停止支付其隔离期间的工作报酬。

隔离措施的解除，由原决定机关决定并宣布。

第四十二条 传染病暴发、流行时，县级以上地方人民政府应当立即组织力量，按照预防、控制预案进行防治，切断传染病的传播途径，必要时，报经上一级人民政府决定，可以采取下列紧急措施并予以公告：

（一）限制或者停止集市、影剧院演出或者其他人群聚集的活动；

（二）停工、停业、停课；

（三）封闭或者封存被传染病病原体污染的公共饮用水源、食品以及相关物品；

（四）控制或者扑杀染疫野生动物、家畜家禽；

（五）封闭可能造成传染病扩散的场所。

上级人民政府接到下级人民政府关于采取前款所列紧急措施的报告时，应当即时作出决定。

紧急措施的解除，由原决定机关决定并宣布。

第四十三条 甲类、乙类传染病暴发、流行时，县级以上地方人民政府报经上一级人民政府决定，可以宣布本行政区域部分或者全部为疫区；国务院可以决定并宣布跨省、自治区、直辖市的疫区。县级以上地方人民政府可以在疫区内采取本法第四十二条规定的紧急措施，并可以对出入疫区的人员、物资和交通工具实施卫生检疫。

省、自治区、直辖市人民政府可以决定对本行政区域内的甲类传染病疫区实施封锁；但是，封锁大、中城市的疫区或者封锁跨省、自治区、直辖市的疫区，以及封锁疫区导致中断干线交通或者封锁国境的，由国务院决定。

疫区封锁的解除，由原决定机关决定并宣布。

第四十四条　发生甲类传染病时，为了防止该传染病通过交通工具及其乘运的人员、物资传播，可以实施交通卫生检疫。具体办法由国务院制定。

第四十五条　传染病暴发、流行时，根据传染病疫情控制的需要，国务院有权在全国范围或者跨省、自治区、直辖市范围内，县级以上地方人民政府有权在本行政区域内紧急调集人员或者调用储备物资，临时征用房屋、交通工具以及相关设施、设备。

紧急调集人员的，应当按照规定给予合理报酬。临时征用房屋、交通工具以及相关设施、设备的，应当依法给予补偿；能返还的，应当及时返还。

第四十六条　患甲类传染病、炭疽死亡的，应当将尸体立即进行卫生处理，就近火化。患其他传染病死亡的，必要时，应当将尸体进行卫生处理后火化或者按照规定深埋。

为了查找传染病病因，医疗机构在必要时可以按照国务院卫生行政部门的规定，对传染病病人尸体或者疑似传染病病人尸体进行解剖查验，并应当告知死者家属。

第四十七条　疫区中被传染病病原体污染或者可能被传染病病原体污染的物品，经消毒可以使用的，应当在当地疾病预防控制机构的指导下，进行消毒处理后，方可使用、出售和运输。

第四十八条　发生传染病疫情时，疾病预防控制机构和省级以上人民政府卫生行政部门指派的其他与传染病有关的专业技术机构，可以进入传染病疫点、疫区进行调查、采集样本、技术分析和检验。

第四十九条　传染病暴发、流行时，药品和医疗器械生产、供应单位应当及时生产、供应防治传染病的药品和医疗器械。铁路、交通、民用航空经营单位必须优先运送处理传染病疫情的人员以及防治传染病的药品和医疗器械。县级以上人民政府有关部门应当做好组织协调工作。

第五章　医疗救治

第五十条　县级以上人民政府应当加强和完善传染病医疗救治服务网络的建设，指定具备传染病救治条件和能力的医疗机构承担传染病救治任务，或者根据传染病救治需要设置传染病医院。

第五十一条　医疗机构的基本标准、建筑设计和服务流程，应当符合预防传染病医院感染的要求。

医疗机构应当按照规定对使用的医疗器械进行消毒；对按照规定一次使用的医疗器具，应当在使用后予以销毁。

医疗机构应当按照国务院卫生行政部门规定的传染病诊断标准和治疗要求，采取相应措施，提高传染病医疗救治能力。

第五十二条 医疗机构应当对传染病病人或者疑似传染病病人提供医疗救护、现场救援和接诊治疗，书写病历记录以及其他有关资料，并妥善保管。

医疗机构应当实行传染病预检、分诊制度；对传染病病人、疑似传染病病人，应当引导至相对隔离的分诊点进行初诊。医疗机构不具备相应救治能力的，应当将患者及其病历记录复印件一并转至具备相应救治能力的医疗机构。具体办法由国务院卫生行政部门规定。

第六章　监督管理

第五十三条 县级以上人民政府卫生行政部门对传染病防治工作履行下列监督检查职责：

（一）对下级人民政府卫生行政部门履行本法规定的传染病防治职责进行监督检查；

（二）对疾病预防控制机构、医疗机构的传染病防治工作进行监督检查；

（三）对采供血机构的采供血活动进行监督检查；

（四）对用于传染病防治的消毒产品及其生产单位进行监督检查，并对饮用水供水单位从事生产或者供应活动以及涉及饮用水卫生安全的产品进行监督检查；

（五）对传染病菌种、毒种和传染病检测样本的采集、保藏、携带、运输、使用进行监督检查；

（六）对公共场所和有关单位的卫生条件和传染病预防、控制措施进行监督检查。

省级以上人民政府卫生行政部门负责组织对传染病防治重大事项的处理。

第五十四条 县级以上人民政府卫生行政部门在履行监督检查职责时，有权进入被检查单位和传染病疫情发生现场调查取证，查阅或者复制有关的资料和采集样本。被检查单位应当予以配合，不得拒绝、阻挠。

第五十五条 县级以上地方人民政府卫生行政部门在履行监督检查职责时，发现被传染病病原体污染的公共饮用水源、食品以及相关物品，如不及时采取控制措施可能导致传染病传播、流行的，可以采取封闭公共饮用水源、封存食品以及相关物品或者暂停销售的临时控制措施，并予以检验或者进行消毒。经检验，属于被污染的食品，应当予以销毁；对未被污染的食品或者经消毒后可以使用的物品，应当解除控制措施。

第五十六条 卫生行政部门工作人员依法执行职务时，应当不少于两人，并出示执法证件，填写卫生执法文书。

卫生执法文书经核对无误后，应当由卫生执法人员和当事人签名。当事人拒绝签名的，卫生执法人员应当注明情况。

第五十七条 卫生行政部门应当依法建立健全内部监督制度，对其工作人员依据法定职权和程序履行职责的情况进行监督。

上级卫生行政部门发现下级卫生行政部门不及时处理职责范围内的事项或者不履行职责的，应当责令纠正或者直接予以处理。

第五十八条　卫生行政部门及其工作人员履行职责，应当自觉接受社会和公民的监督。单位和个人有权向上级人民政府及其卫生行政部门举报违反本法的行为。接到举报的有关人民政府或者其卫生行政部门，应当及时调查处理。

第七章　保障措施

第五十九条　国家将传染病防治工作纳入国民经济和社会发展计划，县级以上地方人民政府将传染病防治工作纳入本行政区域的国民经济和社会发展计划。

第六十条　县级以上地方人民政府按照本级政府职责负责本行政区域内传染病预防、控制、监督工作的日常经费。

国务院卫生行政部门会同国务院有关部门，根据传染病流行趋势，确定全国传染病预防、控制、救治、监测、预测、预警、监督检查等项目。中央财政对困难地区实施重大传染病防治项目给予补助。

省、自治区、直辖市人民政府根据本行政区域内传染病流行趋势，在国务院卫生行政部门确定的项目范围内，确定传染病预防、控制、监督等项目，并保障项目的实施经费。

第六十一条　国家加强基层传染病防治体系建设，扶持贫困地区和少数民族地区的传染病防治工作。

地方各级人民政府应当保障城市社区、农村基层传染病预防工作的经费。

第六十二条　国家对患有特定传染病的困难人群实行医疗救助，减免医疗费用。具体办法由国务院卫生行政部门会同国务院财政部门等部门制定。

第六十三条　县级以上人民政府负责储备防治传染病的药品、医疗器械和其他物资，以备调用。

第六十四条　对从事传染病预防、医疗、科研、教学、现场处理疫情的人员，以及在生产、工作中接触传染病病原体的其他人员，有关单位应当按照国家规定，采取有效的卫生防护措施和医疗保健措施，并给予适当的津贴。

第八章　法律责任

第六十五条　地方各级人民政府未依照本法的规定履行报告职责，或者隐瞒、谎报、缓报传染病疫情，或者在传染病暴发、流行时，未及时组织救治、采取控制措施的，由上级人民政府责令改正，通报批评；造成传染病传播、流行或者其他严重后果的，对负有责任的主管人员，依法给予行政处分；构成犯罪的，依法追究刑事责任。

第六十六条　县级以上人民政府卫生行政部门违反本法规定，有下列情形之一的，由本级人民政府、上级人民政府卫生行政部门责令改正，通报批评；造成传染病传播、流行或者其他严重后果的，对负有责任的主管人员和其他直接责任人员，依法给予行政处分；构成犯罪的，依法追究刑事责任：

（一）未依法履行传染病疫情通报、报告或者公布职责，或者隐瞒、谎报、缓报传染病疫情的；

（二）发生或者可能发生传染病传播时未及时采取预防、控制措施的；

（三）未依法履行监督检查职责，或者发现违法行为不及时查处的；

（四）未及时调查、处理单位和个人对下级卫生行政部门不履行传染病防治职责的举报的；

（五）违反本法的其他失职、渎职行为。

第六十七条 县级以上人民政府有关部门未依照本法的规定履行传染病防治和保障职责的，由本级人民政府或者上级人民政府有关部门责令改正，通报批评；造成传染病传播、流行或者其他严重后果的，对负有责任的主管人员和其他直接责任人员，依法给予行政处分；构成犯罪的，依法追究刑事责任。

第六十八条 疾病预防控制机构违反本法规定，有下列情形之一的，由县级以上人民政府卫生行政部门责令限期改正，通报批评，给予警告；对负有责任的主管人员和其他直接责任人员，依法给予降级、撤职、开除的处分，并可以依法吊销有关责任人员的执业证书；构成犯罪的，依法追究刑事责任：

（一）未依法履行传染病监测职责的；

（二）未依法履行传染病疫情报告、通报职责，或者隐瞒、谎报、缓报传染病疫情的；

（三）未主动收集传染病疫情信息，或者对传染病疫情信息和疫情报告未及时进行分析、调查、核实的；

（四）发现传染病疫情时，未依据职责及时采取本法规定的措施的；

（五）故意泄露传染病病人、病原携带者、疑似传染病病人、密切接触者涉及个人隐私的有关信息、资料的。

第六十九条 医疗机构违反本法规定，有下列情形之一的，由县级以上人民政府卫生行政部门责令改正，通报批评，给予警告；造成传染病传播、流行或者其他严重后果的，对负有责任的主管人员和其他直接责任人员，依法给予降级、撤职、开除的处分，并可以依法吊销有关责任人员的执业证书；构成犯罪的，依法追究刑事责任：

（一）未按照规定承担本单位的传染病预防、控制工作、医院感染控制任务和责任区域内的传染病预防工作的；

（二）未按照规定报告传染病疫情，或者隐瞒、谎报、缓报传染病疫情的；

（三）发现传染病疫情时，未按照规定对传染病病人、疑似传染病病人提供医疗救护、现场救援、接诊、转诊的，或者拒绝接受转诊的；

（四）未按照规定对本单位内被传染病病原体污染的场所、物品以及医疗废物实施消毒或者无害化处置的；

（五）未按照规定对医疗器械进行消毒，或者对按照规定一次使用的医疗器具未予销毁，再次使用的；

（六）在医疗救治过程中未按照规定保管医学记录资料的；

（七）故意泄露传染病病人、病原携带者、疑似传染病病人、密切接触者涉及个人隐私的有关信息、资料的。

第七十条　采供血机构未按照规定报告传染病疫情，或者隐瞒、谎报、缓报传染病疫情，或者未执行国家有关规定，导致因输入血液引起经血液传播疾病发生的，由县级以上人民政府卫生行政部门责令改正，通报批评，给予警告；造成传染病传播、流行或者其他严重后果的，对负有责任的主管人员和其他直接责任人员，依法给予降级、撤职、开除的处分，并可以依法吊销采供血机构的执业许可证；构成犯罪的，依法追究刑事责任。

非法采集血液或者组织他人出卖血液的，由县级以上人民政府卫生行政部门予以取缔，没收违法所得，可以并处十万元以下的罚款；构成犯罪的，依法追究刑事责任。

第七十一条　国境卫生检疫机关、动物防疫机构未依法履行传染病疫情通报职责的，由有关部门在各自职责范围内责令改正，通报批评；造成传染病传播、流行或者其他严重后果的，对负有责任的主管人员和其他直接责任人员，依法给予降级、撤职、开除的处分；构成犯罪的，依法追究刑事责任。

第七十二条　铁路、交通、民用航空经营单位未依照本法的规定优先运送处理传染病疫情的人员以及防治传染病的药品和医疗器械的，由有关部门责令限期改正，给予警告；造成严重后果的，对负有责任的主管人员和其他直接责任人员，依法给予降级、撤职、开除的处分。

第七十三条　违反本法规定，有下列情形之一，导致或者可能导致传染病传播、流行的，由县级以上人民政府卫生行政部门责令限期改正，没收违法所得，可以并处五万元以下的罚款；已取得许可证的，原发证部门可以依法暂扣或者吊销许可证；构成犯罪的，依法追究刑事责任：

（一）饮用水供水单位供应的饮用水不符合国家卫生标准和卫生规范的；

（二）涉及饮用水卫生安全的产品不符合国家卫生标准和卫生规范的；

（三）用于传染病防治的消毒产品不符合国家卫生标准和卫生规范的；

（四）出售、运输疫区中被传染病病原体污染或者可能被传染病病原体污染的物品，未进行消毒处理的；

（五）生物制品生产单位生产的血液制品不符合国家质量标准的。

第七十四条　违反本法规定，有下列情形之一的，由县级以上地方人民政府卫生行政部门责令改正，通报批评，给予警告，已取得许可证的，可以依法暂扣或者吊销许可证；造成传染病传播、流行以及其他严重后果的，对负有责任的主管人员和其他直接责任人员，依法给予降级、撤职、开除的处分，并可以依法吊销有关责任人员的执业证书；构成犯罪的，依法追究刑事责任：

（一）疾病预防控制机构、医疗机构和从事病原微生物实验的单位，不符合国家规定的条件和技术标准，对传染病病原体样本未按照规定进行严格管理，造成实验室感染和病原微生物扩散的；

（二）违反国家有关规定，采集、保藏、携带、运输和使用传染病菌种、毒种和传染病检测样本的；

（三）疾病预防控制机构、医疗机构未执行国家有关规定，导致因输入血液、使用血液制品引起经血液传播疾病发生的。

第七十五条　未经检疫出售、运输与人畜共患传染病有关的野生动物、家畜家禽的，由县级以上地方人民政府畜牧兽医行政部门责令停止违法行为，并依法给予行政处罚。

第七十六条　在国家确认的自然疫源地兴建水利、交通、旅游、能源等大型建设项目，未经卫生调查进行施工的，或者未按照疾病预防控制机构的意见采取必要的传染病预防、控制措施的，由县级以上人民政府卫生行政部门责令限期改正，给予警告，处五千元以上三万元以下的罚款；逾期不改正的，处三万元以上十万元以下的罚款，并可以提请有关人民政府依据职责权限，责令停建、关闭。

第七十七条　单位和个人违反本法规定，导致传染病传播、流行，给他人人身、财产造成损害的，应当依法承担民事责任。

第九章　附　　则

第七十八条　本法中下列用语的含义：

（一）传染病病人、疑似传染病病人：指根据国务院卫生行政部门发布的《中华人民共和国传染病防治法规定管理的传染病诊断标准》，符合传染病病人和疑似传染病病人诊断标准的人。

（二）病原携带者：指感染病原体无临床症状但能排出病原体的人。

（三）流行病学调查：指对人群中疾病或者健康状况的分布及其决定因素进行调查研究，提出疾病预防控制措施及保健对策。

（四）疫点：指病原体从传染源向周围播散的范围较小或者单个疫源地。

（五）疫区：指传染病在人群中暴发、流行，其病原体向周围播散时所能波及的地区。

（六）人畜共患传染病：指人与脊椎动物共同罹患的传染病，如鼠疫、狂犬病、血吸虫病等。

（七）自然疫源地：指某些可引起人类传染病的病原体在自然界的野生动物中长期存在和循环的地区。

（八）病媒生物：指能够将病原体从人或者其他动物传播给人的生物，如蚊、蝇、蚤类等。

（九）医源性感染：指在医学服务中，因病原体传播引起的感染。

（十）医院感染：指住院病人在医院内获得的感染，包括在住院期间发生的感染和在医院内获得出院后发生的感染，但不包括入院前已开始或者入院时已处于潜伏期的感染。医院工作人员在医院内获得的感染也属医院感染。

（十一）实验室感染：指从事实验室工作时，因接触病原体所致的感染。

（十二）菌种、毒种：指可能引起本法规定的传染病发生的细菌菌种、病毒毒种。

（十三）消毒：指用化学、物理、生物的方法杀灭或者消除环境中的病原微生物。

（十四）疾病预防控制机构：指从事疾病预防控制活动的疾病预防控制中心以及与上述机构业务活动相同的单位。

（十五）医疗机构：指按照《医疗机构管理条例》取得医疗机构执业许可证，从事疾病诊断、治疗活动的机构。

第七十九条　传染病防治中有关食品、药品、血液、水、医疗废物和病原微生物的管理以及动物防疫和国境卫生检疫，本法未规定的，分别适用其他有关法律、行政法规的规定。

第八十条　本法自 2004 年 12 月 1 日起施行。（完）

【附】

1. 刑法有关条文

第一百一十五条　违反爆炸性、易燃性、放射性、毒害性、腐蚀性物品的管理规定，在生产、储存、运输、使用中发生重大事故，造成严重后果的，处三年以下有期徒刑或者拘役；后果特别严重的，处三年以上七年以下有期徒刑。

第一百七十八条　违反国境卫生检疫规定，引起检疫传染病的传播，或者有引起检疫传染病传播严重危险的，处三年以下有期徒刑或者拘役，可以并处或者单处罚金。

第一百八十七条　国家工作人员由于玩忽职守，致使公共财产、国家和人民利益遭受重大损失的，处五年以下有期徒刑或者拘役。

2. 二OO九年四月三十日经国务院批准，将甲型 H1N1 流感（原称人感染猪流感）纳入《中华人民共和国传染病防治法》规定的乙类传染病，并采取甲类传染病的防治、控制措施；将甲型 H1N1 流感纳入《中华人民共和国国境卫生检疫法》规定的检疫传染病管理。

参考文献

1　杨绍基．传染病学．北京：人民卫生出版社，2002

2　李梦东．实用传染病学．北京：人民卫生出版社，1994

3　彭文伟．传染病学．北京：人民卫生出版社，2004

4　石宏，岳希全，欧阳霞．传染病护理学．上海：上海第二军医大学出版社，2005

5　闻玉梅．精编现代医学微生物学．上海：复旦大学出版社，1999

6　章育正．微生物与寄生虫学．上海：上海科学技术出版社，1999

7　翁心华，潘孝彰，王岱明．现代感染病学．北京：人民卫生出版社，1998

8　林菊英，金桥．中华护理全书．南昌：江西科学技术出版社，1998

9　吴光煌．传染病护理学．北京：人民卫生出版社，2001

10　朱念琼．传染病护理学．长沙：湖南科学技术出版社，2001

11　李宁主译．护理诊断手册．北京：科学技术文献出版社，2001

12　巩玉秀，蒋冬梅．21世纪护士实习手册．长沙：湖南科学技术出版社，2003